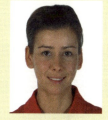

Kathrin Lindel

geboren am 15.12.1971 in Nordhausen, Thüringen
Physiotherapeutin, Fachlehrer Manuelle Therapie und Heilpraktikerin

Aus- und Weiterbildung:

- 1988 – 1991 Physiotherapie-Studium, Medizinische Fachschule Nordhausen
- 1994 – 1995 Manualtherapeutische Ausbildung, Zertifikat Manuelle Therapie
- 1996 – 1997 Examen in Orthopädischer Manipulativer Therapie nach IFOMT-Standard (OMT II)
- 2000 – 2001 Weiterbildung und Zertifikat Angewandte Entwicklungskinesiologie nach Vojta
- 2007 – 2009 Ausbildung und Prüfung zur Erlangung der Heilpraktikerzulassung
- 2008 Weiterbildung und Zertifikat Manuelle Lymphdrainage
- 2009 Prüfung zum Fachlehrer Manuelle Therapie

Sonstige Weiterbildungen zwischen 1992 und 2010:

viszerale und kraniosakrale Osteopathie | Diagnostik und Therapie craniomandibulärer Dysfunktionen | Bindegewebs- und Ernährungsphysiologie | klinische Psycho-Neuro-Immunologie (kPNI) | Orthomolekulare Medizin | Neuromuscular Functional Assessment (Applied Kinesiology) | Neurodynamik | Muscle Energy | Medizinische Trainingstherapie | Ganganalytik | Funktionelle Elektrotherapie | Kinesiologische Elektromyographie | Tuina

Tätigkeiten:

- 1991 – 1994 Physiotherapeutin in verschiedenen Kliniken und Praxen, Niedersachsen
- 1994 – 2006 Physiotherapeutin im Schwerpunktklinikum Werner-Wicker-Klinik, Hessen
- seit 1998 Lehrtätigkeit in verschiedenen Bereichen der Manuellen Therapie
- 2003 – 2007 Lehrauftrag im Master-Studiengang Physiotherapie, Philipps-Universität Marburg, Fachbereich Human-Medizin
- seit 2004 Lehrtätigkeit im Klinischen Patientenmanagement (KPM)
- seit 2005 Lehrtätigkeit im Cranioconcept (CMD)
- 2006 – 2008 Physiotherapeutin in ganzheitlicher Privatpraxis für Physiotherapie, Hamburg
- seit 2008 selbstständige Tätigkeit als Physiotherapeutin, Heilpraktikerin und Personal Trainer, Hamburg und Schleswig-Holstein
- seit 2009 Lehrtätigkeit im Konzept Viszerale Osteopathie-Funktionelle Medizin

Physiotherapie Basics

Herausgegeben von

Bernard C. Kolster, Frans van den Berg und Udo Wolf

Kathrin Lindel

Muskeldehnung

Grundlagen
Differenzialdiagnostik
Therapeutische Dehnungen
Eigendehnungen

Mit 452 Abbildungen und 19 Tabellen

2., überarbeitete Auflage

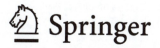 Springer

Kathrin Lindel
Lütjensee/Schleswig-Holstein

(siehe Kontaktadresse im Anhang)

 Sagen Sie uns Ihre Meinung zum Buch www.springer.de/978-3-642-17258-8

ISBN-13   978-3-640-17258-8   Springer-Verlag Berlin Heidelberg New York

Bibliografische Information der Deutschen Nationalbibliothek
Die Deutsche Nationalbibliothek verzeichnet diese Publikation in der Deutschen Nationalbibliografie;
detaillierte bibliografische Daten sind im Internet über http://dnb.d-nb.de abrufbar.

SpringerMedizin
Springer-Verlag GmbH
ein Unternehmen von Springer Science+Business Media

© Springer-Verlag   Berlin Heidelberg 2006, 2010
2., überarbeitete Auflage

Projektleitung: Sabine Poppe, Marburg; Lisa Antonacci, Marburg
Planung: Marga Botsch, Heidelberg
Projektmanagement: Natalie Brecht und Heidemarie Wolter, Heidelberg
Gesamtherstellung: KVM Dr. Kolster Produktions- und Verlags-GmbH, Marburg
Fotos: Martin Kreutter, Marburg
Grafiken und Zeichnungen: Dr. Günter Körtner, Marburg; interActive Systems, Gesellschaft für interaktive
Medien mbH, Berlin
Satz und Layout: Katja Kubisch, Marburg; Banu Dogan, Marburg; Lisa Antonacci, Marburg
Umschlaggestaltung: deblik Berlin
SPIN 80023750
Gedruckt auf säurefreiem Papier   22/2122 – 5 4 3 2 1 0

Die Praxis sollte das Ergebnis des Nachdenkens sein,
nicht umgekehrt.

*Hermann Hesse, deutscher Schriftsteller * 7. Juli 1877 † 9. August 1962*

Das "Online special" zum Buch:
Die Übungsblätter zu allen im Buch gezeigten Eigendehnungen - gebrauchs-
fertig zum Herunterladen, Ausdrucken und Weitergeben an die Patienten.

Besuchen Sie uns im Internet:
http://www.springer.com/978-3-642-17258-8

Reihenvorwort

Die Reihe „Physiotherapie Basics" richtet sich in erster Linie an Physiotherapieschüler, aber auch an Physiotherapeuten in der Praxis. Die Inhalte sind praxisorientiert aufgearbeitet. Alle Elemente der Untersuchung (z. B. Anamnese, Inspektion, Tastbefund und Funktionsuntersuchung) werden ausführlich beschrieben und erleichtern so eine optimale Befundung und Behandlung. Neben den manuellen Tests werden auch Messinstrumente und Skalen vorgestellt. Anleitungen für die Dokumentation und Interpretation der Befunde erleichtern dem Anwender den Einstieg in die Behandlung. Diese wird nach Behandlungszielen gegliedert dargestellt. Dazu bedienen wir uns des bewährten Bildatlas-Konzeptes: Die Praxis wird vorrangig über Bildsequenzen mit erklärenden Texten vermittelt.

Über das didaktische Prinzip klassischer Schulbücher hinausgehend, ist es ein Anliegen der Herausgeber, die physiotherapeutischen Verfahren zusammenhängend und anwendungsbezogen darzustellen. So soll bei der Entscheidung für eine der vielen Techniken unseres Faches eine wirkungsvolle Entscheidungshilfe für Alltagssituationen in der therapeutischen Praxis gegeben werden. Fundierte Kenntnisse über die zugrunde liegenden Wirkungsmechanismen sollen den Dialog mit dem verordnenden Arzt bereichern und zu einer Optimierung der Indikationsstellung beitragen. Sie werden in ausführlichen Theorie-Kapiteln verständlich dargelegt.

Dem Leser soll durch „Lernziele" am Beginn und „Zusammenfassungen" am Ende eines Kapitels eine Fokussierung auf die Essentials erleichtert werden. Wichtige Informationen werden durch optische Kästen als „Memo" und Warnungen unter „Vorsicht" hervorgehoben. Ferner kann das Erlernte durch die unter „Überprüfen Sie Ihr Wissen" formulierten Fragen im Hinblick auf eine optimale Prüfungsvorbereitung rekapituliert werden.

Auch der erfahrene Praktiker kann auf unsere „Basics" zurückgreifen, wenn er sein Wissen auffrischen und aktualisieren möchte. Zudem bietet die Reihe das nötige Know-how, um sich die praxisrelevanten Grundlagen für verschiedene Spezialgebiete aneignen zu können. Dies gilt auch für Studenten der Bachelor-Studiengänge für Physiotherapeuten.

Um die Buchreihe optimal auf die Bedürfnisse von Schülern und Studierenden ausrichten zu können, wurde ein Schülerbeirat in die Planung eingebunden. An dieser Stelle möchten wir Martin Müller, Alice Kranenburg (Rudolf-Klapp-Schule, Marburg), Silvia Weber, Martin Dresler, Eva Maria Plack (IFBE, Marburg) sowie Antonia Stieger für ihre konstruktive Mitarbeit danken.

Udo Wolf
Frans van den Berg
Bernard C. Kolster

Vorwort

Schon während meines Grundstudiums der Physiotherapie stellte ich fest, dass zum Thema Muskeldehnung zwar vielfältige Literatur existiert, diese jedoch hinsichtlich der Übertragbarkeit auf den therapeutischen Bereich nur wenig hilfreich ist. Die für eine Untersuchung und Behandlung von Patienten unverzichtbaren Informationen zu Grundlagen, Anatomie, Biomechanik, Diagnostik, therapeutischen und Eigendehnungs-Techniken wurden und werden bis heute in keinem Werk vollständig aufgeführt oder miteinander verbunden. Meist fehlen einzelne Aspekte ganz.

Im Anschluss an meine Ausbildung absolvierte ich eine orthopädisch manualtherapeutische Aus- und Weiterbildung nach dem Kaltenborn-Evjenth-Konzept® (MT/OMT). Diese sowie meine Lehrtätigkeit und die inspirierende Zusammenarbeit mit den durch viele verschiedene Konzepte geprägten Kollegen im Klinischen Patientenmanagement (KPM®) haben mein physiotherapeutisches Denken und Handeln entscheidend beeinflusst. Auf diesem Weg stellte ich mir immer wieder die spannende Frage nach der Begründbarkeit von Diagnostik und Therapie. Ich begann, bewährte und neue Techniken zu verbinden und anzuwenden und es entstand die Idee, dies für den Bereich der Muskeldehnung zu strukturieren.

Das vorliegende Buch richtet sich hauptsächlich an Physiotherapeuten, Ärzte im Sport und in der Orthopädie, Sportlehrer und Trainer. Muskeldehnung ist eine in der physiotherapeutischen und Sport-Praxis häufig applizierte Behandlungstechnik. Aber stellen wir uns auch oft genug die Frage nach deren korrekter Indikationsstellung? Die Muskulatur ist letztendlich ein Effektor-Organ, welches auf innere und äußere Einflüsse reagiert. Die Faktoren sind dabei vielfältig und reichen von schmerzhaften Zuständen des somatischen Systems über Störungen innerer Organe oder der Psyche bis hin zu ernährungsphysiologischen Aspekten. Vor allem zu Beginn sind Veränderungen von muskulärer Spannung und Länge vielmehr reflektorischer als struktureller Natur.

Da das Ergebnis der klinischen Diagnostik höchste praktische Relevanz hinsichtlich einer Auswahl und Dosierung von Behandlungsmaßnahmen hat, nimmt die Vermittlung diagnostischer Fähig- und Fertigkeiten einen ganz entscheidenden Teil dieses Buches ein. Meine Idee dabei war, die relevante Anatomie und Biomechanik des Bewegungsapparates darzustellen und durch logisch aufgebaute Untersuchungsschritte zu einer Differenzierung der verschiedenen Strukturen zu kommen. Auf deren Grundlage kann dann eine Einordnung von Muskeldehnungen in die Gesamtheit therapeutischer Interventionen stattfinden, eine spezifische Dehntechnik ausgewählt und deren Ergebnis objektiviert werden. Komplettiert wird dies durch detaillierte Anleitungen zu Eigendehnungen.

Ein weiteres wichtiges Anliegen dieses Buches ist es, Dehntechniken zu zeigen, die alle Aspekte der physiologischen Biomechanik beachten und somit andere Regionen und/oder das neurale System nicht belasten. Muskeldehnungen nach meinem Verständnis sollen keinesfalls Sekundärschäden verursachen, sondern dazu beitragen, das Gleichgewicht im neuro-arthro-muskulären System im Sinne einer Zentrierung der Gelenke wiederherzustellen.

In der Physiotherapie und im Sportbereich ist das Thema Muskeldehnung besonders in den letzten Jahren Grund für unzählige Publikationen und viele kontroverse Diskussionen. Das Ziel dieses Buches ist es deshalb ebenso, alle Aspekte und Argumente auf der Grundlage des aktuellen Standes der Wissenschaft zu betrachten und auch Resultate langjähriger Erfahrungen darzustellen. Basierend auf diesen Grundlagen soll ein Therapeut in der Lage sein, die richtige Indikation zu stellen und im Patientenmanagement eine adäquate Behandlungstechnik auszuwählen.

An dieser Stelle möchte ich mich herzlichst bei meinem langjährigen Lehrer, Kollegen und Freund Frans van den Berg bedanken, der mir wichtige Impulse zum Schreiben gab und mir eine unverzichtbare Hilfe während der gesamten Zeit des Projekts inklusive der Fotoshootings war! Die Verwirklichung des vorliegenden Buches wäre ohne die engagierte Mitarbeit vieler weiterer Personen nicht möglich gewesen. Mein aufrichtiger Dank gilt allen, die einen Beitrag dazu geleistet haben! Namentlich erwähnen möchte ich insbesondere Sabine Poppe für die Projektleitung und das Lektorat. Weiter bedanke ich mich ganz besonders bei Matthias Löber für seine wertvolle Unterstützung während der Fotoshootings sowie bei meinem „Fotomodell" und Kollegen Rüdiger Brinkmann für die perfekte Umsetzung der Bewegungsaufträge und die hervorragende Zusammenarbeit.

Ich bin davon überzeugt, dass dieses Buch dazu beiträgt, Muskeldehnungen im Gesamtmanagement der therapeutischen Interventionen richtig einzuordnen, zu begründen und anzuwenden. Ich hoffe weiter, dass es für Anwender eine wertvolle Hilfe im klinischen Entscheidungsprozess ist, auf dessen Basis eine effektive Therapie stattfinden kann.

Bad Wildungen, im Frühjahr 2006 **Kathrin Lindel**

Hinweise zur Benutzung des Buches

- Das Praxis-Kapitel 3 ist so angelegt, dass zu jeder Körperregion zunächst relevante Basics (u. a. ROM, Biomechanik, Hinweise zur Pathologie, Differenzialdiagnostik) erklärt werden. Danach folgen auf je einer Doppelseite die einzelnen Muskeln. Am Ende jeder Region schließt sich eine tabellarische Übersicht an.
- Die Angaben zum Bewegungsausmaß der Gelenke (ROM) sind Zirkawerte. Das ROM kann aufgrund vieler Faktoren (kollagener Status, Vorerkrankungen, Belastungsanforderungen des Alltags etc.) interindividuell variieren.
- Sowohl bei diagnostischen als auch therapeutischen Techniken sowie der Eigendehnung wird exemplarisch durchgehend die rechte Körperseite dargestellt. Einige Ausnahmen stellen Interventionen im Bereich der Wirbelsäule dar. Sie sind gesondert vermerkt und durch den Zusatz „beidseits" bzw. die eindeutige Benennung der Muskulatur sowie der Gelenke gekennzeichnet.
- Das Sachverzeichnis ermöglicht ein schnelles Auffinden einzelner Muskeln (hervorgehobene Seitenzahlen verweisen auf die jeweilige Hauptseite) und eingeschränkter Bewegungsrichtungen (Zuordnung zum Gelenk).
  Muskeln und eingeschränkte Bewegungsrichtungen können auch über die tabellarische Übersicht am Ende jeder Region gefunden werden. Diese Übersicht beinhaltet zudem vollständige Informationen über die Funktionen der Muskulatur.
- Im Praxis-Kapitel 4 werden Muskeldehnungen beispielhaft für ausgewählte Pathologien in die Gesamtheit verschiedener therapeutischer Maßnahmen eingeordnet.
- Des Weiteren wird darauf verwiesen, dass lediglich aus Gründen der besseren Lesbarkeit ein generiertes Maskulinum verwendet wird.

Inhalt

Abkürzungen

A	Ansatz
A. Aa.	Arteria, Arteriae
ABD	Abduktion
ACG	Akromioklavikulargelenk
ADD	Adduktion
AED	Anspannungs-Entspannungs-Dehnen
AR	Außenrotation
AS/ES	Anspannen/Entspannen
ASTE	Ausgangsstellung
ATP	Adenosintriphosphat
BL	Bauchlage
BW	Brustwirbel
BWK	Brustwirbelkörper
BWS	Brustwirbelsäule
CMCG	Karpometakarpalgelenk/e, am Daumen: Sattelgelenk
CTÜ	zervikothorakaler Übergang
DFS	Dornfortsatz
DIPG	distales/e Interphalangealgelenk/e
DOMS	delayed onset of muscle soreness (Muskelkater)
EBG	Ellenbogengelenk
EMG	Elektromyographie (Ableitung der elektrischen Muskelaktivität)
ESTE	Endstellung
EXT	Extension
FLEX	Flexion
GHG	Glenohumeralgelenk
HW	Halswirbel
HWK	Halswirbelkörper
HWS	Halswirbelsäule
I	Innervation
ICR	Interkostalraum bzw. Interkostalräume
IPG	Interphalangealgelenk
IR	Innenrotation
ISG	Iliosakralgelenk
KTS	Karpaltunnelsyndrom

Latflex	Lateralflexion
Lig., Ligg.	Ligamentum, Ligamenta
LW	Lendenwirbel
LWK	Lendenwirbelkörper
LWS	Lendenwirbelsäule
M., Mm.	Musculus, Musculi
MCPG	metakarpophalangeales/e Gelenk/e
MTPG	metatarsophalangeales/e Gelenk/e
MU	Motor unit
N., Nn.	Nervus, Nervi
OSG	oberes Sprunggelenk
P	Patient
PIPG	proximales/e Interphalangealgelenk/e
Proc., Procc.	Processus, Processus
QFS	Querfortsatz
R., Rr.	Ramus, Rami
RL	Rückenlage
ROM	Range of Motion (Bewegungsausmaß)
ROT	Rotation
RUG	Radioulnargelenk/e
SIAI	Spina iliaca anterior inferior
SIAS	Spina iliaca anterior superior
SIPS	Spina iliaca posterior superior
SL	Seitenlage
SLR	Straight leg raising
T	Therapeut
TFL	Tensor fasciae latae
TLÜ	thorakolumbaler Übergang
TMG	Temporomandibulargelenk/e
TOK	Thoracic outlet-Kompressionssyndrom
U	Ursprung
ULNT	Upper limb neural tension test
USG	unteres Sprunggelenk
WS	Wirbelsäule
ZNS	zentrales Nervensystem

Legende

 rotatorische Bewegung

 Fixation

 translatorische Bewegung (Traktion/Kompression/Gleiten)

 Muskelkontraktion

Grundlagen der Muskeldehnung

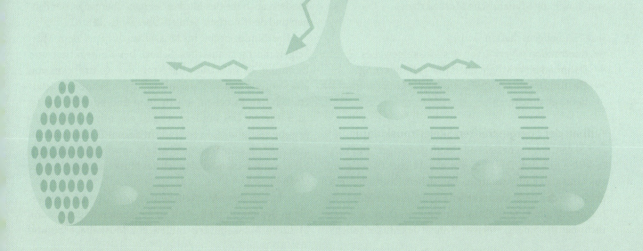

1

1.1 Anatomie, Physiologie und Pathophysiologie

LERNZIELE

Kenntnisse über
- Anatomie der quergestreiften Skelettmuskulatur
- Differenzierung der Muskelfasertypen
- Ablauf der Erregungsleitung und Muskelkontraktion
- Steuerung von Haltung und Bewegung
- Merkmale struktureller Verkürzungen und hypertoner Längenminderungen
- Hypermobilität und Instabilität

1.1.1 Muskel und Muskel-Sehnen-Übergang

Im menschlichen Körper existieren drei verschiedene Arten von Muskelgewebe:
1. **quergestreifte Skelettmuskulatur** (willkürliche Kontraktionsfähigkeit)
2. **glatte Muskulatur** (unwillkürliche Kontraktionsfähigkeit, entscheidend für die Funktion vieler innerer Organe sowie der Blutgefäße, vegetative Innervation)
3. **quergestreifte Herzmuskulatur** (unwillkürliche Kontraktionsfähigkeit, vegetative Innervation)

Die quergestreifte Skelettmuskulatur nimmt mit ca. 430 Muskeln fast die Hälfte des gesamten Körpergewichts ein. Ihre Aufgaben sind vor allem die Sicherung von Körperhaltung (statische Muskelarbeit) und das Ermöglichen von Bewegung (dynamische Muskelarbeit).

Ihre Haupteigenschaften sind:
- **Kontraktion** = Verkürzen des Muskelgewebes
- **Dehnbarkeit** = Möglichkeit der Verlängerung
- **Elastizität** = Eigenschaft, wieder die Ursprungslänge anzunehmen

Aufbau der quergestreiften Skelettmuskulatur

Der Skelettmuskel besteht aus bindegewebigen und kontraktilen Anteilen. Das Bindegewebe, welches vorwiegend aus kollagenen und wenigen elastischen Fasern besteht, gehört zu den nicht kontraktilen Elementen der Muskulatur und bildet eine funktionelle Einheit. Dazu gehören nicht nur die bindegewebigen Anteile des Muskelbauchs,

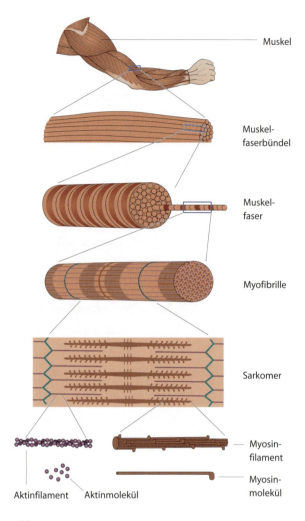

Abb. 1.1. Aufbau der quergestreiften Skelettmuskulatur

sondern auch die des Muskel-Sehnen-Übergangs, der Sehnen und des Knochen-Sehnen-Übergangs (□ S. 6).

Das Bindegewebe im Muskelbauch bietet dem Muskelgewebe mechanischen Schutz bei Kontraktion und Dehnung. Es überträgt die Kraft der Kontraktion von einer auf die andere Faser sowie auf die Sehne und letztendlich den Knochen, um Haltung und/oder Bewegung zu initiieren. Das Bindegewebe ist eng mit dem Muskelgewebe verbunden. Es ermöglicht dessen Zusammenhalt, aber auch dessen Verschiebbarkeit, sowohl der einzelnen Fasern untereinander als auch des Muskels gegenüber der Umgebung.

Die einzelnen **Muskelfasern** werden von bindegewebigen Septen umhüllt, dem so genannten **Endomysium**. Mehrere Muskelfasern bilden ein **Muskelfaserbündel**

(◘ Abb. 1.1), auch Faszikel genannt, die vom **Perimysium** umgeben werden. Viele Muskelfaserbündel wiederum formen den Muskel, der von einer weiteren bindegewebigen Hülle, dem **Epimysium**, bedeckt wird, an die sich die Muskelfaszie anschließt. All diese Schichten stehen miteinander spinnwebartig in Verbindung und sind reich an Nerven, Blut- und Lymphgefäßen. Durch Crosslinks (Querbrückenverbindungen) und retikuläre Fasern wird die Verbindung zu den kollagenen Fasern der Basalmembran hergestellt. Diese Membran trennt die Muskelfasern vom Endomysium ab.

Verschiedene Muskeln werden durch **Faszien** voneinander getrennt. Diese äußere Muskelhülle steht in Kontakt mit einer weiteren Faszie, die ihrerseits mehrere Muskeln umhüllt. Diese Gruppenfaszie geht in die Extremitätenfaszie über und hat somit Verbindung zur Rumpffaszie. Oft befindet sich zwischen dem Epimysium und der Faszie des einzelnen Muskels Fettgewebe, welches Druck absorbieren und Energie bereitstellen kann.

Feinstruktur des Skelettmuskels

Die Muskelfaserbündel bestehen aus ca. 10–20 einzelnen Muskelfasern, den kleinsten strukturellen Einheiten. Eine Faser ist eine lange, zylindrische Muskelzelle mit unzähligen Zellkernen (◘ Abb. 1.4, S. 4). Diese Kerne befinden sich direkt unterhalb der Zellmembran (= **Sarkolemm**) in der Grundsubstanz (= **Sarkoplasma**). Das Sarkolemm ist eine erregbare bindegewebige Membran, die die Muskelzelle umgibt. Durch die daran anschließende Basalmembran wird das Sarkolemm vom Endomysium abgegrenzt.

Die Dicke der Muskelfasern ist abhängig von ihrer funktionellen Beanspruchung. Sie reicht von 10–100 μm. So kommen im Bereich großer Muskeln eher dickere und in kleineren Muskeln eher dünnere Fasern vor. Auch deren Länge variiert, sie kann 1–30 cm betragen. Die längsten Muskelfasern des Menschen finden sich im M. sartorius.

Mikroskopisch betrachtet besteht jede Muskelfaser aus vielen **Myofibrillen**. Diese liegen im Sarkoplasma. In den Myofibrillen befinden sich zwei proteinhaltige **Myofilamente**, einerseits die dicken **Myosinfilamente** und andererseits die dünnen **Aktinfilamente**, die neben Aktinmolekülen zusätzlich auch die Moleküle Troponin und Tropomyosin beinhalten (◘ Abb. 1.1).

Die einzelnen Myofibrillen weisen aufgrund der Anordnung ihrer Myofilamente eine Querstreifung auf. Die Aktinfilamente sind an der so genannten **Z-Linie** angeheftet, mit der sie den **I-Streifen** bilden (◘ Abb. 1.2). Diese sind isotrop, d. h. wenig lichtbrechend und erscheinen dadurch mikroskopisch betrachtet heller. Zwischen den Aktinfilamenten liegen in regelmäßigen Abständen die dicken Myosinfilamente, dieser Bereich wird als **A-Streifen** bezeichnet. Sie sind anisotrop, d. h. stark lichtbrechend und erscheinen damit dunkler. Durch diesen Aufbau entsteht die typische Querstreifung der Skelettmuskulatur. Ein einzelnes **Sarkomer** wird von zwei halben I-Streifen und einem A-Streifen gebildet (= Strecke zwischen zwei Z-Linien). Es ist ca. 2 μm lang. Eine Myofibrille besteht aus der Aneinanderreihung mehrerer tausend Sarkomere.

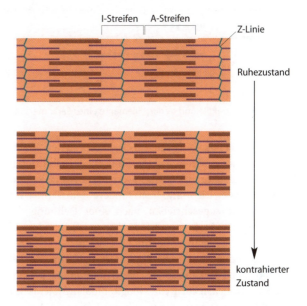

Abb. 1.2. Sarkomere mit Aktin- und Myosinfilamenten

Innerhalb der Muskelfaser gibt es neben den Aktin- und Myosinfilamenten verschiedene so genannte „tertiäre" Filamente (◘ Abb. 1.3):

1. **intermediäre Filamente** → verlaufen in Längsrichtung und im Bereich der Z-Linie ringförmig durch das Sarkomer, haben Kontakt zum Sarkolemm und den benachbarten Fibrillen;
2. **Nebulinfilamente** → verlaufen parallel zu den Aktinfilamenten;
3. **Titinfilamente** → verlaufen zwischen den Z-Linien, haben Verbindungen zu den freien Enden der Myosinfilamente und ziehen parallel zu ihnen, jeweils sechs Titinfilamente sind dabei einem Myosinfilament zugeordnet;
4. **kurze filamentöse und globuläre Proteine** → verlaufen teils inner- und außerhalb des Sarkolemms, mit Kontakt zu den Faserhüllen und Sehnen.

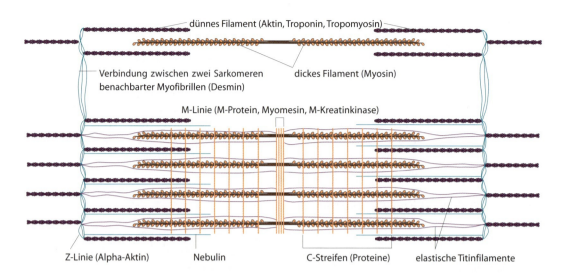

Abb. 1.3. Kontraktile und tertiäre Filamente eines Sarkomers (aus: van den Berg 2001, nach Billeter u. Hoppeler 1994)

Die tertiären Filamente sind im Gegensatz zu den Aktin- und Myosinfilamenten nicht kontraktil. Sie stabilisieren die innere Struktur der Muskelfasern in transversaler und longitudinaler Richtung. Insbesondere dem Titin wird die Aufgabe zugeschrieben, nach einer Dehnung die Ruhelänge des Sarkomers wieder herzustellen, indem es die Myosinfilamente in Richtung Z-Linie zieht.

Das endoplasmatische Retikulum heißt im Muskel entsprechend **sarkoplasmatisches Retikulum**. Es umgibt die Myofibrillen in Form eines longitudinalen Systems mit unzähligen Zisternen, die jeweils am Ende und Anfang eines Sarkomers (Bereich der Z-Linie) angeordnet sind. Das sarkoplasmatische Retikulum ist für die Bereitstellung und den Abtransport von Kalziumionen verantwortlich. Um eine gleichmäßige Kontraktion sicherzustellen, wird es von einem **transversalen System** (T-Tubuli) unterstützt (S. 8 f.).

Durchblutung

Die Muskulatur und ihr Bindegewebe sind reich durchblutet. Dafür spricht neben vielen Blutgefäßen auch eine große Anzahl vegetativ sympathischer Nervenfasern. Die vorhandenen Gefäße können sich bei einer Muskelverlängerung sehr gut anpassen, da sie im angenäherten Zustand wellenförmig angeordnet sind. Durch die bei Muskelkontraktionen entstehende Druckerhöhung wird die Durchblutung schon ab ca. 30 % der Maximalkraft vermindert, bei 50 % ist sie vollkommen gedrosselt. Ein anhaltender Hypertonus wirkt sich demnach negativ auf enzymatische Prozesse und die Leistung eines Muskels aus.

Innervation/Rezeptoren

Jede einzelne Muskelfaser besitzt eine **motorische Endplatte** (Abb. 1.4). Mehrere Endplatten in verschiedenen Faserbündeln sind einem **Motoneuron** zugeordnet. Das ist die so genannte **motorische Einheit** (motor unit = MU). Die MU schließt also alle Muskelfasern ein, die von einem Motoneuron innerviert werden. Sie sichert durch ein diffiziles Verteilungsmuster auf verschiedene Muskelfasern eine gleichmäßige Kontraktion.

Muskeln, die höheren feinmotorischen Anforderungen entsprechen müssen, z. B. die Augenmuskeln, haben kleinere MU, d. h. weniger Muskelfasern (10–20) werden von einem Motoneuron versorgt. Bei einem Muskel mit hoher Kraftanforderung versorgt ein Neuron hingegen oft mehrere 1000 Muskelfasern (z. B. M. gastrocnemius).

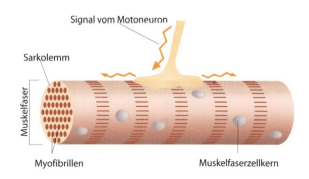

Abb. 1.4. Schematische Darstellung der Innervation einer Muskelfaser

Skelettmuskeln werden von gemischten Nerven versorgt. Im motorischen Anteil werden dicke, stark myelinisierte A-Alpha- und dünne A-Gamma-Fasern unterschieden. Letztere innervieren die an den Enden der Muskelspindel gelegenen **intrafusalen** Muskelfasern. Die A-Alpha-Fasern versorgen die **extrafusalen** (außerhalb der Muskelspindel gelegenen) Muskelfasern, die so genannte Arbeitsmuskulatur. Es handelt sich um Axone der motorischen Vorderhornzellen des Rückenmarks oder der motorischen Kernzellen der Hirnnerven. Sie gelangen über das Endomysium an die motorischen Endplatten.

Im Muskel befinden sich zudem spezielle Rezeptoren, die Muskelspindeln und Golgi-Sehnenorgane. Muskelspindeln registrieren die Länge des Muskels und die Geschwindigkeit einer Längenänderung. Sie liegen parallel zu den Muskelfasern. Golgi-Sehnenorgane sind in Serie zu den Muskelfasern zwischen den kollagenen Fasern der Sehnen angeordnet und messen die Spannungsveränderung (▶ S. 11 f.). Sensorische Fasern leiten u. a. Afferenzen der Muskelspindeln (Ia- und II-Fasern) und der Golgi-Sehnenorgane (Ib-Fasern) sowie der Bindegewebshüllen zum Hinterhorn des Rückenmarks. Des Weiteren sind freie Nervenendigungen zur Schmerzweiterleitung und vegetative Fasern vorhanden.

Muskel-Sehnen-Übergang

Das Bindegewebe der Sehne geht im Bereich des tendomuskulären Übergangs kontinuierlich in das Bindegewebe des Muskelbauchs über. Eine Trennung der kollagenen Fasern der Sehne und der Muskelfasern erfolgt über dazwischen liegende, stark gefaltete Membranen. Diese stellen somit die Verbindung von kontraktilen und nicht kontraktilen Elementen der muskulären Einheit dar. Die Muskelfasern und ihre Basalmembran bilden dabei an den Enden tiefe Einstülpungen, in die wiederum gebündelte Sehnenfasern hineinragen, die sich an der Basalmembran befestigen. Retikuläre Fasern der Muskeloberfläche verlaufen auf der Oberfläche der Sehne weiter (◘ Abb. 1.5). Der Muskel-Sehnen-Übergang ist sehr gut durchblutet und innerviert. Sein Aufbau ist prädisponiert für eine optimale Kraftübertragung vom Muskel auf die Sehne.

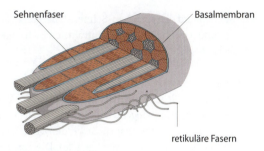

Sehnenfaser   Basalmembran

retikuläre Fasern

Abb. 1.5. Muskel-Sehnen-Übergang

1.1.2   Sehnen und Knochen-Sehnen-Übergang

Die Sehnen und der Knochen-Sehnen-Übergang gehören zu den bindegewebigen, nicht kontraktilen Elementen des Muskels.

Sehnen

Eine Sehne erhält ihre Eigenschaften durch ihre Zusammensetzung aus überwiegend kollagenen Fasern (70–80 %, v. a. Typ I, die auf Zug beansprucht werden). Des Weiteren kommen elastische Fasern vor (ca. 1 %). Die Fasern sind parallel angeordnet und weisen eine wellenförmige und leicht spiralige Form auf. Dadurch können die typischen Belastungen einer Sehne abgefangen und die Kontraktionskraft des Muskels optimal auf den Knochen übertragen werden.

Zwischen den kollagenen Fasern liegen die **Tenozyten**, auch **Flügelzellen** genannt. Sie synthetisieren die Grundsubstanz sowie kollagene und elastische Fasern (◻ Abb. 1.6).

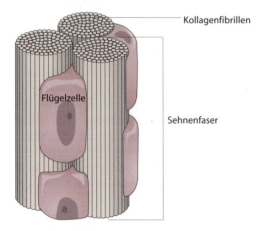

Abb. 1.6. Aufbau einer Sehne

Kollagenfibrillen

Flügelzelle

Sehnenfaser

Eine Sehne kann um ca. 5 % verlängert werden. Sie ist reich an Kollagen und damit extrem stabil. Im Inneren werden einzelne Fasern vom so genannten **Endoteneum** umhüllt, mehrere Bündel davon wiederum umhüllt das **Peritendineum internum** und im äußeren Bereich ist das **Peritendineum externum** zu finden. Alle Schichten sind gefäß- und nervenreich. Die daran anschließende Schicht, das **Paratendineum**, kann eine Art Synovialflüssigkeit herstellen. Sie ermöglicht somit, je nach Beanspruchung, ein reibungsarmes Gleiten gegenüber der Umgebung.

Sehnen, die einer noch stärkeren Reibung ausgesetzt sind, besitzen so genannte **Sehnenscheiden**. Als Vertreter dieser Kategorie sind die Sehnen der extrinsischen Muskulatur der Hand und des Fußes zu nennen.

Sehnengewebe wird durchblutet. An Orten, an denen eine Sehne großer Druckbelastung ausgesetzt ist, bildet sich Faserknorpel. Dieser ernährt sich über Osmose und Diffusion, also avaskulär. Außer an knorpelhaltigen Stellen ist die Innervation einer Sehne propriozeptiver (◻ Golgi-Sehnenorgane, S. 12), sensorischer und vegetativer Natur.

Knochen-Sehnen-Übergang

Die bindegewebige Einheit des Muskels beginnt und endet am Knochen. Diese Stelle wird Insertion genannt.

Man unterscheidet zwei Formen des teno-ossalen Übergangs:
1. **direkte Insertion:** für die ein senkrechtes Eindringen der Fasern charakteristisch ist,
2. **indirekte Insertion:** bei der sich die Fasern parallel an den Knochen bzw. das Periost heften.

In den meisten Fällen handelt es sich um eine Kombination aus beiden Formen. Auf die gleiche Weise setzen in diesem Bereich Band- und Gelenkkapselstrukturen an. Einige Muskeln inserieren auch direkt an der Kapsel, wie z. B. die Muskeln der Rotatorenmanschette des Glenohumeralgelenkes.

Beim ca. 1 mm langen direkten Übergang werden vier Zonen unterschieden:
- **Zone 1:** mit Sehnengewebe,
- **Zone 2:** mit faserigem Knorpel,
- **Zone 3:** mit mineralisiertem Knorpel und
- **Zone 4:** mit Knochengewebe.

Der indirekte Übergang wird durch einen oberflächlichen und tiefen Anteil gekennzeichnet. Im letzteren findet eine Verbindung der Sehne zum Knochen ohne dazwischen liegende Knorpelzone statt. Im oberflächlichen Teil entsteht die Befestigung der Sehne zum Periost durch Crosslinks und so genannte Sharpey-Fasern.

Außer den Knorpelzonen (Zonen 2 und 3) werden alle Strukturen der direkten Insertion durchblutet. Die Versorgung ist allerdings nicht optimal und wird deshalb zusätzlich über Diffusion und Osmose gesichert. Der indirekte Übergang hingegen ist wesentlich reicher durchblutet, hier gibt es Verbindungen der Gefäße zum Periost und zum Knochen.

Beide Insertionsarten sind sensibel und propriozeptiv innerviert, aber weniger gut als die Gelenkkapsel und die Ligamente. Die Knorpelzonen 2 und 3 der direkten Insertion werden, wie für dieses Gewebe spezifisch, nicht nerval versorgt.

1.1.3 Muskelfasertypen

Histologisch werden bei den extrafusalen Muskelfasern zwei Typen unterschieden: **Typ I**, auch **slow-twitch fibres** (ST, langsam zuckend) genannt und **Typ II**, die **fast-twitch fibres** (FT, schnell zuckend).

In allen Muskeln kommen beide Fasertypen vor, jedoch in unterschiedlicher Relation. Das Verhältnis ist genetisch determiniert und kann individuell sehr verschieden sein. Eine eindeutige Zuordnung der einzelnen Muskeln ist nicht möglich. Halte- und Stützmuskulatur weist aufgrund ihres Anforderungsprofils mehr Typ I-Fasern (ST) auf. Sie werden auch posturale oder **tonische Muskeln** genannt. Bewegende Muskeln, die schnell Kraft entwickeln müssen, besitzen einen höheren Anteil an Typ II-Fasern (FT). Sie sind unter dem Namen **phasische Muskeln** bekannt.

▬ **ST-Fasern** → sind in erster Linie dadurch gekennzeichnet, dass sie eine eher geringere Kraft entwickeln und langsamer kontrahieren (Frequenz von 20–30 Hz). Bei einer aeroben Energiebereitstellung ist die Ausdauerfähigkeit das entscheidende Merkmal der ST-Fasern. Ausdauerfähigkeit hängt maßgeblich von einer maximalen Durchgangsrate des Zitronensäurezyklus und der Atmungskette ab. Sauerstoff muss also in ausreichendem Maß zur Verfügung stehen, um Glykogen und Fettsäuren verbrennen zu können (aerober Prozess). Dieser Vorgang findet in den Mitochondrien statt. Sie sind in den ST-Fasern zahlreicher vertreten und größer als in den FT-Fasern. Die Mitochondrien schaffen zusätzlich optimale Diffusionsbedingungen, indem sie sich selbst zu den Kapillarwänden bewegen. Nach der Diffusion in die Muskelzelle trifft der hämoglobingebundene Sauerstoff auf das Myoglobin, an das er sich bindet. Myoglobin kommt in den Typ I-Fasern vermehrt vor, daher ihre typisch rote Farbe. Ein untrainierter Mensch hat ca. 40–50 % ST-Fasern, ein Marathonläufer kann im Gegensatz dazu nahezu 90 % ST-Fasern aufweisen (z. B. Hollmann u. Hettinger 1990).

▬ **FT-Fasern** → entwickeln eine hohe Kraft und kontrahieren schneller (Frequenz von 50–100 Hz). In der Literatur existieren Angaben zwischen doppelt so schnell und 3–5-mal so schnell (Billeter u. Hoppeler 1994). Dafür haben sie ein geringeres Ausdauervermögen. Sie besitzen schnelleres Myosin und spalten auch Adenosintriphosphat (ATP) schneller. ATP wird aufgrund der höheren Frequenz vermehrt benötigt. Die Mitochondrien schaffen diese Arbeit nicht in ausreichendem Maß, daher greifen die FT-Fasern auf die anaerobe Energiebereitstellung, die anaerobe Glykolyse, zurück. Das Endprodukt dieses Prozesses ist Laktat (Milchsäure). Ein untrainierter Mensch hat ca. 50–60% FT-Fasern, ein Sprinter hingegen kann bis zu 90% FT-Fasern haben.

Die FT-Fasern werden nach neueren Erkenntnissen (Cabri 1999, in: van den Berg 1999) in drei Gruppen unterteilt:

▪ **Typ-IIA-Fasern** → sind gekennzeichnet durch eine oxidative und anaerobe glykogenolytische Energiegewinnung, sie sind ausdauernder, trotzdem relativ schnell ermüdbar; Einsatz bei längeren Kontraktionen mit mittlerer Kraftentwicklung.

▪ **Typ-IIB-Fasern** → beziehen ihre Energie nur über anaerobe Glykolyse, sind schnell ermüdbar; Einsatz bei kurzen Belastungen mit hoher Kraftentwicklung.

▪ **Typ-IIC-Fasern** → lassen sich nicht in Typ I und II differenzieren (ca. 1 %), adaptieren trainingsspezifisch.

MEMO

Ob ein Muskel große Kraft entwickeln kann und schnell ermüdet oder geringere Kraft rekrutiert, dafür aber langsam ermüdet, hängt maßgeblich von seiner Fasertypverteilung ab.

Verschiedene motorische Einheiten innervieren einen Muskel (▫ Innervation/Rezeptoren, S. 4 f.). Interessant dabei ist, dass von einer motorischen Einheit ausschließlich FT- oder ST-Fasern innerviert werden. Muskelfasern, die durch kleinere motorische Einheiten innerviert werden, kontrahieren generell früher, weil die Erregungsschwelle ihres Motoneurons niedriger ist. Zur automatischen Steuerung der Körperhaltung kommen ständig

1

Reize aus dem ZNS an den Motoneuronen an. Zunächst werden demnach die kleineren Alpha-Motoneurone und die dazugehörigen Muskelfasern angesprochen. Diese entsprechen vor allem den ST-Fasern (tonische Muskelfasern). Schnellere Bewegungsabläufe mit hoher Kraft werden von größeren Alpha-Motoneuronen aktiviert. Diese sprechen die FT-Fasern an (phasische Muskelfasern).

In den menschlichen Muskeln ist eine Mischung aus kleinen und großen motorischen Einheiten zu finden. Kleinere MU mit tonischen Fasern kommen also verstärkt in den Muskeln vor, die vor allem posturale (die Körperhaltung betreffende) Aktivität leisten müssen.

Durch extremes Ausdauertraining können sich weiße FT- in rote ST-Fasern umwandeln. Umgekehrt ist eine Umwandlung nicht möglich, weil die Schnellkraft nicht über vergleichbar lange Zeiten trainiert werden kann (u. a. Seidenspinner 2005). Andere Autoren präferieren die Hypothese, dass sich die Anzahl der FT- und ST-Fasern nicht verändert. Durch schnellkraftorientierte Trainingsmethoden können die FT-Fasern jedoch hypertrophieren (z. B. Haas 2001, in: van den Berg 2001).

ZUSAMMENFASSUNG

Sehnen, Knochen-Sehnen-Übergang und Muskelfasertypen
- Sehnen bestehen aus straffem, geformtem kollagenen Bindegewebe. Sie übertragen die Kontraktionskraft des Muskels auf den Knochen.
- Der Knochen-Sehnen-Übergang wird auch Insertion genannt. Man unterscheidet die direkte von der indirekten Insertion.
- Es existieren zwei Typen der extrafusalen Muskelfasern: einerseits die slow-twitch fibres (ST-Fasern), die sehr ausdauernd arbeiten und andererseits die fast-twitch fibres (FT-Fasern), die eine hohe Kraft entwickeln, aber schnell ermüden.

1.1.4   Erregungsleitung und Muskelkontraktion

Erregungsleitung

Am Anfang jeder Muskelkontraktion steht die entsprechende Erregung des Muskels und seiner kontraktilen Elemente durch motorische Nerven. Ein Axon verzweigt sich in viele kleine Äste mit **motorischen Endplatten**. Jeweils eine motorische Endplatte sitzt auf der Oberfläche einer Muskelfaser. Mehrere Muskelzellen werden von einem motorischen Neuron innerviert.

Für die Erregungsleitung in der Muskelfaser haben das **Sarkolemm** und das sarkoplasmatische Retikulum eine bedeutende Funktion. Das Sarkolemm umgibt die Muskelfaser ähnlich einer Zellmembran. Die Aufgabe dieser reizbaren Membran ist es, bestimmte Erregungsreize aufzunehmen und weiterzuleiten. Dies wird über das so genannte **transversale Tubulussystem** oder **T-System** ermöglicht. Hierbei handelt es sich um senkrechte Einstülpungen an vielen Stellen des Sarkolemms, die als Kanäle fungieren und sich in Abhängigkeit von Aktionspotenzialen öffnen und schließen (◘ Abb. 1.7)

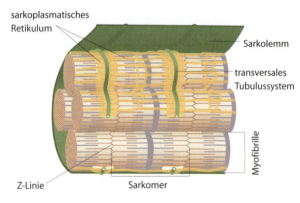

Abb. 1.7. Das Erregungsleitungssystem einer Myofibrille

Das **sarkoplasmatische Retikulum** bildet einen weiteren Teil des Erregungsleitungssystems der Muskelfaser. Es formiert sich als so genanntes **longitudinales Tubulussystem (L-System)** zu einem Netzwerk von Kammern (Bläschen), die parallel zu den Myofibrillen liegen und in der Nähe der Z-Linien (d. h. an jedem Ende eines Sarkomers) in einer sackartigen Erweiterung münden. Diese nennt man terminale Zisterne. Sie bildet einen Ring um die ganze Fibrille. Das longitudinale Tubulussystem hat die Funktion eines Kalziumionen-Speichers. Im Ruhezustand werden die Kalziumionen im sarkoplasmatischen Retikulum gelagert.

Wie beschrieben, hat jede Muskelfaser an ihrer Oberfläche eine motorische Endplatte (◘ Abb. 1.4, S. 4). Löst nun ein ankommender Nervenimpuls hier ein Aktionspotenzial aus, so wird dieses mit einer Ausbreitungsgeschwindigkeit von 1–2 m/s entlang des Sarkolemms weitergeleitet. Es dringt über das T-System in die Tiefe und erreicht dann das longitudinale Tubulussystem. Durch die damit verbundene Aktivierung der Membran des sarkoplasmatischen Retikulums werden **Kalziumionen** freigesetzt, zuerst in den Zisternen, danach im übrigen sarkoplasmatischen Retikulum. Dies bewirkt eine schlagartig erhöhte intrazelluläre Kalziumionen-Konzentration, die wiederum eine Kettenreaktion startet, wodurch letztendlich die Muskelkontraktion ausgelöst wird. Sobald die freigesetzten Kalziumionen durch die Kalziumpumpe (= Retikulummembran) wieder in das sarkoplasmatische Retikulum zurückgepumpt werden, setzt die Muskelrelaxation ein. Geschieht dies nicht, kommt es zu einer Dauerkontraktionsstellung des Muskels, jedoch ohne elektromyographische Aktivität (▸ passiver Hypertonus, S. 17 u. S. 21).

Muskelkontraktion

Bis heute sind noch nicht alle Einzelheiten der Muskelkontraktion geklärt. Als Arbeitshypothese wird die von Huxley begründete **Sliding filament-Theorie** (Gleitfilamenttheorie) akzeptiert. Laut dieser Theorie kann sich ein Muskel verkürzen oder ausdehnen, indem die Filamente ineinander gleiten, ohne dass diese ihre jeweiligen Längen verändern (Huxley et al. 1954 a, b).

Danach gibt es drei Stadien im Vorgang der Muskelkontraktion:

1. Erregung
2. Kontraktion
3. Relaxation

1. Erregung

Die Erregung beginnt damit, dass ein Aktionspotenzial vom motorischen Nerv zur motorischen Endplatte geleitet wird (◘ Abb. 1.4, S. 4). Das Aktionspotenzial aktiviert die Freisetzung von Acetylcholin aus den präsynaptischen Bläschen. Nach Diffusion durch den synaptischen Spalt wird das Acetylcholin an den Rezeptoren der Muskelfasermembran gebunden.

Dadurch kommt es zu einer Depolarisierung des Sarkolemms. Das Aktionspotenzial breitet sich entlang des T-Systems aus und wird weiter auf die terminale Zisterne des sarkoplasmatischen Retikulums übertragen. Dieser Vorgang löst die Freisetzung von Kalziumionen aus dem sarkoplasmatischen Retikulum in das Sarkoplasma aus.

MEMO

Den Vorgang von der Auslösung eines Aktionspotenzials bis zur resultierenden Kontraktion der Muskelfasern nennt man **elektromechanische Kopplung**.

2. Kontraktion

Der eigentliche Kontraktionsmechanismus geschieht im sog. A-Streifen (◘ Abb. 1.2, S. 3) Normalerweise liegen Moleküle von Troponin und Tropomyosin (Troponin-Tropomyosin-Komplex) auf den Aktinmolekülen und halten sie sozusagen besetzt, so dass die Myosinmoleküle der Myosinfilamente nicht direkt mit den kettenartig angeordneten Aktinmolekülen der Aktinfilamente reagieren können. Sobald vermehrt Kalziumionen freigesetzt werden, binden sie sich an die entsprechende Stelle des Troponins. Dadurch verändert Troponin seine räumliche Anordnung und rutscht tiefer in die Aktinkette hinein,

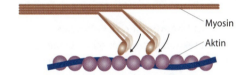

Abb. 1.8. Phase 1: Bindung von Myosin an Aktin (Ankuppeln).

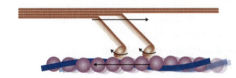

Abb. 1.9. Phase 2: Umbiegen des Myosinkopfes, demzufolge gleiten die Enden des Sarkomers aufeinander zu.

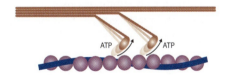

Abb. 1.10. Phase 3: ATP löst die Bindung (Entkuppeln).

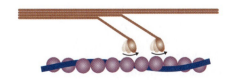

Abb. 1.11. Phase 4: Das Sarkomer erreicht wieder seine Ausgangslänge (Relaxation).

1

Aktin wird an der Oberfläche frei und kann mit Myosin reagieren. Es kommt zur Brückenbildung zwischen dem Köpfchen des Myosinmoleküls im dicken und dem Aktinmolekül im dünnen Filament. Durch ATP-Spaltung wird Energie freigesetzt und der Myosinkopf ein kleines Stück umgebogen. Das anhängende Aktinfilament wird bei dieser Verformung über das Myosinfilament gezogen. Der Muskel verkürzt sich.

Es sind nicht immer gleichzeitig alle Myosinköpfe mit Aktin in Verbindung. Während Aktin entlang des Myosins gezogen wird, treten andere Myosinköpfe mit Aktin in Kontakt und verbinden sich. Das geschieht aber erst dann, wenn noch ATP-Moleküle zur Verfügung stehen. Es werden also ständig Brücken gebildet und wieder gelöst (= **Ankuppel-Entkuppel-Prozess** ◘ Abb. 1.8 bis 1.10, S. 9). Sobald kein ATP mehr zur Verfügung steht oder alle Kalziumionen verschwunden sind, werden keine Brücken mehr gebildet, der Troponin-Tropomyosin-Komplex liegt

wieder auf dem Aktinfilament. Dies bedeutet das Ende der Kontraktion.

3. Relaxation

Nachdem die Kalziumionen in das sarkoplasmatische Retikulum zurückgepumpt worden sind, lösen sich die Bindungsbrücken wieder auf. Die Hemmung der Myosin- und Aktinbindung ist wieder hergestellt, die aktive Spannung verschwindet und der Muskel erreicht seine Ausgangslänge (◘ Abb. 1.11, S. 9).

Die Beschreibung des Kontraktionsmechanismus trifft auf den Vorgang der **isotonischen Kontraktion** zu, bei dem sich die Sarkomerlänge verändert. Während dieser Kontraktion behält der A-Streifen immer die gleiche Länge (◘ Abb. 1.2, S. 3). Bei der konzentrischen Kontraktion verkürzt sich der I-Streifen und kann sogar ganz verschwinden, während er sich bei der exzentrischen Kontraktion verlängert.

Bei der **isometrischen Kontraktion** reagieren im Gegensatz dazu immer wieder Myosinmolekülköpfchen und Aktinmoleküle auf gleicher Höhe des Sarkomers miteinander. Es kommt hierbei zu einer Drehbewegung des Myosinkopfes, allerdings wird die dabei entstehende Kraft nach außen abgegeben. Es findet kein Verschieben statt und die Sarkomerlänge bleibt gleich. Die Stärke der Kraftentwicklung ist abhängig von der Zahl der beteiligten Aktin-Myosin-Verbindungen pro Sarkomer.

MEMO

Muskelkraft beeinflussende Faktoren
- Anzahl der rekrutierten motorischen Einheiten
- Synchronisation der motorischen Einheiten (zeitgleiche Entladung vieler Motoneurone)
- Frequenz der Aktionspotenziale (je höher die Frequenz, desto kräftiger die Kontraktion)
- Physiologischer Querschnitt der Muskelfasern (sowie des Muskels insgesamt)
- Muskelfaserzusammensetzung
  - Typ I Fasern → langsam kontrahierend, niedrige Kraftentwicklung
  - Typ II Fasern → schnell kontrahierend, hohe Kraftentwicklung
- Muskelfaseranordnung/Insertionswinkel
  - parallel zum Kraftvektor: niedrigere Kraftentwicklung
  - je schräger, desto höhere Kraftentwicklung
- Metabolische Faktoren
  - Kapillarisierung
  - Stoffwechselaktivität
  - Ernährung
  - Bereitstellung von Blut und Sauerstoff
- Dehnungs-Verkürzungs-Zyklus
- Elastizität des Muskels
- Kontraktionsart
- Gelenkstellung – Kraftarm
- Tageszeit

ZUSAMMENFASSUNG

Erregungsleitung und Muskelkontraktion
- Die nervale Erregung (Aktionspotenzial) erreicht die Muskelzelle über das Sarkolemm sowie das longitudinale und transversale Tubulussystem.
- Nach Eintreffen eines Aktionspotenzials an der motorischen Endplatte folgt eine Erhöhung der intrazellulären Kalziumionen-Konzentration.
- Kalziumionen ermöglichen Änderungen der räumlichen Anordnung in den Filamenten eines Sarkomers.
- Die eigentliche Kontraktion erfolgt im A-Streifen. Aktin- und Myosinmoleküle reagieren unter ATP-Spaltung (Freisetzung von Energie) miteinander im so genannten Ankuppel-Entkuppel-Prozess.
- Man unterscheidet isotonische Kontraktionen mit Längenänderung des Sarkomers von isometrischen, bei der die Länge des Sarkomers konstant bleibt.

1.1.5 Steuerung von Haltung und Bewegung

Ohne die ständige Überwachung und Korrektur von Haltung und Bewegung ist eine normale Funktion des Bewegungsapparates nicht gewährleistet. Dazu existieren in unserem ZNS sowohl angeborene als auch erworbene Bewegungsmuster, die meist automatisiert, d. h. unbewusst ablaufen. Sie werden zusätzlich von Informationen aus der Peripherie gespeist und daraufhin dem aktuellen Bedarf angepasst. Das ausführende Element dieser Anpassung ist die Muskulatur.

Die Orientierung des Körpers im Raum durch Erkennen von Stellung und Bewegung der Gelenke erfolgt über Rezeptoren in der Haut, den Gelenkkapseln, den Ligamenten und der Muskulatur inklusive ihrer Sehnen. Informationen der Sinnes- und Gleichgewichtsorgane werden hinzugefügt. Diese Fähigkeit wird **Propriozeption** oder **Tiefensensibilität** genannt. Über sie wird der aktive Muskeltonus gesteuert. Wichtige Rezeptoren für diese Steuerung sind die Muskelspindeln und Golgi-Sehnenorgane. Propriozeption beinhaltet drei Komponenten:

- **Stellungssinn** → Wahrnehmung der Gelenkposition und der Position der Gelenke zueinander
- **Bewegungssinn** → Richtung und Geschwindigkeit einer Stellungsänderung
- **Kraftsinn** → Beurteilen der notwendigen Muskelkraft

Muskelspindeln, Golgi-Sehnenorgane und Gelenkrezeptoren

Muskelspindeln
Innerhalb eines Muskels befinden sich zwischen 40 und 500 Muskelspindeln. Diese liegen parallel zu den Muskelfasern und bestehen aus einer Art bindegewebiger Kapsel. Sie haben eine spindelartige Form und sind ca. 5–10 mm lang und 0,2 mm dick. In dieser Spindel befinden sich 10–20 sehr dünne so genannte **intrafusale Muskelfasern** (■ Abb. 1.12). Diese sind von den extrafusalen Muskelfasern außerhalb der Spindel abzugrenzen.

Intrafusale Muskelfasern besitzen nur in ihren Endbereichen quergestreifte Myofibrillen. Aus diesem Grund sind sie in ihrem Zentrum nicht zur Kontraktion fähig. Jede Muskelspindel besitzt ca. ein bis zwei **Kernsackfasern**, die in ihrer Mitte eine sackartige Erweiterung haben, in der bis zu 50 Zellkerne vorkommen. Alle anderen Fasern sind die so genannten **Kernkettenfasern**, deren Zellkerne längs hintereinander angeordnet sind.

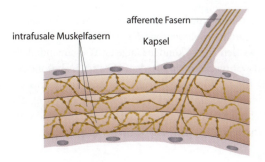

Abb. 1.12. Muskelspindel

Die intrafusalen Muskelfasern haben sowohl zu afferenten als auch zu efferenten Nervenfasern Kontakt. **Afferente Neurone** sind hier z. B. die **A-Alpha-Fasern (Typ Ia-Fasern)** und **A-Beta-Fasern (Typ II-Fasern)**, die kurz nach dem Eintritt in die Muskelspindel ihre Schwannsche Scheide verlieren. Sie treten mit ihren verzweigten Endigungen an die Fasern heran. **Efferente Neurone** sind die motorischen **A-Gamma-Fasern**. Sie bilden über motorische Endplatten oder auch Endnetze den Kontakt zu den intrafusalen Fasern. Gamma-Motoneurone aus dem Vorderhorn des Rückenmarks innervieren somit die kontraktilen Enden der Spindel. Im Gegensatz dazu werden die extrafusalen Fasern von den Axonen der Alpha-Motoneurone innerviert.

Eine Muskelspindel fungiert als **Dehnungsrezeptor**. Die parallel zu den Muskelfasern geschalteten Muskelspindeln messen die Muskellänge und damit die Dehnung sowie die Geschwindigkeit der Längenveränderung eines Muskels. Dadurch werden in den zugehörigen afferenten Nervenfasern Aktionspotenziale ausgelöst, die diese Information an das ZNS weitergeben.

Die ankommenden Aktionspotenziale der efferenten Gamma-Fasern bewirken an den Enden der intrafusalen Muskelfasern eine Kontraktion. Aufgrund dessen wird der zentrale Bereich dieser Fasern gedehnt. Dies führt zu einer Erregung der dort liegenden Dehnungsrezeptoren. Hier wird die Empfindlichkeit der Spindeln justiert.

Durch die Kontraktion der Enden der intrafusalen Muskelfasern wird der Spannungszustand des nicht kontraktilen mittleren Bereichs eingestellt, denn dadurch wird die Impulsabgabe der dort endenden sensiblen Nervenfasern minimiert. Durch Dehnung des mittleren Bereichs der Spindeln entstehen Afferenzen, die ihrerseits eine Aktivierung der Alpha-Motoneurone auf Rückenmarksebene und damit der extrafusalen Muskelfasern zur Folge haben (Gamma-Schleife). Der Muskel kontrahiert. Die Empfindlichkeit der Muskelspindel kann über die Gamma-Motoneurone der jeweiligen Situation angepasst werden. Nur so können Länge und Geschwindigkeit optimal wahrgenommen werden. Dies ist insbesondere wichtig für die Tonusregulierung der anti-gravitatorisch wirkenden Muskeln. Dabei wird sowohl Verkürzung als auch Dehnung wahrgenommen und der Muskel ständig an die wechselnden Einflüsse der Schwerkraft adaptiert.

MEMO

Die Skelettmuskulatur der Augen, der Hände oder der kurzen Nackenmuskulatur, die sehr differenzierte Bewegungen ausführen und steuern muss, besitzt eine höhere Dichte an Muskelspindeln als beispielsweise der M. biceps brachii oder M. gluteus maximus.

Golgi-Sehnenorgane

Die als Golgi-Sehnenorgane bezeichneten Rezeptoren liegen in Serie zu den extrafusalen Muskelfasern zwischen den kollagenen Fasern der Sehnen im Muskel-Sehnen-Übergang in bindegewebigen Hüllen. Sie werden von sensorischen **A-Alpha-Fasern (Typ Ib-Nervenfasern)** versorgt. Diese Nervenfasern sind unmyelinisiert, d. h. sie verlieren bei Eintritt in das Sehnenorgan ihre Schwannsche Scheide. Mit ihren kolbenförmigen Endungen umranken sie innerhalb des Organs ca. 10–15 kollagene Fasern.

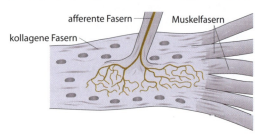

Abb. 1.13. Golgi-Sehnenorgan

Wird ein Muskel kontrahiert, werden die kollagenen Fasern der Sehne gespannt und nähern sich einander an. Dadurch werden die Nerven zwischen den Fasern komprimiert. Diese Spannungsveränderung der Sehne wird von den Golgi-Sehnenorganen gemessen und über die Ib-Nervenfasern in Form von Aktionspotenzialen zum ZNS weitergeleitet. Sie werden im Rückenmark gemeinsam mit Afferenzen von Haut, Muskelspindeln und Gelenkrezeptoren auf Interneurone umgeschaltet. Diese

hemmen die Alpha-Motoneurone des eigenen Muskels. Die Reaktion wird **autogene Hemmung** genannt. Über erregende Interneurone veranlassen sie zusätzlich die antagonistische Muskulatur zur Kontraktion.

Unterstützt wird dieser Vorgang durch Kollaterale zu den so genannten Renshaw-Zellen, die ihrerseits ebenfalls eine Inhibition des Agonisten über Inaktivierung des Alpha-Motoneurons bewirken.

Golgi-Sehnenorgane registrieren die Spannungsänderung nicht nur bei einer Kontraktion, sondern auch bei einer Dehnung. Ihr Schwellenwert liegt jedoch insgesamt höher als der der Muskelspindeln, d. h. sie reagieren erst bei größeren Veränderungen und fungieren so als eine Art Schutzsystem.

Gelenkrezeptoren

Neben den Muskelspindeln und Golgi-Sehnenorganen sind auch die Rezeptoren in der Gelenkkapsel entscheidend für die Kontrolle von Haltung und Bewegung.

In der äußeren Schicht der Gelenkkapsel (Membrana fibrosa) befinden sich **Mechanorezeptoren Typ I**. Sie haben eine niedrige Reizschwelle und adaptieren langsam, d. h. geringste Stellungsänderungen werden wahrgenommen. Von ihnen wird der Spannungszustand der Gelenkkapsel registriert. Sie sind auch in Ruhe ständig aktiv. Ihre Informationen werden u. a. zur Formatio reticularis und im Anschluss auf spinaler Ebene zum Gamma-Motoneuron geleitet, welches die intrafusalen Muskelfasern aktiviert. Dadurch kommt es zu einer Dehnung der Muskelspindel, die ihre Afferenzen zum Hinterhorn schickt, die von dort direkt zum Vorderhorn geleitet werden. Hier kommt es über das Alpha-Motoneuron zu einer Aktivierung der extrafusalen Muskelfasern in Form einer Kontraktion. Unter dem Einfluss der Mechanorezeptoren Typ I stehen vor allem tonische Muskelfasern. Über sie wird insbesondere der Haltungstonus gesteuert.

In der inneren Schicht der Gelenkkapsel (Membrana synovialis) liegen **Mechanorezeptoren Typ II**, die ebenfalls die Spannung messen. Auch sie haben eine niedrige Reizschwelle, adaptieren jedoch schnell. Sie reagieren auf Bewegungsreize mit Entladung und damit Aktionspotenzialen. Diese werden zu supraspinalen Zentren geleitet und bewirken dann über eine Aktivierung des Alpha-Motoneurons im Vorderhorn des Rückenmarks eine Kontraktion der extrafusalen Muskelfasern. Über sie werden v. a. phasische Muskelfasern rekrutiert. Daraus resultierend finden Adaptionen des Gleichgewichts statt.

Des Weiteren gibt es **Gelenkrezeptoren Typ III**. Sie befinden sich in den Ligamenten. Als Dehnungssensoren warnen sie in Stresssituationen vor einer strukturellen Schädigung. Sie haben einen hemmenden Einfluss auf die Alpha-Motoneurone.

Freie Nervenendigungen in der fibrösen Schicht der Gelenkkapsel (und möglicherweise auch subchondral) werden als **Typ IV-Rezeptoren** bezeichnet. Sie sind Nozizeptoren und haben einen reflektorisch tonischen Einfluss.

Reflexe

Ein koordiniertes Zusammenspiel unzähliger Muskeln ist die Voraussetzung für Haltung und Bewegung. Eine wichtige Rolle spielen dabei die spinalen Reflexe.

Der **monosynaptische Dehnungsreflex** hält unter dem Einfluss der Gravitation die Muskellänge aufrecht. Wird ein Muskel plötzlich gedehnt, führt dies durch die Dehnung der Muskelspindeln zu einer Erregung der Ia-Afferenzen. Sie werden direkt vom Hinterhorn zum Vorderhorn geschaltet und aktivieren so monosynaptisch die Alpha-Motoneurone desselben Muskels. Reiz und Antwort erfolgen deshalb sehr schnell (ca. 30 ms) im selben Organ, der Muskel kontrahiert. Dieser Reflex wird **Eigenreflex** genannt und hat die Funktion, die Gelenkstellung sofort zu ändern. Er ermöglicht eine schnelle Regulation des Muskeltonus ohne direkte Beteiligung höherer Zentren. Er kann jedoch von dort hinsichtlich seiner Sensibilität verstellt werden.

PRAXISTIPP

Für Muskeldehnungen ergibt sich die Konsequenz, sie langsam auszuführen. Ansonsten wird ein monosynaptischer Eigenreflex ausgelöst, der eine Verlängerung des Muskels verhindert.

Der Unterschied beim Fremdreflex besteht darin, dass die Sensoren vom Erfolgsorgan räumlich getrennt sind. Der Name **polysynaptischer Fremdreflex** resultiert daraus, dass der Reflexbogen über mehrere Synapsen läuft. Dadurch ergibt sich eine erhöhte Reflexzeit, d. h. die Zeit bis zur Antwort des Erfolgsorgans ist länger. Diese Antwort ist von der Reizintensität und -dauer abhängig.

Fremdreflexe sind:
- **Schutzreflexe** (z. B. Fluchtreflexe, Husten und Niesen, Kornealreflex, Tränenfluss)
- **Nutritionsreflexe** (z. B. Schlucken, Saugen)
- **Lokomotionsreflexe**
- **vegetative Reflexe** (somatoviszerale und viszerosomatische Reflexe)

Ein typisches Beispiel für einen Fremdreflex ist der **Fluchtreflex**. Ein Schmerzreiz an der rechten Fußsohle wird über nozisensorische Afferenzen (A-Delta-Fasern) zum Rückenmark geleitet. Erregende Interneurone mehrerer Rückenmarksetagen aktivieren daraufhin die Motoneurone der Beugemuskulatur (Beugereflex). Das Bein wird zurückgezogen. Gleichzeitig werden die Motoneurone der Streckermuskeln über Interneurone gehemmt. Dieser Mechanismus wird als antagonistische Hemmung bezeichnet. Zusätzlich werden die Strecker des anderen Beins aktiviert und dessen Beuger gehemmt, dies geschieht ebenfalls über Interneurone (gekreuzter Streckreflex). Das gibt dem Körper die Möglichkeit, sich gleichzeitig vom Schmerzreiz zu entfernen und sich stabil zu halten (◘ Abb. 1.14).

Im Unterschied zum Eigenreflex erfolgt die Erregung beim Fremdreflex in den Alpha- und Gamma-Motoneuronen parallel (Alpha-Gamma-Koaktivierung).

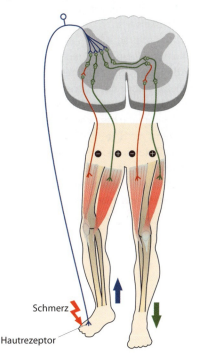

Schmerz

Hautrezeptor

Abb. 1.14. Beispiel eines Fremdreflexes: Fluchtreflex ➜ bei Stimulation der Hautrezeptoren durch einen schmerzhaften Reiz am Fuß wird das Kniegelenk der stimulierten Extremität angebeugt und das Körpergewicht zur gegenüberliegenden Seite verlagert (Entlastung).

1

MEMO

Spinale Reflexe werden von supraspinalen Zentren kontrolliert. Das Gehirn ist so in der Lage, diese Reflexe zu adaptieren, sie z. B. schneller ablaufen zu lassen. Die Stützmotorik wird vor allem von den motorischen Zentren des Hirnstamms überwacht und gesteuert (Nucleus ruber, Vestibulariskerne und Anteile der Formatio reticularis). Hier werden Halte- und Stellreflexe gesteuert und damit maßgeblich der Tonus der Muskulatur bestimmt. Neben den Afferenzen aus der Peripherie kommen weitere Informationen aus dem limbischen System, dem motorischen Kortex und dem Kleinhirn.

ZUSAMMENFASSUNG

Steuerung von Haltung und Bewegung
- Muskelspindeln agieren hauptsächlich als Dehnungsrezeptoren. Bei Stimulation lösen sie eine Kontraktion des Muskels aus.
- Golgi-Sehnenorgane registrieren die Spannung. Durch die Komprimierung der Golgi-Sehnenorgane bei Kontraktion oder Dehnung eines Muskels werden die Alpha-Motoneurone des eigenen Muskels gehemmt. Der Muskel entspannt. Dieser Vorgang wird als autogene Hemmung bezeichnet.
- Für die Steuerung von Haltung und Bewegung sind die spinalen Reflexe wie monosynaptische Eigenreflexe und polysynaptische Fremdreflexe von Bedeutung. Diese Reflexe werden von supraspinalen Zentren überwacht und adaptiert.

1.1.6   Merkmale struktureller Verkürzungen und hypertoner Längenminderungen

Dehnfähigkeit

Dehnfähigkeit ist ein Merkmal eines gesunden und leistungsfähigen Muskels. Die Dehnfähigkeit der Muskulatur kann sowohl von den kontraktilen als auch von den nicht kontraktilen Anteilen bestimmt werden. Normalerweise lässt sich ein entspannter Muskel aus einer Ruheposition zunächst mit wenig Kraft gut dehnen (Ruhedehnungskraft). Danach folgt ein starkes Ansteigen des Dehnungswiderstandes, welcher vor allem durch die bindegewebigen Strukturen bestimmt wird. So überträgt sich die Spannung vom Knochen-Sehnen-Übergang über die Sehne zu den kollagenen Fibrillen der bindegewebigen Faserhüllen, von dort aus zum Sarkolemm und dessen innerer Struktur und umgekehrt wieder bis zum Knochen-Sehnen-Übergang. In diesem Zusammenhang sind die Begriffe funktionelle und anatomische Muskellänge zu unterscheiden.

Die **funktionelle Muskellänge** wird durch diejenige Gelenkwinkelstellung bestimmt, in der der Muskel durch eine optimale Aktin-Myosin-Überlappung sein Kraftmaximum bewirken kann. Eine geringere funktionelle Länge hat demnach ein Muskel, der sein Kraftmaximum in einer Winkelstellung erreicht, die einer verminderten Ursprungs-Ansatz-Distanz entspricht. Ein Muskel kann sich je nach Arbeitssektor verlängern oder verkürzen (z. B. bei dauerhafter Sitzbelastung → funktionelle Verlängerung des M. gluteus maximus und Verkürzung des M. iliopsoas). Dieser Zustand ist durch Rückverlagerung der alltäglichen Belastungen in den normalen Arbeitsbereich, d. h. aktives Training, zu bewirken (Wiemann et al. 1999). Bestehen jedoch infolge einer längeren Immobilisation strukturelle muskuläre Verkürzungen, muss vorher zusätzlich mit Hilfe von Dehnungen die Möglichkeit der optimalen Gelenkwinkelstellung wieder hergestellt werden. Hier finden sich Parallelen zur anatomischen Muskellänge.

Die **anatomische Muskellänge** entspricht der so genannten **Dehnfähigkeit**. Sie beschreibt die Möglichkeit, die Distanz zwischen Ursprung und Ansatz eines Muskels zu verlängern. Eine verminderte Dehnfähigkeit ist gegeben, wenn diese Eigenschaft eingeschränkt ist. Daraus resultiert ein verringertes Bewegungsausmaß des Gelenkes/der Gelenke während der Dehnung.

Wichtig ist, einerseits die Dehnfähigkeit wieder herzustellen und andererseits den Wirkungsbereich der Muskulatur in den Normzustand zurückzuverlagern. Nur dann ist eine ausgewogene Biomechanik (Zentrierung) in Bezug auf die Gelenke und eine ökonomische Arbeit der Muskulatur möglich.

Für den Erhalt der normalen Belastbarkeit sind ständige gewebespezifische Reize erforderlich. Diese gewährleisten einen regelmäßigen Erneuerungsprozess des Gewebes und den Erhalt der viskoelastischen Eigenschaften, die für eine optimale Funktion unabdingbar sind.

Verkürzung von Bindegewebe und Verlust kontraktiler Elemente des Muskelbauchs sowie des Muskel-Sehnen-Übergangs

Finden physiologische Belastungen in Form von Kontraktion und Dehnung nicht regelmäßig statt (z. B. bei Immobilisation oder einseitiger Beanspruchung), wird im Bindegewebe vor allem die Synthese von Grundsubstanz, aber auch die Produktion kollagener Fasern vermindert. Dies führt zu einer verringerten Belastbarkeit.

Durch den **Verlust an Grundsubstanz** (v. a. Wasser, Proteoglykane und Glykosaminoglykane) nähern sich die kollagenen Fasern des ungeformten Bindegewebes im Endo-, Peri- und Epimysium sowie deren Verbindungen an. Als Vorstufe einer strukturellen Verkürzung bilden sich im Bindegewebe zwischen den einzelnen kollagenen Fasern zusätzliche **wasserlösliche Crosslinks** (meist H^+= Wasserstoff-Brücken). Diese sind durch einfache endgradige Bewegungen leicht zu lösen. Möglicherweise sind diese wasserlöslichen Crosslinks die Erklärung für den mobilisierenden Effekt von Dehnungen bei nicht primär schmerzbedingten Bewegungseinschränkungen (van den Berg 2001).

Bei längerem Bestehen entstehen weitere Querverbindungen in Form von **nicht wasserlöslichen pathologischen Crosslinks**. Dehnfähigkeit und Elastizität des Muskels gehen verloren. Dies ist vergleichbar mit einem Einkaufsnetz, welches sich durch seine gitterförmige Struktur sehr gut entfalten kann (◨ Abb. 1.15). Bringt man jedoch zusätzliche Querverbindungen ein, ist die Funktion, sich sowohl längs als auch quer ausbreiten zu können, stark eingeschränkt.

Außerdem ändert sich die **Grundsubstanz** hinsichtlich ihrer Proteineigenschaften. Sie hat normalerweise die Eigenschaft, bei Bewegung und Wärme aus einem zähen in einen flüssigen Zustand überzugehen und damit die Bewegung zu erleichtern, was im pathologischen Fall erschwert wird.

Zusätzlich wird zum einen die Produktion der **kollagenen Fasern** herabgesetzt, zum anderen können sich die Fasern ohne einen entsprechenden Belastungsreiz nicht

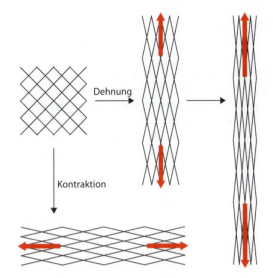

Abb. 1.15. Verformung des bindegewebigen kollagenen Netzwerkes des Muskels bei Dehnung und Kontraktion (aus: van den Berg 2010, modifiziert nach Bucher und Wartenberg 1989)

richtig anordnen und in das spezifisch gebrauchte Kollagen umwandeln. Kollagene Fasern, die nicht in der richtigen Richtung angeordnet sind und zudem eine andere Qualität aufweisen als für das Gewebe spezifisch, sind minderwertig. Belastungen können nicht adäquat abgefangen werden, die Bewegungsreichweite nimmt ab und das Verletzungsrisiko steigt. Dabei entstehen nach Ansicht einiger Autoren (z. B. Akeson et al. 1973, Cunnings u. Tillmann 1992, beide in: Schomacher 2005) auch Crosslink-Verbindungen neu synthetisierter kollagener Fasern zu den bestehenden kollagenen Fasern.

Ein Verlust von Muskelmasse durch Atrophie kann die Spannung des Bindegewebes weiter herabsetzen, wodurch die Entstehung pathologischer Crosslinks ebenfalls begünstigt wird. Daraus kann ein zusätzlicher Elastizitätsverlust und Verkürzung resultieren. Bei Immobilisation in angenäherter Position kommt es im Muskelbauch außerdem zu einer Abnahme der **Anzahl der hintereinander liegenden Sarkomere** (u. a. Williams et al. 1978, 1990 sowie ◨ Wirkung auf die Sarkomere, S. 25 f.). Immobilisation bedeutet nicht nur gewollte Ruhigstellung, beispielsweise nach Frakturen, sondern auch Nichtnutzung durch alltägliche einseitige Haltungs- und Bewegungsmuster.

Zusätzlich kann es zu Adhäsionen mit den entsprechenden Grenzgeweben kommen, wie z. B. den Knochen, den Gelenkkapseln, neuralen Strukturen sowie zwischen dem Muskel und der Muskelfaszie oder den Faszien untereinander bzw. der Faszie und der Haut. Diese Adhäsionen können ebenfalls Bewegungen einschränken.

1

Kontraktur

Eine Kontraktur beschreibt eine **strukturelle Verkürzung**. Der Begriff Kontraktur wird jedoch unterschiedlich gebraucht. So ist er in der Literatur zum Teil auch als „Sammelbegriff für anhaltende Bewegungseinschränkungen" bekannt (Knipp u. Kolster 1996). Dort wird unterschieden zwischen:

1. **funktionellen Kontrakturen** → durch Schmerzen verursacht und durch Immobilisation, Schonhaltung und reflektorische Muskelverkürzung gekennzeichnet und
2. **strukturellen Kontrakturen** → posttraumatisch, degenerativ oder durch Immobilisation, Lähmung und Missbildung bedingt, sie definieren sich über Gelenkdeformität, -verklebung, Muskel- und Kapselschrumpfung und Narbengewebe.

Nur die funktionellen Kontrakturen sollen einer konservativen Therapie zugänglich sein. Demzufolge wären strukturelle Verkürzungen nicht physiotherapeutisch zu beeinflussen.

Auch für andere Autoren stellt die muskuläre Kontraktur einen irreversiblen Zustand dar (z. B. Frisch 1998). Unklar bleibt jedoch bei allen, wodurch diese Irreversibilität strukturell und histologisch gekennzeichnet ist. Demnach besteht zwischen dem physiotherapeutischen Sprachgebrauch und der Literatur eine Diskrepanz, die beachtet werden muss.

Sicher sind aus der Praxis auch Verkürzungen der Muskulatur bekannt, die sich gegenüber einer konservativen Behandlung als therapieresistent erweisen. Häufig sind sie die Folge neurologischer Erkrankungen mit Spastizität oder teil- bzw. vollständig denervierter Muskulatur. Möglicherweise finden hier starke Umwandlungsprozesse statt, die Muskelfasern im Sinne einer Hyperreflexie dauerhaft und verstärkt aktivieren oder in bindegewebige Anteile umorganisieren.

Bei schweren neurologischen Erkrankungen und nach Traumen entsteht gelegentlich eine Myositis ossificans. Diese ist dadurch gekennzeichnet, dass sich Knochengewebe im Muskel bildet. Ihre genaue Pathogenese ist wie auch die der Dupuytren-Kontraktur (fibröse Hypertrophie der Palmaraponeurose → führt zu Flexionskontraktur, meist des 4. und 5. Fingers) unklar. Dehnungen sind bei beiden Pathologien ebenfalls nicht erfolgreich.

Verkürzung der Sehnen

Durch Immobilisation, aber auch mangelnde Bewegung, sinkt die Belastbarkeit einer Sehne. Nach einer vierwöchigen Immobilisation beträgt die Belastbarkeit nur noch 20 % (Tabary et al. 1972). Der Pathomechanismus ist ähnlich den Veränderungen des Bindegewebes im Muskelbauch. Typische physiologische Reize für Sehnengewebe sind Zugbeanspruchungen. Bei chronischer Unterbelastung bzw. Immobilisation kommt es zu einer Abnahme der kollagenen und nicht kollagenen Anteile. Nach 12 Wochen Immobilisation beträgt der Kollagenverlust der Sehne ca. 16 % (van den Berg 2010). Hinzu kommt eine unorganisierte Ausrichtung des Kollagens durch das Fehlen eines formativen Reizes.

Eine besondere Pathologie, bei der die Dehnfähigkeit eines Muskels ebenfalls herabgesetzt wird, ist die Sehnenscheidenentzündung (Tendovaginitis). Es handelt sich im akuten Stadium jedoch eher um Verklebungen zwischen den beiden Blättern der Sehnenscheide selbst, die nach dem Durchlaufen einer normalen Entzündungsreaktion reversibel sind.

Aufgund ihres Aufbaus sind Sehnen viskoelastisch und haben die Fähigkeit, sich nach einer Dehnung wieder in ihre alte Form zu begeben. Exzessive Beanspruchungen (z. B. Krafttraining) führen zu einem Abbau dicker kollagener Fasern und einer gleichzeitigen Zunahme an dünneren kollagenen Fibrillen. Dadurch wird die Sehne stabiler, ist jedoch weniger elastisch (van den Berg 2010). Infolge der herabgesetzten Dehnfähigkeit besteht ein höheres Verletzungsrisiko.

Muskeltonus

Muskeltonus beschreibt die Spannung der Muskulatur und ist individuell unterschiedlich.

Vielfach wird Tonus als ein unwillkürlicher Spannungszustand, eine ständig vorhandene Ruhespannung durch Aktivität der kontraktilen Elemente des Muskels, beschrieben. Dieser Tonus ist über Reflexe gesteuert und demnach an eine Innervation gekoppelt.

Dem gegenüber stehen EMG-Untersuchungen verschiedener Autoren, die festgestellt haben, dass in Ruhe keine EMG-Aktivität abzuleiten ist. Muskeltonus ist demnach einerseits eine passive Eigenschaft des Gewebes, andererseits eine aktive neurophysiologische und damit kontraktile Zustandsgröße. Aus diesem Grund muss aktiver und passiver Muskeltonus unterschieden werden.

Die Interaktionen zwischen **aktivem und passivem Tonus** sind vor allem für die Halteregulation wichtig. Sie werden im Dehnungs-Verkürzungs-Zyklus, dem Verhältnis zwischen Muskellänge und -spannung, deutlich (Laube u. Müller 2002).

Der **aktive Muskeltonus** beschreibt:

a) die Muskelspannung zur Sicherung der Körperhaltung und -stellung sowie des Gleichgewichtsverhaltens (Stützmotorik) und

b) die Muskelaktivität zum Erreichen eines Ziels (Zielmotorik).

Für den aktiven oder Reflextonus sind Aktionspotenziale notwendig, die eine Kontraktion auslösen. Der normale Tonus muss in der Lage sein, jederzeit antigravitatorisch zu agieren. Gleichzeitig muss er aber auch niedrig genug sein, um Bewegungen zuzulassen. Für ein abgestimmtes Zusammenspiel der Muskulatur finden im ZNS ständig Modulationen aufgrund eingehender peripherer Afferenzen statt (▶ S. 11 ff.).

Ein aktiver Hypertonus drosselt die Durchblutung schon ab ca. 30 % und komplett bei ca. 50 % der maximalen Kontraktionskraft. Damit wird das Sauerstoffangebot limitiert, welches eigentlich in dieser Situation vermehrt benötigt wird. Verminderte Durchblutung bewirkt außerdem den Matrixverlust, wodurch die passiven viskoelastischen Eigenschaften weiter herabgesetzt werden. Dies hat wiederum neurophysiologische Auswirkungen, denn die Adaption des aktiven Muskeltonus wird über eine eingeschränkte Funktion der Gamma-Schleife erschwert (Hollerwöger 1999).

Der **passive Muskeltonus** wird insbesondere durch die Elastizität des Gewebes bestimmt (u. a. die viskoelastischen Eigenschaften des Bindegewebes). Diese Eigenschaften nehmen im Alter ab und können dann den Tonus erhöhen. Außerdem werden im Alterungsprozess Muskelfasern durch Bindegewebe ersetzt, was wiederum mit einer erhöhten Steifigkeit korreliert.

Im normalen funktionellen Bewegungsradius und bei optimaler Muskellänge spielt das **Bindegewebe** im Muskel bezüglich des passiven Tonus selbst eine eher untergeordnete Rolle. Im Fall einer Muskelverkürzung, im Alter und bei einem atrophierten oder auch trainierten Muskel trägt es allerdings zur passiven Spannungserhöhung beim Dehnungsversuch bei. Möglicherweise kommt den inneren Strukturen der Muskelfaser eine größere Bedeutung im Bereich des passiven Ruhetonus zu.

In den letzten Jahren taucht in der Literatur im Zusammenhang mit Muskeltonus vermehrt das elastische Strukturprotein **Titin** auf. Dies ist neben dem Aktin und Myosin eine weitere Eiweißkette im Inneren des Sarkomers (▶ S. 3 f.). Es gehört zu den nicht kontraktilen Elementen der Muskulatur. Es schlängelt sich um die Myosinfilamente und stabilisiert diese während einer Kontraktion in der Mitte zwischen zwei Z-Streifen, zu denen es Verbindung hat.

Es soll die Ruhespannung eines Sarkomers maßgeblich mitbestimmen (Wiemann et al. 1999), außerdem scheint es die Verkürzungsgeschwindigkeit zu beeinflussen. Die Ruhespannung korreliert wahrscheinlich mit der Anzahl der parallelgeschalteten Titinfilamente, die wiederum von der Zahl der Myosinfilamente abhängig ist (Relation: sechs Titinfilamente sind einem Myosinfilament zugeordnet). Dies bedeutet, **dass die Ruhespannung bei Hypertrophie steigt und bei Hypotrophie sinkt.** Die Zunahme der Ruhespannung darf jedoch keineswegs mit einer Muskelverkürzung bzw. mangelnder Dehnfähigkeit gleichgesetzt werden. Eher kennzeichnet sie den Dehnungsgrad, in dem der Muskel sein Kraftmaximum entfalten kann.

Schon Ende der 70er Jahre entdeckt, wird den Titin-Filamenten erst seit wenigen Jahren eine Bedeutung im Dehnungsbereich zugeschrieben (u. a. Fürst 1999, Wang et al. 1993, Wiemann et al. 1991, 1999). Titin soll demnach die Verlängerung eines Sarkomers über eine bestimmte Grenze verhindern und zwar bevor die bindegewebigen Anteile unter Dehnungsspannung kommen (▶ S. 23 ff.). Dabei wird jedoch nicht beachtet, dass es bei einer tatsächlichen strukturellen Verkürzung zu einer Abnahme der Anzahl der hintereinander liegenden Sarkomere und deutlichen bindegewebigen Veränderungen kommt (van den Berg 2001).

Des Weiteren ist bei einer Abnahme der Anzahl der hintereinander liegenden Sarkomere mit einer Erhöhung des passiven Tonus zu rechnen, insbesondere bei Muskelverlängerung. Auch spielt die Anzahl der geschlossenen Kreuzbrückenverbindungen zwischen Aktin und Myosin im relaxierten Muskel bei Dehnungen (physiologisch ca. 2 %, so genannte Rückstellkraft) eine Rolle. Diese Mechanismen finden sich auch im ermüdeten Muskel aufgrund eines vermehrten Vorkommens von **Kalziumionen**. Befinden sich bei ATP-Mangel die Kalziumionen noch intrazellulär, d. h. sind sie noch nicht zurück ins sarkoplasmatische Retikulum gepumpt, erhöht sich der Muskeltonus ohne EMG-Aktivität (◧ Erregungsleitung und Muskelkontraktion, S. 9 f.).

Muskeln mit hohem ST-Faseranteil weisen passiv einen dominierenderen Tonus auf als Muskeln mit vermehrtem Vorkommen von FT-Fasern.

Letztendlich hat auch die **Durchblutung** Einfluss auf den passiven Tonus. Inaktivität oder chronische Fehlbelastung beeinflussen durch eine verminderte Durchblutung die Dehnfähigkeit negativ. Eine mangelhafte Durchblutung kann wieder Ausgangspunkt für viele,

1

auch o. g. Aspekte sein, wie z. B. eine gesenkte Grundsubstanzsynthese, Muskelatrophie mit höherem Anteil an unstrukturiertem Bindegewebe, reflektorische Vasokonstriktion über eine vermehrte dauerhafte sympathische Reflexaktivität und die Sensibilisierung von Nozizeptoren. Ein zudem resultierender ATP-Mangel verhindert das Lösen der Aktin-Myosin-Brücken, dadurch können lokale Kontrakturen in den Muskelfasern entstehen. In diesem Zusammenhang wird auch von **Triggerpunkten** oder **Myogelosen** gesprochen.

Kurzfristige passive Tonusveränderungen gehen eher auf die Eigenschaft der **Thixotropie** zurück (Laube u. Müller 2002). Sie besagt, dass schon Bewegungen mit geringer Amplitude eine Änderung der Flüssigkeit von einer zähen in eine flüssigere Konsistenz bewirken. Daraus resultiert eine verminderte Steifigkeit, die jedoch schnell wieder zunimmt, wenn der Bewegungsreiz entfällt.

Eine Tonusveränderung kann demnach auch eine verminderte Ruhespannung sein. Dieser Zustand wird **Hypotonus** genannt. Er entsteht häufig als Reaktion auf den Hypertonus der Antagonisten, um Schmerzen und schädigende Bewegungen zu limitieren. Eine andere Form des Hypotonus tritt bei einer neurologischen Schädigung des Nervensystems auf. Ihre schärfste Form zeigt sich in der Atonie (Lähmung) mit fehlenden Reflexen direkt nach einer Traumatisierung durch Schock des ZNS (z. B. spinaler Schock). Eine andere Ursache kann eine Denervation der Muskulatur sein, ausgelöst durch periphere Nervenläsionen oder bestimmte Schädigungen des Rückenmarks. Auch Spastizität ist eine Tonusveränderung, die jedoch durch eine aktive Tonuserhöhung im Sinne einer gesteigerten Reflexaktivität gekennzeichnet wird. Sie tritt bei supraspinalen Läsionen oder Unterbrechung der absteigenden Bahnen auf.

Reflektorische Längenminderungen

In der physiotherapeutischen Praxis ist es entscheidend, eine **reflektorisch bedingte** von einer **nicht reflektorisch bedingten** hypertonen Längenminderung bzw. strukturellen Verkürzung zu differenzieren (◘ u.a. Diagnostik, S. 36 ff.). Das Ergebnis dieser Beurteilung hat höchste praktische Relevanz bezüglich der Auswahl und Dosierung von Behandlungsmaßnahmen.

Die reflektorische Längenminderung entsteht meist aufgrund von **Schmerzen**, aber auch durch Störungen anderer Systeme wie **innerer Organe**. Ursachen können nozizeptive Afferenzen aus dem Gelenk, dem Segment oder anderen Strukturen wie Haut, Muskulatur oder inneren Organen sein (Frisch 1998). Unter dem Einfluss

PRAXISTIPP

Andere Ursachen für Bewegungseinschränkungen (◘ Diagnostik, S. 36 ff.):

- Kapsuloligamentäre Strukturen → müssen vor einer Muskelverkürzung behandelt werden, weil es bei arthrogener Hypomobilität zu starken Belastungen des Gelenkknorpels aufgrund von Kompression kommt. Bei einer Muskeldehnung würden in diesem Fall zudem die Kapsel- und Bandstrukturen einem extremen Zugreiz ausgesetzt.
- Kapselfalten → in ihnen können Adhäsionen entstehen, die die Bewegung limitieren. Diese Lipid-Verklebungen finden sich z. B. im Recessus axillaris oder Recessus suprapatellaris nach Verletzungen und Immobilisation.
- Neurale Strukturen → ihre Irritation muss ebenfalls diagnostisch differenziert werden, bevor eine Muskeldehnung durchgeführt wird, wie auch die folgenden Aspekte:
- Muskelkater (◘ DOMS, S. 27 f.), Triggerpunkte
- knöcherne Strukturen, z. B. anatomische Varianten, Osteophyten oder Exostosen
- Narben, z. B. in Haut, subkutanem Gewebe, Kapseln, Bändern und Sehnen
- Menisken und Disken, z. B. durch Einklemmung
- Störungen des Lymphsystems (bei Stauung)
- Lähmungen, v. a. als langfristige Folge

einer erhöhten sympathischen Reflexaktivität steigt der Muskeltonus stark an. Die Sarkomere verkürzen sich durch einen ständigen Kontraktionszustand der Aktin- und Myosinketten infolge dauernder Innervation. Damit wird eine Struktur bei Schmerzen beispielsweise vor gewebeschädigenden Reizen geschützt.

Warum einige Muskeln mit erhöhter Spannung, andere wiederum mit Inhibition reagieren, ist weitgehend unklar. Auch die Hypothese, dass tonische Muskeln zur Hyperaktivität und phasische zur Abschwächung neigen, ist nicht bewiesen. Hierbei handelt es sich um eine klinische Beobachtung. Ein Einfluss von Myofibroblasten wird mittlerweile angezweifelt, da diese erst ca. 3–5 Tage nach einer Verletzung aktiv werden, eine reflektorische Schutzspannung aber sofort entstehen kann.

Postuliert wird auch die Vermutung, dass eine veränderte Matrix bzw. die Grundsubstanz für eine reflektorische Bewegungseinschränkung verantwortlich sein könnte. Ein Verlust an Grundsubstanz und die damit verbundene Volumenabnahme könnte theoretisch einen erhöhten Widerstand verursachen (van den Berg 2001). Eine andere mögliche Erklärung ist, dass aus übergeordneten neuronalen Zentren ein erhöhter Antrieb des Gammasystems entsteht. Zentrale Regulationsmechanismen sind aufgrund der schnellen Entstehung eher denkbar, zumal es sich hierbei oft um eine aktive Tonuserhöhung handelt. Diese kann bei längerem Bestehen der Kausalität (z. B. Schmerzen, Pathologien innerer Organe) in eine strukturelle Verkürzung übergehen.

Im Zusammenhang mit inneren Organen gibt es neben dem diskutierten Einfluss des Sympathikus zusätzliche Hypothesen, z. B. über Einflüsse des N. vagus und des N. phrenicus auf das somatische System (◻ z. B. M. sternocleidomastoideus, S. 194 u. Okzipitalneuralgie, S. 208 sowie Thoraxregion, S. 107 f.).

Muskuläre Dysbalance

Die ausgewogene Zusammenarbeit aller gelenkbeeinflussenden Muskeln in der Auseinandersetzung mit der Schwerkraft wird als Muskelbalance bezeichnet. Voraussetzungen dafür sind ein intaktes Muskel- und Nervensystem. Dadurch wird die Muskelaktivität jederzeit an die momentanen Bedürfnisse angepasst. Muskelbalance ist bei jedem Menschen ein unterschiedlicher Zustand. Der

Mensch entwickelt auf der Basis von abgespeicherten Programmen der Ontogenese eigene Bewegungsmuster, um sich mit der Umwelt auseinanderzusetzen. Störende Einflüsse wie ein Trauma oder Immobilität können zu Dysbalancen führen. Muskeln werden dann entweder zu stark oder zu schwach, oder aber zum falschen Zeitpunkt aktiviert. Uneffektive und belastende Bewegungsabläufe dominieren, die Folgen sind Abweichungen des Tonus und strukturelle Veränderungen des Gewebes.

Alle Skelettmuskeln bestehen sowohl aus ST- als auch aus FT-Fasertypen (▶ S. 7 f.). Die prozentuale Zusammensetzung ist jedoch unterschiedlich (◻ Tab. 1.1). Bei funktionellen Störungen wie z. B. Schmerzen oder veränderten Bewegungsmustern und Belastungen neigen die **tonischen, posturalen Muskeln zur Verkürzung**. Die **phasischen** hingegen tendieren zur **Abschwächung**. Es entsteht eine muskuläre Dysbalance (vgl. Janda 1979, 1994 u. 1996).

Trotz ihrer weiten Verbreitung wird diese Hypothese kontrovers diskutiert. Es gibt Untersuchungen, die zeigen, dass eine interindividuell große Variationsbreite in der Verteilung besteht (u. a. Johnson et al. 1973). Zudem haben Muskeln meist tonische **und** phasische Funktionen. Deshalb ist die klinische Beurteilung muskulärer Veränderungen und nicht die alleinige Fasertypverteilung entscheidend, um eine exakte Indikation zu stellen.

◻ **Tab. 1.1.** Verteilungsmuster der Muskulatur (modifiziert nach Janda 1979 und Spring et al. 1992)

Überwiegend Typ I (ST)-Fasern (tonisch, postural)	Überwiegend Typ II (FT)-Fasern (phasisch)
Schultergürtel und obere Extremität	
• M. pectoralis major • M. levator scapulae • M. trapezius, Pars descendens • M. biceps brachii • Mm. scaleni	• Mm. rhomboidei • M. trapezius, Pars ascendens und Pars transversa • M. triceps brachii
Rumpf	
• M. erector spinae (lumbal und zervikal) • M. quadratus lumborum	• M. erector spinae (thorakal) • Mm. abdomines
Becken und untere Extremität	
• M. biceps femoris • M. semitendinosus • M. semimembranosus • M iliopsoas • M. rectus femoris • Mm. adductores longus, brevis und magnus • M. gracilis • M. piriformis • M. tensor fasciae latae • M. gastrocnemius • M. soleus	• M. gluteus maximus • M. gluteus medius • M. gluteus minimus • M. vastus medialis • M. vastus lateralis • M. tibialis anterior • Mm. peronei

1

Die Muskelverkürzung auf einer Seite des Gelenkes mit einer Abschwächung ihrer antagonistischen Muskulatur führt zu einer Störung der Balance, zur muskulären Dysbalance. Die hypertone und/oder verkürzte tonische Muskulatur inhibiert zusätzlich die Aktivität der phasischen Muskeln reflektorisch. Dies bewirkt eine weitere Änderung der Biomechanik im Gelenk, welche die Dysbalance verstärkt. Die geänderte Gelenkstellung faszilitiert die zur Verkürzung neigenden Muskeln, die wiederum ihre Antagonisten reflektorisch abschwächen.

Möglicherweise ist eine der Ursachen von Verkürzung und Abschwächung im **reflektorischen Bereich** zu suchen. Diese können durch Veränderungen der Alltagsmotorik bedingt sein wie z. B. bei fehlendem Gebrauch aufgrund unserer technisierten Welt, Verletzungen, schmerzhaften Zuständen und Erkrankungen des Körpers. Eingelenkige Muskeln neigen bei Schmerzen zur Kontraktionshemmung, mehrgelenkige Muskeln zu erhöhtem Tonus und Hyperaktivität. Auch Kontrakturen begünstigen laut Untersuchungen von Ushida u. Willis (2001, in: Schomacher 2005) eine spinale Sensibilisierung.

Muskuläre Dysbalance ist in jedem Fall das Symptom einer zentralen Fehlsteuerung (Janda 1996). Der Circulus vitiosus wird durch mangelhafte sensorische Informationen aus der Peripherie noch verstärkt. Beispielsweise führt eine sitzende Tätigkeit über einen längeren Zeitraum zu einer Abnahme der Sarkomere und Zunahme des fibrösen Gewebes in den Hüftgelenksflexoren. Im Stand oder Gang werden diese dann verfrüht gedehnt. Die Muskelspindeln übermitteln dem Rückenmark Afferenzen, woraufhin die Alpha-Motoneurone aktiviert werden. Der Muskel kontrahiert. Eine Hüftgelenks-Extension wird damit verhindert. Die Extension kann zusätzlich durch die Verlängerung der Extensoren in der andauernden Sitzposition erschwert werden (Verlagerung der funktionellen Muskellänge bzw. des Arbeitssektors). Dadurch nimmt die Anzahl der Sarkomere hier zu, was wiederum bedeutet, dass durch diese Verlängerung nicht die adäquate Kraft produziert werden kann.

In letzter Zeit haben sich auch andere Klassifikationen als das phasisch-tonische Modell entwickelt. Dabei sprechen die Autoren von lokalen und globalen Muskelsystemen (Bergmark 1989), lokaler (primär stabilisierend) und monoartikulärer (sekundär stabilisierend) sowie multisegmentaler (mobilisierender) Muskulatur (Richardson et al. 1999) und primären und sekundären Stabilisatoren und Mobilisatoren (Comerford u. Mottram 2001). Diese beziehen andere Parameter mit in die Einteilung

ein. Allen gemeinsam sind die Reaktionen der Muskulatur bei einer Dysfunktion einerseits mit Inhibition/Abschwächung und andererseits mit Hypertonus/Verkürzung, die das Stabilisieren des Körpers gegen die Schwerkraft und weitere Bewegungsabläufe uneffizient machen.

Als Ursache einer muskulären Dysbalance wird außerdem **Atrophie** oder **Hypertrophie der Muskulatur** genannt. Dies wird mit einer entsprechenden Ab- oder Zunahme der parallelen Myosin- und damit auch der Titinfilamente begründet. Die Ruhespannung eines atrophierten Muskels sinkt durch die Abnahme der Titinfilamente, umgekehrt erhöht sie sich bei Hypertrophie. Damit verschiebt sich die Gleichgewichtssituation im Gelenk, eine Dysbalance entsteht. Solange sich alltägliche Belastungen immer im gleichen Arbeitssektor abspielen, bleibt die funktionelle und anatomische Länge der Muskeln bestehen. Verschiebt sich dieser jedoch, wird sich der hypertrophierte Muskel verkürzen und dessen Antagonist verlängern. Wenn der normale Arbeitsbereich eines Gelenkes nicht genutzt wird, nimmt die Dehnfähigkeit des Agonisten ab. Als Therapie wird in diesem Fall die Kräftigung der Antagonisten präferiert, um den Arbeitsbereich zurückzuverlagern. Eine Dehnung der Agonisten macht nach Ansicht dieser Autoren (u. a. Wiemann et al. 1999) wenig Sinn. Sie ist bei einer strukturellen Verkürzung zur Wiederherstellung einer Balance im neuro-arthro-muskulären System jedoch unerlässlich. Außerdem ist zu bedenken, dass nicht nur hypertrophierte, sondern auch atrophierte Muskeln verkürzen können.

ZUSAMMENFASSUNG

Merkmale struktureller Verkürzungen und hypertoner Längenminderungen
- Es wird grundsätzlich zwischen einer funktionellen und anatomischen Muskellänge unterschieden. Die anatomische Muskellänge entspricht dabei der so genannten Dehnfähigkeit (Verlängerung der Distanz zwischen Ursprung und Ansatz).
- Als **Vorstufe einer strukturellen Verkürzung** bilden sich anfänglich zusätzliche Querverbindungen zwischen den durch Flüssigkeitsverlust angenäherten kollagenen Fasern = wasserlösliche Crosslinks (H$^+$-Brücken) → die Zeitspanne bis zur strukturellen Verkürzung ist abhängig davon, ob das Gewebe traumatisiert war oder nicht.

ZUSAMMENFASSUNG (Fortsetzung)

- Bei einer **strukturellen Verkürzung** eines Muskels kommt es zur Abnahme aller Matrixkomponenten im Bindegewebe (Verlust an Grundsubstanz, Verlust an kollagenen Fasern) und Änderung hinsichtlich ihrer Zusammensetzung sowie einer schlechteren Ausrichtung und Organisation des neu synthetisierten Materials durch fehlende physiologische Belastungsreize. Dadurch entstehen bindegewebige Verkürzungen mit pathologischen Crosslinks. Das Endgefühl ist daher fest-elastisch. Zusätzlich kommt es zu einer Abnahme der Anzahl hintereinander liegender Sarkomere.
- Eine **hypertone Längenminderung** ist gekennzeichnet durch ein weich-elastisches Endgefühl. Ihre hauptsächlichen Einflussgrößen sind bei einem
  - **aktiven Hypertonus →** v. a. die aktiv geschlossenen Kreuzbrückenverbindungen (EMG-Aktivität) sowie
  - **passiven Hypertonus →** hauptsächlich die passiv geschlossenen Kreuzbrückenverbindungen durch noch intrazellulär befindliche Kalziumionen bei ATP-Mangel (keine EMG-Aktivität).
- Es ist in der Praxis entscheidend, eine **reflektorisch bedingte Längenminderung** zu erkennen und zuerst ihre Ursache (wenn möglich) therapeutisch zu beeinflussen, da eine Muskeldehnung sonst nicht erfolgreich ist.

1.1.7 Hypermobilität und Instabilität

Eine klinische Instabilität ist „eine signifikante Abnahme der Möglichkeit des stabilisierenden Systems, die neutralen Zonen in ihren physiologischen Bereichen zu halten, so dass es zu keiner neurologischen Dysfunktion, keiner größeren Deformation und keinen behindernden Schmerzen kommt."

Dieses von Panjabi (1992 a, b) ursprünglich für die Wirbelsäule entwickelte Modell kann auf die Extremitätengelenke übertragen werden. Es stellt eine Korrelation zwischen dem **biomechanischen Verhalten und der klinischen Symptomatik** des Patienten her.

Instabilität ist ein funktionelles, mechanisches Problem aufgrund eines strukturellen Schadens (Schöttker-Königer 2001), das vom stabilisierenden System nicht kompensiert werden kann. Dies kann in einem Gelenk auf eine oder mehrere Bewegungsrichtungen zutreffen.

Entscheidend ist die Korrelation zur klinischen Symptomatik. So kann sich beispielsweise eine röntgenologisch diagnostizierte Spondylolisthesis (Wirbelgleiten) des 5. Lendenwirbels asymptomatisch repräsentieren, wenn die Muskulatur in der Lage ist, diese zu stabilisieren.

Jedes Gelenk hat eine neutrale und eine elastische Zone. Die neutrale Zone (NZ) ist der Bereich einer Bewegung, in der von der neutralen Position aus gegen einen minimalen Widerstand bewegt werden kann. Daran schließt sich die elastische Zone (EZ) an, in der der Bewegung ein deutlicherer interner Widerstand entgegengesetzt wird. Bewertet wird jede einzelne Bewegungsrichtung eines Gelenkes. Panjabi bezieht die NZ und EZ auf rotatorische (anguläre) Bewegungen. Im Bereich der Manualtherapie werden auch translatorische Tests (joint play) und Stabilitätstests auf diese Weise beurteilt.

Die Instabilität kennzeichnet insbesondere eine deutliche **Vergrößerung der neutralen Zone**, also eine erweiterte Mobilität am Anfang und nicht am Ende einer Bewegung. Normwerte sowohl für die NZ als auch für die EZ sind individuell unterschiedlich. Sie hängen vom kollagenen Gesamtstatus und damit auch von möglichen Vorbelastungen des Bewegungsapparates und Vorerkrankungen mit Einfluss auf das Bindegewebe ab.

Erworbene Hypermobilitäten bzw. Instabilitäten können z. B. durch Traumen, einseitiges Training in einer bestimmten Sportart, wiederholte unphysiologische Alltagsbelastungen (statische und dynamische Überlastung), hormonelle Faktoren (kurz aufeinanderfolgende Schwangerschaften, hormonelle Antikontrazeptiva), Dysbalance der Muskulatur, Medikation (Steroide, Kortikoide), rheumatoide Arthritis, rezidivierende HNO-Infekte (Morbus Grisel), Tumoren und neuroorthopädische Erkrankungen wie Lähmungen entstehen.

Panjabi hat für einige Wirbelsäulenabschnitte die NZ und EZ experimentell errechnet. Diese Berechnungen zeigen, dass der prozentuale Anteil der NZ und EZ von Gelenk zu Gelenk und zwischen den verschiedenen Bewegungsrichtungen sehr unterschiedlich ist. So beträgt beispielsweise die NZ für die Rotation von C1/C2 ca. 30° bei einem maximalen Bewegungsausmaß von ca. 40°. 75 % des ROM finden demnach in der NZ statt. Im Gegensatz dazu beträgt die Rotation im Segment L5/S1 insgesamt 1,4°, davon entfallen 0,4° auf die NZ. Hier macht der Anteil der NZ also weniger als 30 % aus.

Das stabilisierende System hat die Aufgabe, die NZ eines Gelenkes innerhalb ihrer physiologischen Grenzen zu halten, so dass es zu keiner klinischen Symptomatik kommt.

1

Das stabilisierende System beinhaltet drei Komponenten (◘ Abb. 1.16):

1. **das passive Untersystem** → beinhaltet knöcherne Gelenkpartner, Gelenkkapsel, Bänder und Bandscheibe bzw. Meniskus oder Diskus;
2. **das aktive Untersystem** → bestehend aus Muskeln inklusive ihrer Sehnen;
3. **das neurale Kontroll- und Steuerungssystem** → mit Propriozeptoren sowie zentralem und peripherem Nervensystem.

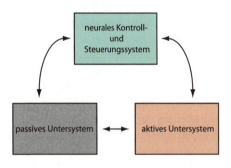

Abb. 1.16. Das stabilisierende System (nach Panjabi 1992)

Die Stabilität, die vom passiven Untersystem ausgeht, hängt von der Intaktheit seiner Strukturen ab. Sie haben ihre Auswirkung in der elastischen Zone, also eher am Ende einer Bewegung. Diese Strukturen werden mit Hilfe der Stabilitätstests überprüft. Trotz ihrer mechanischen Wirkung in der EZ haben insbesondere die Gelenkkapsel und die Bänder wichtige stabilisierende Funktionen durch propriozeptive Afferenzen, worüber die Gelenkstellung letztendlich abgestimmt und gesichert wird.

Das aktive Untersystem umfasst die primär stabilisierende Muskulatur. Im Gegensatz dazu stehen diejenigen Muskeln, die eher mobilisierende, bewegende Funktionen haben (Richardson et al. 1999). Verschiedene Untersuchungen zeigen, dass eine Kontraktion der stabilisierenden Muskulatur die NZ eines Gelenkes verkleinern kann (z. B. Kaigle et al. 1995). Wichtig ist außerdem, dass die primär stabilisierenden Muskeln vor den bewegenden Muskeln aktiviert werden. Diese zeitliche Folge der Rekrutierung ist z. B. bei Schmerzen oder veränderten Bewegungsmustern stark beeinträchtigt.

Das neurale Kontroll- und Steuerungssystem ist befähigt, stabilisierende und bewegende Aktivitäten situationsabhängig zu modulieren. Hierzu sind maßgeblich Informationen aus der Peripherie und damit den beiden anderen Systemen erforderlich (◘ Steuerung von Haltung und Bewegung, S. 11 ff.).

Eine Störung in einem der drei Systeme kann zum Verlust an Stabilität führen. Sind z. B. die Bänder des Kniegelenkes überdehnt, ist entscheidend, inwieweit die Muskulatur sowie das neurale Steuerungs- und Kontrollsystem dies kompensieren können. Es muss demnach nicht unbedingt eine klinische Instabilität entstehen.

Ein weiteres Beispiel ist die Höhenminderung der Bandscheibe in der unteren LWS, wodurch die Gelenkkapsel und Ligamente angenähert und somit ihre bewegungslimitierende und auch propriozeptive Funktion eingeschränkt werden. Nicht jeder Patient entwickelt automatisch eine Instabilität. Möglicherweise entstehen Symptome auch erst dann, wenn die Muskeln ermüden. In der weiteren Anamnese eines Bandscheibenpatienten sind häufig Anpassungen des passiven Untersystems verifizierbar. So verbreitern beispielsweise die Wirbelkörper ihre Grund- und Deckplatten durch osteophytäre Anbauten.

Dysfunktionen im Steuerungs- und Kontrollsystem können u. a. von Schmerzen oder ungünstigen alltagsspezifische Belastungen verursacht werden. Die Folge ist, dass die primär stabilisierenden nicht vor, sondern synchron (bzw. gar nicht) mit den mobilisierenden Muskeln rekrutiert werden. Dies kann ebenfalls zu einem Verlust an Stabilität führen. In der Therapie gilt es, die primär stabilisierenden Muskeln zu rekrutieren. Das schließt eine ideale Propriozeption sowie optimale zentrale Steuerung und Kontrolle ein. Oftmals sind nicht alle Bewegungsrichtungen eines Gelenkes instabil, in der Praxis werden sogar häufig Bewegungseinschränkungen in der Gegenrichtung diagnostiziert. Ein Beispiel dafür ist die Instabilität des Segmentes L5/S1 in Extension bei gleichzeitiger Einschränkung in Flexion oder die Instabilität des Fußes in Inversion bei limitierter Bewegung in Eversion nach rezidivierenden Inversionstraumen.

Nach wieder hergestellter physiologischer Gelenkfunktion ist eine neuromuskuläre Sicherung unbedingt erforderlich. Die Rekrutierung, im oben genannten Fall u. a. der Mm. peronei, kann durch hypertone oder verkürzte Antagonisten erschwert oder gar inhibiert sein. Bevor die abgeschwächte Muskulatur optimal angesteuert werden kann, müssen in diesem Fall die antagonistischen Muskeln, z. B. M. tibialis posterior, entspannt bzw. verlängert werden.

Wenn atrophierte Muskeln verkürzen, stellt einerseits deren Dehnung und andererseits deren Kräftigung eine wichtige Behandlungsstrategie dar, um die muskuläre sowie neurale Steuerung und Kontrolle eines Gelenkes im Sinne einer Stabilisierung und Zentrierung wieder herzustellen.

Eine weitere therapeutische Konsequenz bei Hypermobilität bzw. Instabilität ist, beim Dehnen endgradige Belastungen eines hypermobilen Gelenkes, insbesondere seiner hypermobilen Bewegungsrichtung, zu vermeiden. Dazu wird der hypermobile Bereich beispielsweise in die Gegenrichtung eingestellt (z. B. Flexion der LWS bei Mobilisation der BWS-Extension) oder der Muskel manuell quergedehnt. Bei mehrgelenkigen Muskeln kann der Muskel zudem über ein Nachbargelenk verlängert werden. Die hier vorgestellten Dehntechniken können bei korrekter Indikationsstellung und Ausführung keine Instabilitäten provozieren.

ZUSAMMENFASSUNG

Hypermobilität und Instabilität
- Instabilität ist „eine signifikante Abnahme der Möglichkeit des stabilisierenden Systems, die neutralen Zonen in ihren physiologischen Bereichen zu halten, so dass es zu keiner neurologischen Dysfunktion, keiner größeren Deformation und keinen behindernden Schmerzen kommt." (Panjabi 1992 a, b)
- Das stabilisierende System beinhaltet das aktive und passive Untersystem sowie das neurale Kontroll- und Steuerungssystem.

ÜBERPRÜFEN SIE IHR WISSEN

- Nennen Sie die kontraktilen und nicht kontraktilen Elemente eines Muskels.
- Welche Muskelfasertypen gibt es und worin besteht der entscheidende Unterschied?
- Beschreiben Sie die drei Stadien einer Muskelkontraktion.
- Welche beiden Rezeptoren der Muskulatur sind maßgeblich an der Steuerung von Haltung und Bewegung beteiligt?
- Charakterisieren Sie die hauptsächlichen Merkmale von hypertonen Längenminderungen und strukturellen Verkürzungen.
- Welches sind die drei Komponenten des stabilisierenden Systems?

1.2   Wirkmechanismen, Dehnmethoden, Indikationen und Kontraindikationen

LERNZIELE

Kenntnisse über
- Wirkmechanismen und Dehneffekte
- verschiedene Dehnmethoden
- Indikationen und Kontraindikationen

1.2.1   Wirkmechanismen und Dehneffekte

Welche Strukturen bei einer Muskeldehnung letztendlich beeinflusst werden, ist noch weitgehend ungeklärt. Es existieren unterschiedliche Hypothesen, deren wissenschaftliche Untermauerung jedoch fehlt. Entscheidend ist das funktionelle Outcome für den Patienten und damit vor allem die Verbesserung einer eingeschränkten Beweglichkeit. Die **Vergrößerung des Bewegungsradius nach Muskeldehnungen** ist wissenschaftlich nachgewiesen (z. B. Bandy u. Iron 1994, de Weijer et al. 2003, Guissard et al. 2004, Wiemann 1991, Wydra et al. 1991).

Ein Problem der Grundlagenforschung ist, dass Ergebnisse aus Tierexperimenten oder Reagenzglasstudien nur schwer bis gar nicht auf den lebenden menschlichen Organismus oder dessen Pathologie übertragen werden können. Des Weiteren werden in wissenschaftlichen Studien größtenteils fest definierte Bevölkerungsgruppen (z. B. Sportler) sowie bestimmte Muskelgruppen (häufig ischiokrurale Muskulatur → hohe neurale Komponente) untersucht. Zudem sind die Designs und Fragestellungen dieser Arbeiten sehr unterschiedlich.

Muskeldehnungen zugeschriebene Effekte sind:
- Vergrößerung der Beweglichkeit/ROM
- Vorbeugung von Verletzungen
- Steigerung der Muskelleistung
- Erhöhung der Flexibilität
- Herabsetzung des Muskeltonus
- Prophylaxe von Kontrakturen nach Krafttraining
- Verminderung von Muskelungleichgewichten
- Reduzierung von Muskelverkürzungen
- Vermeidung bzw. Beeinflussung von Muskelkater
- Förderung der Regeneration nach Training

Ein normaler, nicht kontrahierter Muskel setzt einer Dehnung zunächst keinen Widerstand entgegen. Am Ende der Bewegung steigt der Widerstand stark an.

MEMO

Die Ruhespannung eines normalen Muskels wird maßgeblich durch Titinfilamente bestimmt. Da die Anzahl dieser Filamente von der Anzahl der Myosinfilamente abhängt (Verhältnis 6 zu 1), steigt die Ruhespannung bei Hypertrophie. Dies ist jedoch keinesfalls einer Abnahme der anatomischen Muskellänge gleichzusetzen!

Bei **strukturell verkürzten Muskeln** ist die Erhöhung des Widerstandes nicht auf Querbrückenverbindungen von Aktin und Myosin, sondern hauptsächlich auf die Spannung des Bindegewebes zurückzuführen. Vor allem durch den Verlust an Grundsubstanz und die Bildung pathologischer Crosslinks sowie einer unfunktionellen Ausrichtung des kollagenen Materials verkürzen die bindegewebigen Einheiten des Muskels. Außerdem nimmt die Anzahl der hintereinander liegenden Sarkomere und damit die Faserlänge ab. Je größer das Ausmaß dieser Veränderungen ist, desto eher taucht auf dem Bewegungsweg ein Widerstand auf.

Bei **hypertonen Längenminderungen** ist demgegenüber entweder eine vermehrte aktive Muskelspannung oder eine passive Tonuserhöhung, wobei durch einen Mangel an ATP die Kalziumionen nicht ausreichend in das sarkoplasmatische Retikulum abtransportiert werden, kennzeichnend (vgl. ► S. 8 ff. u. S. 14 ff.). Das nach einer Kontraktion noch intrazellulär befindliche Kalzium verhindert, dass die Myosinköpfe entspannen. Die Querbrückenverbindungen befinden sich dadurch in einem Kontraktionszustand, jedoch ohne eine EMG-Aktivität aufzuweisen. Hypertone Längenminderungen sind oftmals reflektorisch bedingt und können bei längerem Bestehen zu einer strukturellen Verkürzung führen.

Wirkungen auf das Bindegewebe
Nach dem Modell von Hill (1950, in: van den Berg 2010) gibt es sowohl kontraktile Elemente als auch in Serie und parallel geschaltete bindegewebige Anteile. Endo-, Peri-, Epimysium und Faszien zählen demnach zu den parallel-elastischen Komponenten. Vor allem die Sehnen des Muskels stellen die serien-elastische Komponente dar. Eine Dehnung hat bei einem strukturell verkürzten Muskel wahrscheinlich auf alle drei Anteile Einfluss. Zunächst kommen die Sehnen und die bindegewebigen Hüllen und danach die Sarkomere selbst auf Spannung. Die Sarkomere können jedoch nicht über die Überlappungsgrenze von Aktin und Myosin verlängert werden (⯀ Wirkung auf die Sarkomere, S. 25 f.)

Durch die Annäherung und unorganisierte Ausrichtung der kollagenen Fasern des Endo-, Peri- und Epimysiums und der Sehnen verlieren diese ihre wichtige viskoelastische Eigenschaft, der Muskel verkürzt strukturell. Verantwortlich dafür sind die **pathologischen Crosslinks** (► S. 15). Eine Dehnung hat das Ziel, diese zu beseitigen. Durch eine regelmäßige Längenbeanspruchung können pathologische Crosslinks aufgebrochen werden. Notwendig dafür ist das Enzym **Kollagenase**, welches von den **Fibroblasten** freigesetzt wird. Kollagenase macht das kollagene Netzwerk verformbarer, die neu synthetisierten Fasern können sich funktioneller anordnen und der **Grundsubstanzgehalt** (Flüssigkeitsgehalt) der Matrix wird erhöht. Die Reizdauer für das Freisetzen von Kollagenase beträgt dabei ca. drei Minuten (Carano u. Siciliani 1996). Voraussetzung dafür ist eine aufgehobene Aktivität der Muskelfasern und Schmerzfreiheit während der Dehnung. Schmerzen verursachen eine sofortige Kontraktion des Muskels und damit erhöhte EMG-Potenziale. Anhaltende Dehnungen provozieren dann Verletzungen, wahrscheinlich im Bereich der Z-Linien mit einer nachfolgenden Hypertrophie. Extreme, schädigende Reize verhindern die Freisetzung von Kollagenase in den Fibroblasten. Diese werden dann vielmehr angeregt, Kollagen zu bilden (Verstärkung der Bewegungseinschränkung).

Von Carano und Siciliani wird eine intermittierende Dehnung des Bindegewebes am Bewegungsende vorgeschlagen (d. h. schrittweises Weiterbewegen aus gehaltener Dehnposition, nicht zu verwechseln mit ballistischer Dehnung, ⯀ Dehnmethoden, S. 30). Durch den intermittierenden Reiz auf die gedehnten Zellen soll nach Aussage der Autoren deutlich mehr Kollagenase freigesetzt werden (Erhöhung um ca. 50% im Vergleich zu gehaltenen, rein statischen Dehnreizen).

Der Wirkmechanismus hinsichtlich des Bindegewebes ist in der Literatur umstritten (z. B. Chalmers 2004, Magnusen et al. 1996, Wiemann 1999). Als Ursache für ein vergrößertes Bewegungsausmaß wird vor allem eine veränderte Nozizeption, d. h. die **zunehmende Toleranz gegenüber Dehnungsreizen** genannt. Als Gründe werden außerdem das Strukturprotein Titin, eine aktive Tonusreduzierung und eine Zunahme der Anzahl hintereinander geschalteter Sarkomere aufgeführt. Auch Zahnd (2005) präferiert die Hypothese einer gesteigerten Dehnungstoleranz als Grund für ein vergrößertes ROM. Er stützt dies durch die Aussage, dass ein vergrößertes Bewegungsausmaß nach einer Dehnung im Endbereich der Bewegung von einer erhöhten Spannung begleitet wird. Bei einem echten Längenzuwachs sollte diese Spannung laut seiner Aussage hingegen gleich sein. Wodurch die Dehnungstoleranz gesteigert wird, ist dabei nicht vollständig geklärt. Laut Zahnd ist sie die Erklärung für einen lindernden Effekt von Dehnungen bei „müden und empfindlichen Muskeln von Patienten und Sportlern". Bei kurzfristigen, einmaligen Dehnungen ist dies wahrscheinlich die Begründung für das kurzzeitig verbesserte ROM. Strukturelle Adaptationen des Bindegewebes entstehen erst bei wiederholten, regelmäßigen Dehnreizen (z. B. Freiwald 2000) und bei Nutzung des gewonnenen Bewegungsausmaßes.

Gegen das Argument, die parallel-elastischen Komponenten kämen erst ab 170 % der Ruhelänge unter Spannung, wobei man in vivo überhaupt nur 140 % erreiche (z. B. Magid u. Law 1985, Wiemann et al. 1999), spricht, dass zum einen die Untersuchungen an Tieren und im Reagenzglas nicht ohne weiteres auf den lebenden Menschen übertragen werden können. Zum anderen wirft es die Frage auf, wie sich die Situation in der Pathologie, bei einer Muskelverkürzung mit bindegewebigen pathologischen Crosslinks darstellt. Die Faserhüllen sollen (z. B. nach Fürst 1999, Wiemann et al. 1999) erst in extremen Dehnstellungen auf Spannung kommen. Dies ist aber bei einem strukturell verkürzten Muskel nicht so, sie kommen in diesem Fall eher auf Dehnung. Dafür spricht auch das für bindegewebige Strukturen typische fest-elastische Endgefühl.

Als Vorstufe einer strukturellen Verkürzung bilden sich zunächst zusätzliche **wasserlösliche Crosslinks** (meist H$^+$-Brücken). Sie sind durch einfache endgradige Bewegungen ohne großen Gewebswiderstand leicht zu lösen. Möglicherweise sind diese wasserlöslichen Crosslinks die Erklärung für den schnelleren mobilisierenden Effekt von Dehnungen bei nicht schmerzbedingten muskulären Bewegungseinschränkungen (van den Berg 2001).

Die sofortige bewegungsverbessernde Wirkung einer Dehnung kann auch aus den thixotropen Eigenschaften des Bindegewebes abgeleitet werden. Diese ändern sich unter mechanischer Beanspruchung von einem zähen in einen flüssigen Zustand. Daraus resultiert ein verminderter Tonus, der jedoch schnell wieder zunimmt, wenn der Bewegungsreiz entfällt.

Eine Dehnung führt möglicherweise auch zum Phänomen **Stress-Relaxation**. Durch eine andauernde Zugbelastung wird das Gewebe allmählich länger und verformbarer. Lässt die Dehnung nach und wird die neutrale Gelenkposition eingenommen, ist ein Dehnungserfolg messbar, der sich nur langsam zurückbildet. Diese Eigenschaft des Bindegewebes wird auch „creeping" (Kriechen) genannt. Da dieses Phänomen erst bei langen Dehnreizen einsetzt (nach ca. 16 Stunden, van den Berg 2001) und es damit die physiotherapeutische Behandlungszeit bei weitem übersteigt, ist es wohl eher bei statischer Verlängerung von Muskeln in Schienen und Orthesen relevant.

Wirkung auf die Sarkomere

Bisher konnte in Tierversuchen nachgewiesen werden, dass nach ca. vier Wochen Immobilisation in angenäherter Stellung tatsächlich die Anzahl der hintereinander liegenden Sarkomere abnimmt (Tabary et al. 1972). Studien an Patienten mit Orthesen bestätigen dies (Castelain 1991, in: Schomacher 2005). Dieser Pathomechanismus führt zu einer anatomischen Längenminderung. Bei einer Immobilisation in einer gedehnten Position des Muskels kommt es umgekehrt zu einer Zunahme der Anzahl hintereinander geschalteter Sarkomere sowie einer Verlängerung und Zunahme der bindegewebigen Anteile. Durch eine Muskeldehnung **erhöht sich also die Anzahl der hintereinander liegenden Sarkomere**, der Muskel wird länger (u. a. Freiwald et al. 1999, Goldspink et al. 1974, 1992; Williams et al. 1978, 1990).

Ob und inwieweit das an den Z-Linien befestigte Strukturprotein Titin eine Rolle für die Elastizität des Muskels spielt, ist noch unklar. In einem Muskel mit normaler Länge soll es für die Ruhespannung verantwortlich sein und somit eine Dehnung des Sarkomers verhindern. Dies ist denkbar und sinnvoll, damit die Überlappung der Aktin- und Myosinfilamente gewährleistet bleibt (❏ Abb. 1.3, S. 4). Durch eine Dehnung des Titinfilaments würde diese für eine Kontraktion notwendige Voraussetzung beeinträchtigt. Deshalb wird die Hypothese der Dehnung von Titin nicht vertreten (Schmidt 1995, Schönthaler 1998, Wiemann et al. 1999). Einige Autoren stellen nach dieser Erkenntnis jedoch die Frage, ob ein Muskel dann überhaupt durch Dehnung verlängert werden kann (z. B. Wiemann et al. 1999). Unter der Voraussetzung, dass die Anzahl der hintereinander liegenden Sarkomere verringert und der Muskel durch seine bindegewebigen Anteile verkürzt ist, also eine strukturelle Verkürzung vorliegt, ist eine Dehnung des Muskels aber durchaus denkbar. Auch bei hypertonen Längenminderungen stellt Titin kein

Gegenargument zu einem Dehnungserfolg dar, da es dabei auch nicht das Ziel ist, die Sarkomere über diese Grenze zu verlängern.

Neurophysiologische Aspekte

Im Zusammenhang mit Dehnungen ist die Steuerung der Muskulatur nicht außer Acht zu lassen. Das erklärte Ziel während der Dehnphase ist, die neuronale Aktivierung so gering wie möglich zu halten. Schnell ausgeführte Dehnungen bieten sich daher keinesfalls an, denn dadurch werden monosynaptische Eigenreflexe über die Muskelspindeln ausgelöst und über die reziproke Hemmung eher die Antagonisten entspannt. Aus diesem Grund werden Dehnungen langsam ausgeführt.

Eine isometrische Kontraktion des zu dehnenden Muskels aktiviert die Golgi-Sehnenorgane. Ihre schnellen Ib-Afferenzen initiieren eine Inhibition der Alpha-Motoneurone, es kommt zur so genannten **autogenen Hemmung** (Kahle et al. 1991). Zusätzlich wirkt die rekurrente Hemmung über die so genannten Renshaw-Zellen. Da der Schwellenwert der Sehnenorgane höher liegt als der der Muskelspindeln, ist auch deshalb eine kräftige Kontraktion zu empfehlen. Die nun folgende Dehnung aktiviert wieder die Ib-Afferenzen und entspannt den Muskel weiter.

Möglicherweise wird auch die Empfindlichkeit der Muskelspindel herabgesetzt. Es gibt Hinweise darauf, dass mit zunehmender Willkürkontraktion die Größe des Dehnungsreflexes abnimmt, weil die Reizschwelle durch die Aktivierung sowohl der extra- als auch der intrafusalen Muskelfasern sinkt. Des Weiteren wird die Alpha-Gamma-Kopplung auch durch die Befindlichkeit der behandelten Person und damit durch kortikale und subkortikale Einflüsse gesteuert (Wolf 1996, ◘ auch Wohlbefinden, S 26 f.). Mehrere Untersuchungen (u. a. Hutton 1994) beschreiben, dass nach einer isometrischen Willkürkontraktion die Reflexaktivität sinkt und sich die Aktin Myosin-Brücken so relaxieren, dass auf sie keine nennenswerte Dehnung mehr einwirken kann.

Ein weiterer Aspekt ist auf die passiven viskoelastischen Eigenschaften des Bindegewebes zurückzuführen. Diese Elemente werden bei einer Kontraktion in gedehnter Stellung vorgespannt. Denkbar ist, dass sie nach einer Anspannung schon minimal verlängert und damit besser auf die nachfolgende Dehnung vorbereitet sind.

Nicht auszuschließen ist, dass Muskeldehnungen auch Einfluss auf den axonalen Transport der in muskulären Strukturen bzw. ihrer näheren Umgebung liegenden Nerven nehmen. Diese könnten durch den tonussenkenden und drainierenden Effekt entlastet und besser durchblutet werden, was wiederum die Muskelfunktion normalisiert (abgeleitet von Zusman 2002).

Durchblutung

Muskeln müssen vor ihrer Dehnung erwärmt werden. Dies kann durch applizierte Wärme oder Aktivität geschehen. Untersuchungen zeigen, dass das Bindegewebe erst bei höheren Temperaturen mit Verlängerung reagiert (in: Currier u. Nelson 1992). Die **Erwärmung** ist wichtig, um Verletzungen bei der Dehnung zu vermeiden. Ein aufgewärmter Muskel kann zudem seine Aktivität senken.

Die Muskulatur ist aufgrund ihres Aufbaus und ihrer Funktion sehr stark von einer guten Vaskularisation und damit der Bereitstellung von Nährstoffen sowie dem Abtransport der Stoffwechselendprodukte abhängig. Ist diese durch erhöhte Spannungszustände gestört, kommt es zu Beeinträchtigungen. Insgesamt kommt es durch Dehnungen mit wiederholter isometrischer Vorspannung sowie letztendlich durch die Tonusregulation zu einer Steigerung der lokalen Durchblutung sowie des Stoffwechsels (◘ auch sympathikussenkende Effekte unter Schmerzhemmung, S. 27). Dadurch wird der Regenerationsprozess und die Produktion von Matrix unterstützt. Da der **Grundsubstanzgehalt** der Matrix für den **Abstand der kollagenen Fasern** verantwortlich ist, resultiert daraus eine Verbesserung der Viskoelastizität. Je mehr Elastizität zur Verfügung steht, desto eher können auch die sensiblen Messorgane des Muskels in Bezug auf den aktiven Tonus wieder ihre regelrechte Aufgabe erfüllen und diesen normalisieren. Ein verbesserter lymphatischer Abfluss sorgt zudem für eine **drainierende Wirkung**.

Bei einer hypertonen Längenminderung bewirkt Bewegung durch eine Verbesserung der Durchblutungssituation (Angebot an ATP) außerdem den **Abtransport der Kalziumionen** in das sarkoplasmatische Retikulum. Dadurch können die Myosinköpfe entspannen und der passive Tonus nimmt ab.

Alle genannten Aspekte sprechen für die Anspannungs-Entspannungs-Dehnmethode mit anschließender Kontraktion der Antagonisten (◘ Dehnmethoden, S. 30 ff.). Ein weiterer Vorteil liegt darin, dass der Patient/Sportler aktiv in die Methode einbezogen wird.

Wohlbefinden

Ein nicht zu unterschätzender Effekt von Muskeldehnung ist die Steigerung des Wohlbefindens. Durch die Wirkung auf das **limbische System** entsteht ein Gefühl der emotionalen Entspannung. Das limbische System beeinflusst den

Hypothalamus und senkt dadurch die Ausschüttung der Stresshormone Kortisol und Adrenalin. Weiterhin nimmt es über die **Formatio reticularis** Einfluss auf die Aktivität der Gamma-Motoneuronen. Eine Entspannung vermindert damit die Aktivität des Sympathikus und den Muskeltonus, verbessert die Synthese der Matrixbestandteile und stabilisiert das Immunsystem. Gleichzeitig werden Endorphine und Serotonin ausgeschüttet, die ebenfalls das Wohlbefinden steigern. Umgekehrt kann emotionaler Stress den Muskeltonus auch erhöhen (z. B. der Kau- oder Nackenmuskulatur).

Wichtig ist, den Patienten über die applizierte Maßnahme zu informieren, da sie sonst als ängstigend empfunden werden kann. Außerdem ist das Empfinden darüber, was angenehm ist, individuell sehr unterschiedlich. Daher muss eine Therapie genauso individuell ausgewählt wie dosiert werden.

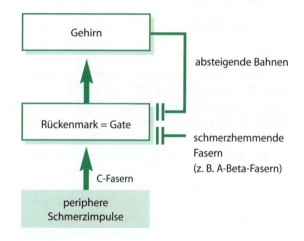

Abb. 1.17. Hemmung des Schmerzes nach der Gate control-Theorie

Schmerzhemmung

Vor allem hypertone Längenminderungen entstehen oft reflektorisch als Folge von Schmerzen. Durch eine Anspannung und Verlängerung des Muskels werden schnell leitende dick myelinisierte Nervenfasern (z. B. A-Beta-Fasern) stimuliert. Nach dem von Melzack und Wall (1965 u. 1996) beschriebenen Modell des **Gate control-Mechanismus** werden dadurch Schmerzen, die über langsame unmyelinisierte Schmerzfasern (C-Fasern) zum Rückenmark geleitet werden, auf spinaler Ebene gehemmt (◘ Abb. 1.17). Der Schmerz wird nicht mehr wahrgenommen, da die Schmerzimpulse nicht mehr über den Thalamus zum Großhirn gelangen. Dieser Vorgang wird als präsynaptische Hemmung bezeichnet. Zusätzlich blockieren absteigende Bahnen aus dem Hirnstamm, dem Mittelhirn und dem Kortex die Schmerzweiterleitung.

Die Schmerzhemmung führt zu einer Inhibierung der Alpha-Gamma-Kopplung sowie einer **Herabsetzung der sympathischen Reflexaktivität**. Sato und Schmidt (1973) stellten fest, dass Reize über dicke Fasern eine kurzfristige Aktivitätssteigerung, nach Beendigung des Reizes jedoch eine signifikante Aktivitätssenkung des Sympathikus bewirken. Dies sind in erster Linie Reize auf A-Beta-Fasern, die beispielsweise über Druck und Berührung der Haut oder Bewegung der Gelenke (◘ Mechanorezeptoren, S. 12 f.) sowie in Muskeln durch Druck und Dehnung des Bindegewebes stimuliert werden.

Reize dünner unmyelinisierter Fasern hingegen steigern die Reflexaktivität. Zu beachten ist, dass während der Behandlung keine Schmerzen auftreten. Eine Ausnahme stellen hierbei die dick myelinisierten A-Delta-Fasern dar,

die einen scharfen, stechenden Schmerz vermitteln. Dieser senkt die Aktivität des Sympathikus und darf daher während der Behandlung unter der Voraussetzung auftreten, dass er sofort nach dem Einwirken des Reizes verschwindet. Effektiver ist jedoch eine Stimulation der o. g. Fasern. Eine verminderte sympathische Reflexaktivität äußert sich u. a. in einer Erhöhung der Reizschwelle der peripheren Nozizeptoren, einer Verbesserung der Durchblutung und einer damit verbundenen Zunahme der Belastbarkeit des Gewebes. Außerdem kommt es zu einer Reduktion der Gamma-Motoneuronenaktivität mit Verminderung des Muskeltonus sowie einer Senkung der Konzentration von Schmerzmediatoren.

Muskelkater und Verletzungsprophylaxe

Die Hauptmerkmale von Muskelkater (englisch **DOMS** = delayed onset of muscle soreness) sind Zerreißungen an den Z-Linien und eine partielle Auflösung der Sarkomerstruktur in einzelnen Myofibrillen. Dadurch kommt es zur Ödembildung mit einer Entzündungsreaktion und Schmerzen. Ob eine Stoffwechselkomponente für Muskelkater verantwortlich ist, ist nicht geklärt.

DOMS tritt insbesondere nach sehr hohen (oft exzentrischen) und ungewohnten Beanspruchungen der Muskulatur auf. Die Beschwerden können sich nach einigen Stunden präsentieren und erreichen ihren Höhepunkt nach ein bis drei Tagen. DOMS äußert sich in Schmerzen, Kraftlosigkeit, Druckdolenz und Festigkeit der betroffenen Muskeln. Die strukturellen Schäden heilen vollständig aus. Der Schmerz kann erfahrungsgemäß durch vorsichtiges Dehnen („strukturbildender, formativer Reiz auf das verletzte Gewebe", Freiwald 2000), Ruhigstellung und

Wärmeanwendungen gemildert werden. Es konnte wissenschaftlich nicht belegt werden, ob Dehnungen nach Auftreten von Muskelkater diesen vermindern.

Einen Einfluss von Muskeldehnungen hinsichtlich einer Vermeidung von DOMS wurde in der Literatur mehrfach diskutiert. Auch hier muss sowohl die Methodik der einzelnen Studien als auch die Übertragbarkeit auf Patienten in der Rehabilitation hinterfragt werden. Die Studie von Wiemann und Kamphöfner (1995) war eine der ersten, die den Mythos, dass Dehnungen Muskelkater verhindern, widerlegte. Die Autoren kommen sogar zu dem Schluss, dass das Verletzungsrisiko und das Auftreten von Muskelkater wahrscheinlich steigt. Sie untersuchten den Einfluss von applizierten Dehnungen an der ischiokruralen Muskulatur vor einer exzentrischen Belastung. Dabedo et al. (2004) hingegen berichten in einer retrospektiven Studie bei Fußballspielern von vermindert auftretenden Zerrungen der ischiokruralen Muskeln, je mehr Dehnungen angewandt wurden.

Möglicherweise existiert ein Zusammenhang zwischen der spezifischen Belastung und Dehnungen. So können Dehnungen in Sportarten mit einer hohen Anforderung an den Dehnungs-Verkürzungs-Zyklus vorbeugend für Verletzungen sein, im Gegensatz zu anderen Sportarten, wie z. B. Fahrradfahren (Witvrouw et al. 2004). Dies kann auch auf alltagsspezifische Anforderungen übertragen werden.

Dehnungen können bei unsachgemäßer Ausführung (zu starker Reiz) selbst zu Zerreißungen an den Z-Linien führen. Statische Dehnungen verursachen laut Smith et al. (1993) mehr Muskelkater als ballistische Dehnungen, beide erhöhen den Kreatinkinasespiegel (für Muskelschädigung kennzeichnend). Da nach statischem Dehnen (▶ S. 31 ff.) erhöhte Reaktionszeiten und eine verringerte Gleichgewichtsfähigkeit festgestellt wurden (u. a. Behm et al. 2004), könnte es, vor sportlichen Aktivitäten ausgeführt, möglicherweise Verletzungen begünstigen. Dehnungen sind in der physiotherapeutischen Rehabilitation aber nur ein Teilaspekt der Therapie und werden nur selten als alleinige Maßnahme appliziert.

Es gibt in Literaturarbeiten und experimentellen Studien Hinweise darauf, dass eine verminderte **Muskelflexibilität** mit dem gehäuften Auftreten von Verletzungen korreliert. Sie unterstützen die These, dass Muskeldehnungen zur **Verletzungsprophylaxe** eingesetzt werden können (z. B. Lysens et al. 1989, Safran et al. 1989, Smith 1994). Andere Autoren stellten hingegen keinen Zusammenhang fest (u. a. Blair et al. 1987, Herbert u. Gabriel 2002, Macera et al. 1989, Shrier 1999, 2004).

Eine Literaturübersicht von Kräutler (2003) sucht in 38 ausgewählten Studien aus den Jahren 1981 bis 2001 eine Beziehung zwischen Muskeldehnungen und Verletzungsprävention. Elf Arbeiten stärken die Hypothese, dass Dehnen (Stretching) die Verletzungshäufigkeit reduziert, bzw. finden einen Zusammenhang zwischen veränderter Flexibilität (überwiegend muskuläre Hypoflexibilität) und vermehrt auftretenden Verletzungen. Die Autoren von 21 Artikeln hingegen gehen davon aus, dass Stretching keinen Effekt für die Verletzungsprävention hat. Sechs Arbeiten beinhalten keine eindeutige Aussage. Die Literaturstudien von Zahnd (2005), Weldon u. Hill (2003) und Yeung (2001) präsentieren ähnliche Ergebnisse, die die Schwierigkeit einer Aussage zu diesem Thema und die Übertragbarkeit auf Patienten verdeutlichen.

In der physiotherapeutischen Praxis geht es zunächst um die Wiederherstellung einer physiologischen Gelenkbeweglichkeit durch die oben genannten Mechanismen (vgl. ◨ Wirkung auf Bindegewebe und Sarkomere, S 24 ff.). Dehnung schafft damit die Voraussetzung für eine zentrierte Führung von Gelenken, die ihrerseits das Risiko von Verletzungen mindern kann.

Verbesserung der Muskelleistung und Regeneration

Zahnd (2005) stellt nach einer Literatursichtung fest, dass die methodische Qualität der Studien zwar meistens gut ist, die untersuchten Gruppen allerdings zu klein und die Maßnahmen nie einheitlich sind, was eine Vergleichbarkeit und Schlussfolgerung kaum zulässt. Er hält fest, „dass Aktivitäten, die viel Kraft erfordern und auf Dehnungs-Verkürzungs-Zyklen aufbauen, aus einem vorherigen Stretching keinen Nutzen ziehen", da sie eine verminderte Leistung bewirken. Dies wird von anderen Autoren bestätigt (u. a. Hennig u. Podzielny 1994, Power et al. 2004).

Dehnungen als Aufwärmtraining bieten sich auch nach den Untersuchungen von Freiwald (2000) sowie Wiemann und Klee (2000) nicht an, da sie die Leistung mindern und das Verletzungsrisiko anheben. Insbesondere vor maximalen und explosiven Belastungen soll entweder darauf verzichtet werden (weil eine optimale Kraftübertragung sowie intramuskuläre Koordination nicht gewährleistet sei) oder es sollten nur hochdynamische ballistische Dehnungen ausgeführt werden. Auch Bergert und Hillebrecht (2003) betonen, dass sich dynamisches Dehnen nicht negativ auf die Schnellkraftleistung auswirke.

Wiemann (1991) stellt nach statischem Dehnen keine Maximalkraftverminderung fest, die er nach Abklingen der kurzfristigen Dehnwirkung testete. Bei weiblichen Probanden fand er sogar einen Anstieg der Maximalkraft (Dehnen als formativer Reiz für die Muskulatur).

Für Sportarten mit höheren Anforderungen an die Beweglichkeit werden **sportartspezifische Dehnungen** empfohlen. Diese sind, wie auch in der Rehabilitation von Patienten, den alltäglichen Anforderungen an Kraft und Beweglichkeit in Abhängigkeit von genetischen und möglicherweise auch erworbenen Dispositionen anzupassen. Muskeldehnungen können bei richtiger Indikationsstellung und in Kombination mit anderen Maßnahmen dazu beitragen, das **Gleichgewicht im neuro-arthomuskulären System** im Sinne einer Zentrierung der Gelenke wiederherzustellen. In diesem Fall werden sie dazu beisteuern, dass Muskeln wieder ökonomisch ihre regelrechten Aufgaben erfüllen können.

Nach kraftausdauerndem Training soll erst nach einer Latenzzeit von mehr als einer Stunde gedehnt werden. Als Grundlage für seine Empfehlung führt Freiwald (2000) die wahrscheinlich verminderte Durchblutungssituation durch Kompression der Kapillaren beim statischen Dehnen an. Sofortige Maßnahmen zur Regeneration nach kraftausdauerndem und laktazidem Training sind vor allem eine ausreichende Flüssigkeitszufuhr, ein Ausgleich von Mineralien und Vitaminen, eine Optimierung der Durchblutung des Muskels und so genanntes „Auslaufen" bzw. „Ausradeln".

Energetische Wirkung

Neben den genannten Aspekten müssen auch energetische Wirkmechanismen in Betracht gezogen werden. Stellvertretend dafür sei das **Meridiansystem** aus der Akupunkturlehre genannt. Muskeln liegen selbstverständlich auch auf diesen Leitbahnen, in denen Energie fließt. Möglicherweise wirken Muskeldehnungen auf diesen energetischen Fluss und können so verschiedene Körperfunktionen beeinflussen. Dieser Weg muss auch als Entstehungsmechanismus für einen erhöhten Tonus in Betracht gezogen werden. Interessanterweise stimmen Akupunkturpunkte in mehr als 80 % mit den bekannten muskulären Triggerpunkten überein.

ZUSAMMENFASSUNG

Wirkmechanismen und Dehneffekte
Eine Zunahme des Bewegungsausmaßes durch Muskeldehnung ist wissenschaftlich belegt.
1. **Wirkmechanismen bei strukturellen Muskelverkürzungen**
   - Aufspaltung pathologischer Crosslinks (nicht wasserlöslicher) in den bindegewebigen Anteilen sowie Erhöhung des Grundsubstanzgehaltes, funktionelle Ausrichtung des neu synthetisierten Kollagenmaterials
   - Zunahme der Anzahl der hintereinander liegenden Sarkomere (Vergrößerung der Muskelfaserlänge)
2. **Wirkmechanismen bei hypertonen muskulären Längenminderungen**
   a. aktiver Hypertonus:
      - Aufheben der aktiv geschlossenen Kreuzbrückenverbindungen/Senkung der Reflexaktivität
   b. passiver Hypertonus:
      - Förderung des Abtransportes der intrazellulär befindlichen Kalziumionen in das sarkoplasmatische Retikulum (Zufuhr von ATP)

Weitere und mit o. g. in Verbindung stehende Effekte:
- Steigerung der Dehnungstoleranz, Senkung der Nozizeption
- Verbesserung der viskoelastischen Eigenschaften des muskulären Bindegewebes
- Stress-Relaxation des Bindegewebes
- Lösen von wasserlöslichen Crosslinks (in der Vorstufe einer strukturellen Verkürzung)
- drainierender Effekt (einschl. neuraler Strukturen)
- Verbesserung der Vaskularisierung
- Steigerung des Wohlbefindens
- Schmerzhemmung über den Gate control-Mechanismus und Senkung der sympathischen Reflexaktivität
- weitere Effekte durch Senkung der sympathischen Reflexaktivität wie Verbesserung der Durchblutung und Matrixsynthese sowie damit verbundener Zunahme der Belastbarkeit des Gewebes
- Prophylaxe von Verletzungen
- Vermeiden von Verkürzungen nach einseitigen Beanspruchungen
- Beitrag zur Schaffung einer zentrierten Führung der Gelenke
- Unterstützung der Regeneration
- Energetische Effekte

1.2.2   Dehnmethoden

In der Fachliteratur wird mittlerweile eine kaum zu überschauende Anzahl unterschiedlicher Dehnmethoden beschrieben. Variationen in den Bezeichnungen sowie Kombinationen einzelner Techniken untereinander erschweren den Überblick zusätzlich. Arbeitshypothesen fehlen oftmals oder sind nach dem heutigen Wissensstand nicht nachvollziehbar. Außerdem sind die Angaben zu Parametern wie Behandlungsintensität, Dauer, Anzahl von Wiederholungen und Häufigkeit fehlend und/oder uneinheitlich.

Grundsätzlich lässt sich **Eigendehnung** (auch Autostretching) von **Fremddehnung** abgrenzen. Bei der Methode Eigendehnung führen Patienten/Sportler die Techniken selbständig aus. Die Fremddehnung ist dadurch gekennzeichnet, dass die Technik durch einen Therapeuten/Partner bzw. ein technisches Hilfsmittel, z. B. einen Schlingentisch, ausgeführt wird. Wesentliche Voraussetzung für diese Art der Behandlung ist eine gute Kommunikation zwischen Patient und Therapeut, um Intensität und Dauer der Dehnung zu regulieren.

Die nachfolgend aufgeführten Dehnmethoden können sowohl als Eigendehnung als auch als Fremddehnung durchgeführt werden. Ausnahmen stellen hier nur die Sonderformen dar, die aus Gründen der Durchführbarkeit in den meisten Fällen von einem Therapeuten initiiert werden.

Des Weiteren wird **dynamisches** und **statisches Dehnen** voneinander unterschieden (◘ Abb. 1.18).

1. Dynamisches Dehnen

Dynamisches Dehnen (auch **ballistisches** oder **intermittierendes** Dehnen) ist durch wiederholte, rhythmische Bewegungen oder wippendes Nachfedern am Bewegungsende gekennzeichnet. Vor einigen Jahren kontrovers diskutiert, erfährt es heute durchaus wieder seine Berechtigung. Der Vorwurf, dass Verletzungen provoziert werden und die Effektivität durch das Auslösen eines Dehnungsreflexes aufgehoben wird, konnte wissenschaftlich nicht belegt werden. Nachgewiesen sind auch für diese Methode der Dehnung Verbesserungen der Beweglichkeit (z. B. Wiemann u. Hahn 1997, Wydra 1991). Bei strukturellen Verkürzungen ist jedoch vorstellbar, dass gerade die bindegewebigen Anteile nicht ausreichend lange einer Längenbeanspruchung ausgesetzt sind, um sich adaptieren zu können.

Insbesondere im Sportbereich ist diese Art der Dehnung entsprechend der spezifischen Belastungen oft sinnvoll, so z. B. als Vorbereitung für schnellkraftorientierte Sportarten, in Sprung- oder Wurfdisziplinen. Zusätzliche Argumentationen unterstreichen das gleichzeitige Training der intermuskulären Koordination und die verbesserte Durchblutungssituation. Im therapeutischen Einsatz ist es allerdings oft schwierig, die richtige Dosierung zu finden und Verletzungen zu vermeiden.

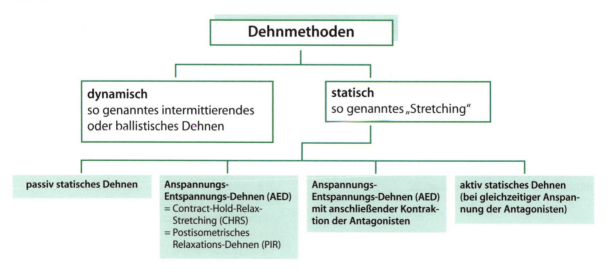

Abb. 1.18. Dehnmethoden

2. Statisches Dehnen

Passiv statisches Dehnen

Der Muskel wird langsam und kontrolliert in eine maximale Dehnposition gebracht und in dieser Stellung längere Zeit gehalten. Die Angaben über die Dauer variieren zwischen fünf Sekunden und zwei Minuten, empfohlen werden 15–90 Sekunden. Ebenso ungenau sind die Aussagen über die Anzahl der Wiederholungen, sie schwanken zwischen 3- und 10-mal. Beim passiv statischen Dehnen soll der Eigenreflex des gedehnten Muskels durch die Aktivierung der Golgi-Sehnenorgane gehemmt werden (Vorgang der autogenen Hemmung, rechte Seite).

PRAXISTIPP

Eine Sonderform ist die Dehnung in speziellen Orthesen oder in Gipsschienen. Diese werden stundenweise oder sogar wochenlang getragen und sind vor allem aus der neurologischen Rehabilitation, dort insbesondere bei strukturellen Verkürzungen, bekannt.

Anspannungs-Entspannungs-Dehnen (AED) = Contract-Hold-Relax-Stretching (CHRS) = Postisometrisches Relaxations-Dehnen (PIR)

Diese Methode ist eine weitere Variante der statischen Dehnung. Der Muskel wird mit geringer Kraft in die eingeschränkte Bewegungsrichtung geführt und vor seiner Verlängerung isometrisch aktiviert. Anschließend wird er entspannt und seine Ursprungs-Ansatz-Distanz vergrößert. Das Procedere wird mehrfach wiederholt, bis eine maximale Verlängerung des Muskels bzw. Vergrößerung des ROM erreicht wird.

Über die Intensität der isometrischen Anspannung herrscht Uneinigkeit, sie wird als maximal bis mittel oder leicht beschrieben und kann mehrfach wiederholt werden. Auch zur Dauer werden uneinheitliche Angaben gemacht, diese bewegen sich in einem Zeitrahmen von zwei bis maximal 30 Sekunden. Die Dauer der isometrischen Kontraktion spielt für die **Hemmung der Motoneurone** keine entscheidende Rolle. Wichtig ist die darauf folgende Entspannung. Um die für kurze Zeit auftretende verminderte Reflexkontrolle auszunutzen, sollte sich die Dehnphase zügig anschließen (u. a. Moore u. Kukulka 1991).

MEMO

Die Hemmung der Erregbarkeit der motorischen Nervenzelle tritt **kurz nach** der Kontraktion auf.

Mehrere Autoren (z. B. Etnyre et al. 1990, Guissard et al. 1988, Hainaut u. Duchateau 1989) berichten von einer Zeitspanne der maximalen Hemmung von 0,1–1 s, nach 10– max. 25 s sei sie vollständig beendet. Zusätzlich erfolgt durch die isometrische Vorspannung eine Spannungserhöhung in der Sehne, was zur **autogenen Hemmung** führt. Ab welcher Spannung diese einsetzt, ist nicht geklärt. Betrachtet man jedoch den Schwellenwert der Golgi-Rezeptoren, ist dafür wahrscheinlich eine starke oder maximale Kontraktion erforderlich. Des Weiteren soll die Empfindlichkeit der Muskelspindeln herabgesetzt werden, je stärker eine Kontraktion ist. Dies spricht ebenfalls für eine starke isometrische Anspannung.

Kritiker (u. a. Brokmeier 1999, Freiwald 2000, Hutton 1994) konstatieren hingegen, dass die Zeitdauer der Hemmung zu kurz ist, um die limitierte Muskelaktivität für die Dehnung auszunutzen. Außerdem soll sie von einer erhöhten Erregbarkeit abgelöst werden. Dagegen spricht u. a., dass durch die zügig anschließende Dehnphase zusätzlich Ib-Afferenzen der Golgi-Sehnenorgane ausgelöst werden und dadurch eine verminderte EMG-Aktivität im Sinne der autogenen Hemmung zu erwarten ist.

Die isometrische Vorspannung kann bei ausreichender Dauer zusätzlich dazu führen, dass die bindegewebigen Anteile des Muskels durch die kontraktilen Elemente im Sinne des Creeping-Phänomens verlängert werden und so der Dehnung weniger Widerstand entgegen setzen (Griffith 1991, in: Ullrich u. Gollhofer 1994).

Anspannungs-Entspannungs-Dehnen mit anschließender Kontraktion der Antagonisten

Die isometrisch vorgeschaltete Kontraktion des zu dehnenden Muskels sollte bei dieser Methode maximal sein, um die autogene Hemmung und die Herabsetzung der Empfindlichkeit der Spindeln zu unterstützen. Auch hier folgt der isometrischen Anspannung eine Phase der verminderten Aktivierung der Motoneurone. Die Dehnphase selbst dauert ca. 15 s–2 min und wird 2–4-mal wiederholt. Es soll zu einer maximalen Vergrößerung der Ursprungs-Ansatz-Distanz kommen.

Im Unterschied zum AED erfolgt bei dieser Methode am Ende der Dehnung eine maximale, dynamische Anspannung der Antagonisten. Sie nutzt damit das Prinzip der reziproken Hemmung und kontrolliert zudem aktiv das durch die Dehnung gewonnene Bewegungsausmaß (◘ Therapie, S. 47 ff.).

Aktiv statisches Dehnen (Dehnung bei gleichzeitiger Anspannung der Antagonisten)

Aktiv statisches Dehnen wird nach Einnehmen der Dehnposition durch die Kontraktion der Antagonisten initiiert. Diese Methode bedient sich dadurch ebenfalls der reziproken Hemmung und zwar in der Dehnphase selbst. Fraglich ist jedoch, ob die Kraft der Antagonisten, gerade bei einer strukturellen Verkürzung des Agonisten, ausreichend ist und tatsächlich eine Dehnung bewirken kann. Diese Dehnungsart wird häufig mit der AED-Technik kombiniert.

Die drei letztgenannten Dehntechniken werden in der Literatur auch unter dem Begriff **neurophysiologisches Dehnen** beschrieben.

Sonderformen der Dehnung

Querdehnung

Die Querdehnung ist eine Sonderform der Dehnung und wird in der physiotherapeutischen Praxis überwiegend als Fremddehnung angewandt. Nach dem Einnehmen einer Dehnposition (und evtl. nach AS/ES) wird der Muskel manuell quer zum Faserverlauf mobilisiert und damit verlängert (◘ Therapie, S. 47 ff.).

Dehnung mit Traktion

Die Dehnung mit Traktion kann ebenfalls mit der AED-Technik verbunden werden. Der Entspannung folgt eine Traktion der Gelenkflächen (= im rechten Winkel zur Behandlungsebene, die auf dem konkaven Gelenkpartner liegt), die zu einer Verlängerung des Muskels führt. Der Patient kann die Bewegung auch über die antagonistische Muskulatur ausführen (Kombination mit aktiv statischer Methode), während der Therapeut die Traktion hält.

Effektivität und Durchführung

Aus wissenschaftlicher Sicht gibt es keinen empirischen Beleg dafür, dass eine bestimmte Dehnmethode effektiver ist als eine andere. Für jede Dehnmethode existieren einerseits Studien, die sie favorisieren und andererseits Untersuchungen, die das Gegenteil darlegen.

VORSICHT

- Nur ein aufgewärmter Muskel sollte gedehnt werden! Aufwärmen kann sowohl durch applizierte Wärme, Training als auch durch isometrische Kontraktionen geschehen.
- Die Muskeldehnung wird langsam und kontrolliert ausgeführt.
- Dehnungen sollen keine Schmerzen auslösen! Schmerzen verursachen eine erhöhte EMG-Aktivität des Muskels und es besteht die Gefahr, während einer Dehnung Verletzungen im Bereich der Sarkomere (insbesondere der Z-Linien) zu verursachen.

Im vorliegenden Buch wird die AED-Methode mit anschließender Kontraktion der Antagonisten (nach Evjenth u. Hamberg 1984, 1990, 1993) angewendet, die sich in weiten Bereichen der Manuellen Therapie sowohl bei hypertonen Längenminderungen als auch bei strukturellen Verkürzungen bewährt hat. Verschiedene Autoren beschreiben bei dieser Methode die größte Zunahme der Beweglichkeit (z. B. van Coppenrolle u. Heyter 1986, in: Schomacher 2001, Wilkinson 1992). Auch Freiwald (2000) unterstreicht, dass sich im therapeutischen Bereich die AED-Technik besonders bewährt hat. Ähnliche Effekte lassen sich vielleicht auch mit anderen Dehnmethoden erreichen. Die Auswahl sollte sich an den individuellen Bedürfnissen des Sportlers/Patienten und den jeweiligen Fähig- und Fertigkeiten des Therapeuten orientieren.

Zur **Dehnintensität und -dauer** existieren dabei sehr unterschiedliche Angaben (◘ Tab. 1.2). Dies lässt vermuten, dass es keine optimale Richtgröße gibt und es individuell unterschiedlich ist. Betrachtet man die Empfehlungen bzw. Ergebnisse aus experimentellen Untersuchungen, kristallisiert sich eine Dauer von 15–30 s heraus. Die Dehnung wird mehrfach wiederholt, bis kein Längenzuwachs bzw. Nachgeben mehr spürbar ist. Eine maximale scheint einer submaximalen Dehnintensität hinsichtlich der Verbesserung des Bewegungsausmaßes deutlich überlegen zu sein (z. B. Marschall 1999).

Eine **Verbesserung des ROM** kann jedoch nur dauerhaft erhalten werden, wenn sie im Alltag genutzt wird. Regelmäßiges Dehnen und Kräftigen der Muskulatur ist deshalb solange unerlässlich, bis die Biomechanik physiologisch wieder hergestellt ist und auf automatisierte und ökonomische Haltungs- und Bewegungsmuster zurückgegriffen werden kann.

⬛ Tab. 1.2. Empfohlene Dehndauer und Intensitäten (modifiziert nach Marschall 1999)

Autor	Dauer der Dehnphase	Dehnintensität
Albrecht, Meyer u. Zahner 2001	10–90 s	„intensives Dehngefühl bis angenehmer Schmerz"
Anderson 1996	10–30 s	„bis milde Spannung"
Bandy u. Irion 1994	30 s	„full range of motion"
Boeckh-Behrens u. Buskies 1997	20 s	„angenehm bis schmerzhaft"
Bittmann 1995	60–120 s	„Untergrenze Schmerzschwelle"
Einsingbach u. Wessinghage 1993	15–30 s	„gering/mittel; 40–60 %"
Evjenth u. Hamberg 1984	15 s u. länger als 30–45 s	„deutliches Dehngefühl bis angenehmer Schmerz"
Grosser u. Herbert 1992	10–30 s	„bis an die Grenze der Schmerzempfindungen"
Holt, Travis u. Okita 1970	20 s	„until he could feel stretch"
Kempf 1990	15–30 s	„bis Schmerzgrenze"
Madding et al. 1987	15 s	„until pain feeling"
Sady, Wortman u. Blanke 1982	6 s	„full range of motion"
Schönthaler u. Ott 1994	45 s	„bis zum maximalen, durch den Probanden bestimmten Dehnungsreiz"
Spring et al. 1992	15–30 s	„bis leichtes Ziehen"
Sternad 1987	10–20 s	„spürbares Spannungsgefühl ohne Schmerz"
Wiemann 1991	20 s	„weiches Vordehnen, Nachdehnen bis Maximum"
Wydra, Bös u. Karisch 1991	20 s/20 Wdh. (ballistisch)	„bis zum Erreichen der Schmerzschwelle"

ZUSAMMENFASSUNG

Dehnmethoden
- Grundsätzlich wird zwischen Fremd- und Eigendehnung unterschieden.
- Bei den Dehnmethoden spricht man von dynamischem und statischem Dehnen, wobei das statische Dehnen weiter unterteilt wird in passiv statisches Dehnen, AED, AED mit anschließender Stimulation des Antagonisten sowie aktiv statisches Dehnen durch den Antagonisten.

1

1.2.3 Indikationen und Kontraindikationen

Indikationen

Bewegungseinschränkungen durch
- strukturelle Verkürzung eines Muskels
- hypertone Längenminderung eines Muskels:
  - aktiver Hypertonus
  - passiver Hypertonus

Kontraindikationen

PRAXISTIPP

Die Kontraindikationen für Muskeldehnungen unterscheiden sich nicht signifikant von denen der Manuellen Therapie bzw. der Physiotherapie insgesamt. Bei den meisten handelt es sich um relative Kontraindikationen. Selbstverständlich kann beispielsweise ein Muskel der unteren Extremität gedehnt werden, wenn im Bereich der oberen Extremität eine akute Tendovaginitis oder eine Fraktur besteht.
Der Anwender sollte sich vielmehr an der klinischen Symptomatik des Patienten/Sportlers orientieren und sich die Frage stellen, ob unter diesen Umständen durch Muskeldehnung ein positiver Effekt zu erwarten ist.

1. Neurologische Erkrankungen:

- Akute neurologische Kompressionssyndrome mit Sensibilitätsstörungen und Ausfallerscheinungen wie bei:
  - Myelopathie
  - radikulärer Symptomatik
  - Cauda equina-Symptomatik
  - Kompression der Medulla oblongata sowie Durchblutungsstörungen des Gehirns durch Instabilitäten im Kopfgelenksbereich oder A. vertebralis-Insuffizienz
  - Neurinom

2. Vaskuläre bzw. Herz-Kreislauf-Erkrankungen

- akute Thrombose
- Thrombophlebitis
- arterielle Durchblutungsstörungen
- arterielle Verschlusskrankheiten
- dekompensierte Herzinsuffizienz
- Herzinfarkt
- Lymphangitis

- Aneurysma

3. Erkrankungen der Haut

- offene Wunden
- Infektionen (v. a. bei Verletzungsgefahr der Haut)
- Tumore

4. Akute Verletzungen

- Muskelfaserriss
- Bandruptur
- Sehnenruptur
- Zerrungen
- Frakturen
- Arthritis

5. Entzündliche Erkrankungen der Muskulatur

- alle Arten der Myositis inklusive Myositis ossificans
- akute Tendovaginitis und Tendopathie

6. Systemische Erkrankungen

- Infektionskrankheiten, insbesondere bei hohem Fieber
- Tumore

7. Zustand nach Operationen

- unmittelbar nach chirurgischen Eingriffen am Bewegungsapparat, z. B. nach Laminektomien oder Spondylodesen der Wirbelsäule, Kreuzbandplastik, Arthroskopien, Rekonstruktion der Rotatorenmanschette etc.
- direkt nach anderen operativen Interventionen

8. Sonstige

- Tumore und Metastasen
- Diszitis
- Einnahme von Antikoagulantien
- schwere Osteoporose

ÜBERPRÜFEN SIE IHR WISSEN

- Erläutern Sie die Wirkmechanismen von Muskeldehnungen bei hypertonen Längenminderungen und strukturellen Verkürzungen der Muskulatur.
- Beschreiben Sie weitere Effekte.
- Welche Dehnmethoden kennen Sie?
- Nennen Sie fünf Kontraindikationen für eine Muskeldehnung.

Diagnostik und Therapie – Grundlagen

2.1   Diagnostik

Die klinische Diagnostik ist entscheidend, um eine effektive Therapie durchführen zu können und mögliche Kontraindikationen auszuschließen. Mit ihrer Hilfe wird eine Arbeitshypothese erstellt, auf deren Basis eine bestimmte Therapie angewendet wird. Zudem werden Parameter festgelegt, an denen der Erfolg einer Behandlung gemessen werden kann. Eine sorgfältige Dokumentation des Befundes ist erforderlich.

Der Befund umfasst folgende Elemente:
- Anamnese
- Inspektion
- Differenzialdiagnostik und Funktionsprüfung
- Palpation
- Formulierung einer Arbeitshypothese und Festlegen einer spezifischen Therapie

Auf der Grundlage der Diagnostik wird zunächst eine Probebehandlung durchgeführt. Nach der Objektivierung des Behandlungsergebnisses (z. B. durch Messen der Gelenkbeweglichkeit oder des Beschwerdegrads) wird die Arbeitshypothese bestätigt oder neu formuliert. Die Auswahl der Behandlungstechniken wird dann gegebenenfalls erweitert oder verändert. Vor und nach jeder Therapie findet somit die Erstellung eines Teilbefundes statt.

2.1.1   Anamnese

Die Anamnese ist eines der wichtigsten Elemente des Befundes. Eine freundliche und ausführliche Befragung des Patienten dient nicht nur der Vertrauensbildung, sondern grenzt auch die Anzahl der anzuwendenden Untersuchungstechniken ein. Sie hilft, mögliche Kontraindikationen vor einer körperlichen Untersuchung weitgehend auszuschließen bzw. in der Reihenfolge der Diagnostik wichtige Sicherheitstests auszuwählen, die dann vorgeschaltet werden. Eine Anamnese dient u. a. dazu, Beschwerden des Bewegungs-

apparates von anderen Krankheitsbildern zu unterscheiden.

Bemerkenswert ist, dass ca. 80 % der Informationen, die zur Diagnosefindung beitragen, der Anamnese entnommen werden (Goodman u. Snyder 2000). Demzufolge sollte ihr entsprechend Zeit eingeräumt werden.

Die Anamnese umfasst folgende Angaben:
- persönliche Daten
- Informationen zu den aktuellen Beschwerden
- Eigenanamnese
- Familienanamnese

Persönliche Daten
Sie beinhalten Name, Geburtsdatum, Adresse, Telefonnummern, Größe, Gewicht, Beruf, Hobbys des Patienten sowie Name, Anschrift und Telefonnummer des überweisenden Arztes.

Informationen zu den aktuellen Beschwerden
Bei diesem Teil der Anamnese erweisen sich die so genannten sieben „**W**" als hilfreiche Orientierung.

1. Wo sind die Beschwerden?
Der Patient beschreibt, wo seine Beschwerden lokalisiert sind. Er kann sie z. B. in ein Körperschema einzeichnen (◘ Abb. 2.1). Sind es mehrere Orte, werden diese im Sinne einer Zuordnung mit Zahlen versehen. Der Patient soll die Hauptsymptomatik benennen. Wichtig ist dabei auch ein mögliches gemeinsames Auftreten von Beschwerden (z. B. erst Nackenverspannungen mit anschließendem Kopfschmerz).

Mehrere arthrogene Lokalisationen können ein Zeichen für eine Systemerkrankung, z. B. Rheuma sein.

Unter Umständen sind die Angaben bei chronischen

Beschwerden aufgrund der Sensibilisierung des Nervensystems unklarer.

2. Seit wann bestehen die Beschwerden?

Hierbei ist das erstmalige Auftreten der Symptome oder der Zeitpunkt einer deutlichen Verschlimmerung interessant. Korreliert der Zeitpunkt mit einem Trauma (z. B. Beschleunigungstrauma der HWS) oder mit Änderungen der Lebensgewohnheiten des Patienten?

Hinsichtlich der Untersuchung, Prognostik und einer geeigneten Therapieauswahl ist auch wichtig, ob es sich um eine akute oder chronische Symptomatik handelt:

- in den ersten 6 Wochen → **akut** (überwiegend peripher nozizeptives Geschehen)
- zwischen der 6. und 12. Woche → **subakut**
- ab der 12. Woche → **chronisch** (Sensibilisierung des Nervensystems)

3. Wann und wodurch werden die Beschwerden ausgelöst?

Sind die Beschwerden durch Haltung und/oder Bewegung reproduzierbar? Dies deutet auf ein mechanosensitives Geschehen hin (Störungen des Bewegungsapparates).

Wenn ja, durch welche? Dabei ergeben sich Hinweise auf betroffene Regionen. Welche Faktoren spielen eine Rolle (z. B. tägliche Arbeitshaltung)? Nicht nur die Kenntnis der auslösenden Faktoren, sondern auch der die Symptomatik lindernden Faktoren ist dabei entscheidend. Wie lange halten die Beschwerden an?

Wie verhält sich die Symptomatik im Tagesverlauf (24 h-Verlauf)? Treten die Beschwerden immer zur gleichen Zeit auf (z. B. morgendlicher Anlaufschmerz, nach dem Essen, zu bestimmten Maximalzeiten innerer Organe: z. B. das Herz von 11–13 Uhr, ◙ Tab. 2.1)? Nächtliche Schmerzen können auch auf eine entzündliche System- oder tumoröse Erkrankung hindeuten.

4. Wie sind die Beschwerden?

Diese Frage befasst sich mit dem Schmerzcharakter und der Schmerzstärke. Hinsichtlich der Schmerzintensität kann die Visuelle Analog-Skala (◙ Objektivierung von Befunden, S. 47) eingesetzt werden.

Die Art der Beschreibung lässt unter Umständen Rückschlüsse auf die Schmerzbewältigung des Patienten zu. Der Therapeut kann dann innerhalb seines Managements entsprechende Hilfestellungen geben.

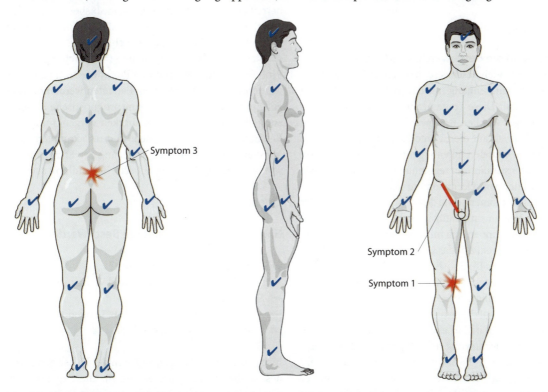

Abb. 2.1. Körperkarte mit den zur Zeit aktuellen Symptomen/Schmerzen; die Symptome werden nach Wichtigkeit durchnummeriert. ✔ = z. Zt. keine Beschwerden

2

Der Charakter des Schmerzes weist möglicherweise auf die auslösende Struktur hin. Beispielsweise kann die Qualität der Schmerzen bei Einklemmung eines Nervs stechend, bei Kompression eines Nervs kribbelnd oder brennend, bei einem Muskelfaserriss ziehend, bei Beteiligung von arthrogenen oder viszeralen Strukturen dumpf und bei Irritation von Gefäßen oder Entzündungen pulsierend sein.

◻ Tab. 2.1. Maximalzeiten der Organe

Organ	Maximalzeit
Gallenblase	23–1 Uhr
Leber	1–3 Uhr
Lunge	3–5 Uhr
Dickdarm	5–7 Uhr
Magen	7–9 Uhr
Milz/Pankreas	9–11 Uhr
Herz	11–13 Uhr
Dünndarm	13–15 Uhr
Blase	15–17 Uhr
Niere	17–19 Uhr
Perikard	19–21 Uhr
Dreifacher Erwärmer	21–23 Uhr

5. Womit sind die Beschwerden verbunden?
Welche begleitenden Beschwerden treten, insbesondere im zeitlichen Zusammenhang mit den typischen beklagten Symptomen auf? Diese Frage beantwortet eventuelle Zusammenhänge zwischen Beschwerden und gibt so einen wichtigen Hinweis auf die zu untersuchende Region (z. B. Probleme im radialen Ellenbogenbereich und C5/C6). Kenntnisse hinsichtlich der segmentalen Zuordnungen wie die Lokalisation von Dermatomen, Sklerotomen, Myotomen und Viszerotomen sowie des Versorgungsgebietes der peripheren Nerven sind dafür unentbehrlich. Irritationen innerer Organe können sich im Bereich des Bewegungssystems repräsentieren, z. B. das Herz um T3–T5 oder die Leber in der mittleren BWS sowie der Schulterregion (◻ Tab. 3.5, S. 107). Die Therapie der Thoraxregion und damit des vegetativen Ursprungsgebietes kann in diesem Fall einen positiven Einfluss auf die gesamte Schmerzsituation haben.

Möglicherweise bedarf es einer ärztlichen Abklärung. Bei einer Verschlechterung des Allgemeinzustandes mit folgenden Angaben muss an eine schwerwiegendere Pathologie gedacht werden: ungewollter größerer Gewichtsverlust, Appetitlosigkeit, nächtliche Beschwerden, eventuell auch Schwitzen (Fieber), Abgeschlagenheit

und Müdigkeit, deutliche Progredienz der Symptomatik, keine Mechanosensitivität (d. h. fehlende Abhängigkeit von Haltung und/oder Bewegung).

6. Wie wurde bisher untersucht und behandelt?
Die bisher hinsichtlich der Symptomatik durchgeführten Therapien und deren Einfluss sind hilfreich bei der Auswahl geeigneter Maßnahmen. Wodurch wurden die Beschwerden gelindert (z. B. Wärme)? Welche Maßnahmen verstärken sie? Nimmt der Patient wegen der Beschwerden Medikamente ein, beispielsweise Antiphlogistika oder Analgetika? Diese Informationen sind wichtig, denn Medikamente können Symptomatik und Belastbarkeit des Gewebes verändern. Gibt es ärztliche Untersuchungsergebnisse, z. B. aus einem Blutbild oder aus bildgebender Diagnostik?

7. Welche mögliche Ursache seiner Beschwerden formuliert der Patient und welche Zielsetzung hat er hinsichtlich der Behandlung?
Ist die Zielsetzung eine Linderung der Beschwerden oder deren Beseitigung? Welches sind die konkreten funktionellen Ziele (z. B. wieder eine bestimmte Sportart zu betreiben)? Möchte der Patient seine bisherige berufliche Tätigkeit fortsetzen? Wie ist die Motivation hinsichtlich einer aktiven Mitarbeit an der Behandlung?

Nach Abschluss der gesamten Untersuchung und der Probebehandlung muss dieser Punkt wieder aufgegriffen werden. Gemeinsam mit dem Patienten werden die Ziele ggf. modifiziert und es wird eine prognostische Einschätzung hinsichtlich der Erreichbarkeit vorgenommen. Ein Behandlungsplan wird erstellt und u.U. komplementäre Maßnahmen besprochen (Änderung der Ernährungsgewohnheiten, psychotherapeutische Behandlung usw.).

Eigenanamnese

Gab es ähnliche oder andere Beschwerden?

Wie sind die Organfunktionen?
- z. B. Herz-Kreislauf-, Atem-und Verdauungsfunktion
- Schlaffunktion
- andere Organfunktionen (z. B. Urogenitaltrakt)
- bestehende Schwangerschaft

Insbesondere bei Auffälligkeiten in der bisherigen Anamnese sollte ein Fragenscreening für die Organbereiche durchgeführt werden, bei dem bestimmte Leitsymptome abgefragt werden (◻ Tab. 2.2).

◘ Tab. 2.2. Leitsymptome und deren Ursachen (aus Bickley 2000, Boissonnault 1995, Goodman u. Snyder 2000)

Leitsymptom	Ursache
Fieber/ Schüttelfrost/ Schwitzen	• akute Infektionen • verdeckte Infekte • Tumorerkrankungen
Gewichts- änderung	• Tumorerkrankungen (Verlust von 5 % Körpergewicht in 4 Wochen) • gastrointestinale Störungen (z. B. Ulcera) • Diabetes mellitus • Hyperthyreose • Infektionserkrankungen • Nebennierenerkrankungen • Depression
Müdigkeit/ Unwohlsein/ Energieverlust	• lange Schmerzgeschichte • Lebererkrankungen • Hypothyreose • Depression • Infektionen (z. B. Tbc/Hepatitis) • Anämien, Tumorerkrankungen • Nahrungsmittelintoleranzen • PCP, bestimmte Medikationen
Übelkeit/ Erbrechen	• gastrointestinale Erkrankungen • Schwangerschaft • Tumorerkrankungen
Parästhesien/ Muskelschwäche	• neurologische Erkrankungen • metabolische Erkrankungen
Synkopen	• kardiovaskuläre Erkrankungen (Medikamente) • neurologische Erkrankungen
Schwindel	• neurologische Erkrankungen • kardiovaskuläre Erkrankungen • Medikamente • Stoffwechselerkrankungen • psychische Störungen
Nachtschmerz	• Tumorerkrankungen • entzündliche Prozesse
Dyspnoe/ Kurzatmigkeit	• kardiovaskuläre Erkrankungen • Lungenerkrankungen
Dysurie	• Blasenerkrankungen • Harnleiter, Harnröhre, Harnblase • Prostata/weibl. Geschlechtsorgane
Stuhlunregel- mäßigkeiten	• Darmerkrankungen (Dünn-, Dickdarm) • Leber- u. Gallenblasenerkrankungen • Magen- u. Pankreaserkrankungen • Ernährung/Laxanzienabusus
Störung der Sexualfunktion	• Urogenitalerkrankungen • Enddarmerkrankungen
Appetitlosigkeit	• Infektionserkrankungen • Tumorerkrankungen • gastrointestinale Erkrankungen • Nieren-, Lebererkrankungen • Medikamente
Depression	• neurologische Erkrankungen • Infektionserkrankungen • internistische Erkrankungen • endokrinologische Störungen • Medikamente

Diese Fragen müssen Patienten gezielt gestellt und mögliche Zusammenhänge erklärt werden. Des Weiteren ist auf eine Korrelation mit vorher genannten Aspekten zu achten (z. B. schlechter Allgemeinzustand). Störungen der Darm-, Blasen- und Sexualfunktion sind ernste neurologische Zeichen, z. B. bei Myelopathie/Cauda equina-Symptomatik. Ihre Behandlung gehört nicht in die Hände eines Physiotherapeuten, sondern sofort in die Hände eines Arztes!

Welche Erkrankungen hat der Patient derzeit oder früher durchgemacht?

Eventuell könnte ein Zusammenhang mit jetzigen oder früheren Erkrankungen bestehen (z. B. eine ausgeheilte Klavikulafraktur bei Parästhesien im Arm, ein Diabetes mellitus bei neuropathischen Beschwerden oder verzögerter Wundheilung, ein Mammakarzinom bei Schulterproblemen, eine Zahn-OP bei Kopfschmerzen, eine Hüftdysplasie bei Hüftgelenksschmerzen etc.). Bestimmte Pathologien zeigen auch eine Schwächung des Immunsystems an, z. B. Herpes zoster oder Pfeiffersches Drüsenfieber. Bei Frauen in der Menopause besteht z. B. eine erhöhte Gefahr, an Osteoporose zu erkranken. Auch frühere Operationen und Traumen (z. B. HWS-Beschleunigungstrauma) sind hier relevant.

Ernährungsgewohnheiten und Genussmittel

Informationen hierüber sind bezüglich der Heilungschancen essenziell. Der Körper benötigt eine ausgewogene Ernährung, damit eine normale Gewebeheilung erfolgen kann. Dabei ist beispielsweise die vermehrte Aufnahme von tierischen Eiweißen, nicht nur bei rheumatischen Erkrankungen, hinderlich. Im Gegensatz dazu können ungesättigte Fettsäuren dazu beitragen, eine Entzündungsreaktion problemloser verlaufen zu lassen.

Hat der Patient einen Zusammenhang mit der Aufnahme bestimmter Nahrungsmittel und seinen Beschwerden festgestellt (z. B. Kopfschmerzen nach Verzehr von Käse)? Ebenso ist es wichtig, ob er raucht und Alkohol trinkt, und wenn ja, wie viel. Was und in welcher Menge trinkt der Patient? Empfehlenswert sind ca. 2 Liter stilles Wasser pro Tag. Der pH-Wert und Flüssigkeitsgehalt des Körpers ist auch für die Grundsubstanz der Muskulatur von entscheidender Bedeutung.

Gibt es Hinweise auf Mangelerscheinungen? Magnesium ist beispielsweise ein wichtiger Kalziumantagonist, es hält die Membrandurchlässigkeit aufrecht und reguliert Kontraktion und Relaxation der Muskulatur. Ein Magnesiummangel kann zu einem Hypertonus der Muskulatur (z. B. in Form von Krämpfen) beitragen.

2

Supplementiert der Patient Vitamine und Spurenelemente in Form von Nahrungsergänzungsmitteln?

Medikamente

Welche Medikamente nimmt der Patient ein? Sehr viele Medikamente können Auswirkungen auf den Bewegungsapparat haben. In der Untersuchung und Behandlung ist zu berücksichtigen, dass z. B. Analgetika den Schmerz dämpfen und blutverdünnende Medikamente eine größere Gefahr der Verletzung verursachen können. Auch nach in jüngster Vergangenheit eingenommenen Mitteln sollte gefragt werden, z. B. nach längerer Kortison-, Östrogen- oder Steroidgabe. Dieses sind wichtige Angaben hinsichtlich der Belastbarkeit des Gewebes, da Medikamente diese senken können.

Lebenssituation

- Belastungen im Beruf (z. B. sitzende oder einseitig körperliche Tätigkeit, die in Zusammenhang mit Muskelverspannungen oder anderen Beschwerden stehen könnten; Staub-, Lärm- oder andere Umweltbelastungen)
- Alltags- und Freizeitaktivitäten
- Belastungen durch bestimmte Sportarten
- familiäre Situation (auch hinsichtlich psychischer Belastungen; emotionaler Stress kann beispielsweise den Muskeltonus erhöhen und die Gewebsheilung beeinträchtigen)

Familienanamnese

Der Patient wird nach Erkrankungen innerhalb der Familie befragt (vornehmlich Verwandte ersten Grades). Wichtige Informationen können auch aus dem Alter und der möglichen Todesursache der Eltern gewonnen werden. Die Familienanamnese klärt, ob es genetische Dispositionen und eine Häufung von Erkrankungen gibt, z. B. von:

- tumorösen Prozessen
- Infektionserkrankungen
- Stoffwechselerkrankungen
- rheumatischen Pathologien
- psychischen Erkrankungen
- degenerativen Veränderungen
- Missbildungen

2.1.2   Inspektion

Bei der Inspektion wird zwischen einer direkten und indirekten Betrachtung unterschieden. Die **indirekte Inspektion** umfasst die visuelle Beurteilung des Patienten bei normalen Alltagsaktivitäten wie Gehen, Aus- und Anziehen sowie im häuslichen Umfeld und/oder am Arbeitsplatz. Schon während der Anamnese werden dazu wichtige Informationen gesammelt, so z. B.:

- Wie bewegt sich der Patient?
- Nimmt er eine Schonhaltung ein?
- Benutzt/benötigt er Hilfsmittel?
- Wie ist der Habitus?
- Wie spricht und gestikuliert er?

Die **direkte Inspektion** analysiert vor allem die Körperhaltung und -bewegung. Im Stand werden die Frontal- und Sagittalebene betrachtet und Abweichungen festgestellt. Die Beurteilung erfolgt insbesondere auch in der Position, in der die spezifischen Probleme auftreten. Muskuläre Verkürzungen sind oft ein Resultat von Haltungsveränderungen. So bewirkt eine kyphosierte Brustwirbelsäuleneinstellung eine Translation des Kopfes nach ventral und eine Verkürzung der Nackenmuskulatur. Umgekehrt können Schonhaltungen auch dem Schutz z. B. neuraler Strukturen dienen (beispielsweise Lateralflexion der LWS zur Gegenseite bei einer radikulären Symptomatik).

Auffälligkeiten bei der Inspektion stehen allerdings nicht immer im Zusammenhang mit den beklagten Beschwerden und sollten daher nur ein weiterer Faktor im klinischen Entscheidungsprozess sein.

MEMO

Asymmetrien sind nicht automatisch die Ursachen der Symptome. Bei der Inspektion kann zudem nicht differenziert werden, ob es sich um eine arthrogen, muskulär, neural oder viszeral bedingte Bewegungseinschränkung handelt. Deshalb ist eine Interpretation nur im Zusammenhang mit der Anamnese und der weiterführenden Diagnostik vorzunehmen.

Aspekte, die im Zusammenhang mit Muskelverkürzungen beachtet werden müssen, sind z. B.:

- Hyperkyphose der BWS
- Hyperlordose von LWS und HWS
- skoliotische Fehlhaltung
- Tortikollis
- Schulterhochstand
- Beckenschiefstand
- Atrophien (z. B. Skapula alata bei Insuffizienz des M. serratus anterior)

- Hypertrophien
- Achsabweichungen der unteren Extremität
  (z. B. Hallux valgus, Pes planovalgus, Genu valgum,
  Genu varum oder Genu recurvatum)
- Ödeme
- Narben (z. B. nach Verbrennungen oder nach operativen Eingriffen → können Bewegungseinschränkungen verursachen, das Endgefühl in der Funktionsprüfung ist dabei fest und wenig elastisch)

ZUSAMMENFASSUNG

Anamnese und Inspektion
- Jeder Teil der Anamnese liefert Informationen, die das Bild des Patienten vervollständigen. Bei positiven Antworten, die in einem Zusammenhang mit der Symptomatik stehen können, wird in diese Richtung weitergefragt und gegebenenfalls bestimmte Untersuchungstechniken vorgemerkt (z. B. Stabilitätstests der Kopfgelenke nach Beschleunigungstrauma der HWS).
- Unter Umständen wird der Patient nach der Anamnese zurück zum Arzt verwiesen. Dies muss insbesondere bei Beschwerden in Betracht gezogen werden, die nicht mechanosensitiv sind und bei denen z. B. nach einem Trauma eine Fraktur oder eine ernsthaftere Erkrankung (z. B. Tumore, Myelopathie) vermutet wird.
- Die einzelnen Elemente der Anamnese sind:
  - persönliche Daten
  - Informationen zu den aktuellen Beschwerden
  - Eigenanamnese
  - Familienanamnese
- Man unterscheidet die indirekte (visuelle Beurteilung des Patienten bei normalen Alltagsaktivitäten) von der direkten Inspektion (analysiert vor allem die Körperhaltung und -bewegung speziell in den Situationen, in denen Beschwerden auftreten).

2.1.3   Differenzialdiagnostik und Funktionsprüfung

Gibt es aus den vorangegangenen Untersuchungsgängen keine Hinweise auf Kontraindikationen für größere Bewegungen (z. B. positive Neurologie bzw. Zeichen von Instabilität) oder andere Ursachen der Beschwerden, wird mit der Suche nach einer Struktur im neuro-arthro-mus-

kulären System begonnen und gegebenenfalls eine biomechanische Diagnose gestellt.

Gibt es jedoch solche Hinweise, wird mit der entsprechenden Testung begonnen:
- Stabilitätstests (z. B. bei Schwindel im Zusammenhang mit Kopfbewegungen)
- neurologische Untersuchung (z. B. bei Verdacht auf eine Myelopathie oder Radikulopathie)

VORSICHT

Bei einer deutlichen Beteiligung von Strukturen des Nervensystems im Sinne einer akuten Myelo- oder Radikulopathie, Cauda equina-Symptomatik sowie Durchblutungsstörungen des Gehirns bei A. vertebralis-Insuffizienz und Kompression der Medulla oblongata durch Instabilitäten im Kopfgelenksbereich oder typischen Zeichen einer Fraktur muss der Patient sofort an einen Arzt verwiesen werden!
▶ Sicherheitscheck LWS, S. 90 f. u. Sicherheitscheck HWS, S. 174 f. sowie Thoraxregion, S. 108

Die Differenzialdiagnostik und Funktionsprüfung beinhaltet folgende Elemente:
1. **Symptomlokalisation**
2. **Rotatorische Bewegungsprüfung und translatorische Testung**
3. **Widerstandstests**

1. Symptomlokalisation

Dabei gilt es, diejenige Struktur zu selektieren, die für die Beschwerden des Patienten bzw. Einschränkungen der Beweglichkeit verantwortlich ist. Des Weiteren wird nach Faktoren zur Entstehung dieser Veränderungen gesucht. Nur so ist eine effiziente Therapie mit der Auswahl geeigneter Behandlungsmaßnahmen gewährleistet.

Zunächst wird der Bereich definiert, der die Symptome des Patienten reproduziert. In der Differenzialdiagnostik werden zudem kausal damit in Zusammenhang stehende Veränderungen, wie z. B. die eingeschränkte oder vermehrte Beweglichkeit einer benachbarten Region, aufgedeckt. In Verknüpfung mit der Anamnese und der weiterführenden Untersuchung wird ein geeigneter Behandlungsplan erstellt, der alle ursächlichen Komponenten mit einbezieht. So geht es nicht nur um die Beeinflussung einer bestimmten Struktur, sondern auch um komplementäre Maßnahmen, beispielsweise Mobilisation und/oder Stabilisation von einflussnehmenden Regionen, orthopädische Schuheinlagen oder Hinweise zur Ernährung, die ein Rezidiv vermeiden können.

Ein muskulärer Hypertonus oder eine Verkürzung kann auch einen reflektorischen Schutzmechanismus für andere Strukturen bzw. eine Reaktion auf andere Störungen darstellen. Ist dies der Fall, muss zunächst die Ursache herausgefunden und behoben werden. Gegebenenfalls ist eine Muskeldehnung dann nicht mehr erforderlich (insbesondere bei aktiv hypertonen Längenminderungen).

Der Patient führt die Bewegung aus, die seine typischen Symptome reproduziert (funktionelle Demo, ◘ Differenzialdiagnostik, S. 43). Diese kann unter Umständen auch erst im Rahmen der Bewegungsprüfung herausgefunden werden. Er findet mit Hilfe des Therapeuten genau das Bewegungsausmaß, an dem die Symptome gerade so beginnen, bzw. den Punkt kurz davor. Letzteres ist oft nicht möglich, bzw. der Patient ist zu weit weg von der Symptomgrenze, in diesem Fall wird in der geringsten möglichen Symptomatik eingestellt. Der Patient bleibt genau in dieser Position und wird falls nötig zusätzlich vom Therapeuten stabilisiert.

Jetzt finden nacheinander Provokationen bzw. Linderungen der verschiedenen Strukturen statt, die an der Bewegung beteiligt sein können. Es empfiehlt sich, zunächst eine Beteiligung **neuraler Strukturen** zu prüfen. Dafür werden aktive bzw. passive Bewegungen initiiert, die das Nervensystem be- oder entlasten. Diese Bewegungen müssen außerhalb der in Frage kommenden anderen arthrogenen und muskulären Strukturen stattfinden. Beispielsweise kann bei eingeschränkter Dorsalextension des Fußes das Hüftgelenk und/oder die HWS flektiert werden. Werden die Symptome dadurch verändert (hier insbesondere verstärkt oder ausgelöst), liegt eine Beteiligung des neuralen Systems vor. Der Gegentest wäre in diesem Fall z. B. das Hüftgelenk oder die HWS zu extendieren und festzustellen, ob sich das ROM für die Dorsalextension vergrößert bzw. die Symptome verschwinden. Dieser Vorgang wird im vorliegenden Buch am Anfang jeden Kapitels regionsspezifisch und für die einzelnen Muskeln in der Untersuchung beschrieben. Er kann in jeder ASTE und damit der symptomatischen Stellung ausgeführt werden.

Nun werden nacheinander Muskeln und Gelenke in symptomprovozierende und/oder -lindernde Positionen bewegt. Bei einem chronischen Geschehen mit Sensibilisierung des Nervensystems ist dies unter Umständen schwierig oder unmöglich. In diesem Fall ist die Priorität

in der Therapie ohnehin auf die Tatsache der Chronifizierung zu legen, was eine Differenzierung einer bestimmten Struktur nicht erfordert.

Mehrgelenkige Muskeln werden ausgeschaltet, indem das Nachbargelenk in eine für den Muskel angenäherte Position gebracht wird. Ist das ROM jetzt deutlich größer, ist dieser Muskel verantwortlich für die Bewegungsbegrenzung. Innerhalb einer Muskelsynergie kann dann durch eine Bewegung im gleichen Gelenk differenziert werden: z. B. bei den Handgelenksextensoren durch eine Radial- oder Ulnarabduktion. Ob es sich dabei um eine strukturelle Verkürzung oder eine hypertone Längenminderung handelt, kann nach isometrischem Anspannen und Entspannen des Muskels differenziert werden:

— **ROM deutlich weiter und weich-elastisches Endgefühl** → hypertone Längenminderung des Muskels
— **ROM nicht deutlich weiter und fest-elastisches Endgefühl** → strukturelle Verkürzung des Muskels

Bei einem fest-elastischen Endgefühl mit fraglicher zusätzlicher Gelenkbeteiligung wird das Gelenkspiel getestet (◘ 2., weitere Differenzierung). Eingelenkige Muskeln werden von arthrogenen Strukturen wie folgt differenziert:

1. Es erfolgt ein Anspannen in die entgegengesetzte Richtung der Einschränkung

2. Nach dem Entspannen wird die Bewegung geprüft:
— **ROM deutlich weiter und weich-elastisches Endgefühl**
    → kontraktile Struktur, hypertone Längenminderung des Muskels
— **ROM nicht deutlich weiter und fest-elastisches Endgefühl**
    → kapsuloligamentäre Strukturen oder strukturelle Verkürzung des Muskels
    → weitere Differenzierung:

- Testung des Gelenkspiels (in der eingeschränkten Position und im Seitenvergleich): insbesondere der eingeschränkten Gleitrichtung
  a) eingeschränktes Gelenkspiel → **arthrogene Ursache (kapsuloligamentär)**

b) normales Gelenkspiel → **muskuläre Ursache: strukturelle Verkürzung** (Differenzierung innerhalb einer Muskelsynergie: über eine für den jeweiligen Muskel angenäherte, und damit die Synergisten verlängernde Position im Gelenk)

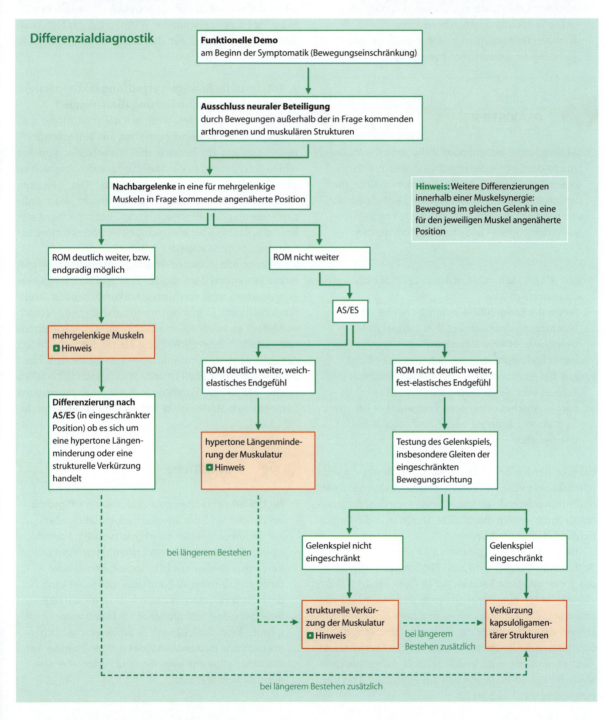

Differenzialdiagnostik

Funktionelle Demo
am Beginn der Symptomatik (Bewegungseinschränkung)

Ausschluss neuraler Beteiligung
durch Bewegungen außerhalb der in Frage kommenden arthrogenen und muskulären Strukturen

Nachbargelenke in eine für mehrgelenkige Muskeln in Frage kommende angenäherte Position

Hinweis: Weitere Differenzierungen innerhalb einer Muskelsynergie: Bewegung im gleichen Gelenk in eine für den jeweiligen Muskel angenäherte Position

ROM deutlich weiter, bzw. endgradig möglich

ROM nicht weiter

AS/ES

mehrgelenkige Muskeln
▣ Hinweis

ROM deutlich weiter, weich-elastisches Endgefühl

ROM nicht deutlich weiter, fest-elastisches Endgefühl

Differenzierung nach AS/ES (in eingeschränkter Position) ob es sich um eine hypertone Längen-minderung oder eine strukturelle Verkürzung handelt

hypertone Längenminde-rung der Muskulatur
▣ Hinweis

Testung des Gelenkspiels, insbesondere Gleiten der eingeschränkten Bewegungsrichtung

bei längerem Bestehen

Gelenkspiel nicht eingeschränkt

Gelenkspiel eingeschränkt

strukturelle Verkür-zung der Muskulatur
▣ Hinweis

bei längerem Bestehen zusätzlich

Verkürzung kapsuloligamen-tärer Strukturen

bei längerem Bestehen zusätzlich

2

MEMO

Die eingeschränkte Gleitrichtung wird nach der **Konvex-Konkav-Regel** ermittelt:
- konvexer Gelenkpartner = Gleiten in die Gegenrichtung der rotatorischen Bewegung
- konkaver Gelenkpartner = Gleiten in die gleiche Richtung der rotatorischen Bewegung

PRAXISTIPP

Bei einer länger bestehenden Verkürzung der Muskulatur ist das Gelenkspiel ebenfalls eingeschränkt. In diesem Fall wird zunächst das Gelenk mobilisiert und danach in kurzer zeitlicher Folge der Muskel gedehnt und seine Antagonisten gekräftigt. Dies muss konsequent durchgeführt und oft wiederholt werden.

Weitere Möglichkeiten, wenn das Endgefühl nicht weich- bzw. fest-elastisch ist:
- **federndes Endgefühl →** möglicherweise eine Blockierung des Gelenkes durch einen freien Gelenkkörper bzw. Menisken
- **leeres Endgefühl →** durch Schmerzen bedingt, z. B. bei einer Arthritis oder Entzündung von Sehnen oder Sehnenscheiden
- **hart-elastisches oder hartes Endgefühl →** bei Kontakt von Knorpel oder Knochen, z. B. bei Osteophyten

Gelenke werden bei schmerzbedingten Bewegungseinschränkungen voneinander differenziert, indem sie passiv in die provozierende Richtung bewegt werden, die anderen Gelenke werden durch diese Manöver in die Gegenrichtung (Linderung) bewegt.

Beispiel: *Bei symptomatischer Flexion im LWS-Becken-Hüft-Bereich wird eine Flexion des Hüftgelenkes durch eine anteriore Rotation des Os ilium initiiert. Dabei entsteht im ISG eine Kontranutation und in der LWS eine Extension. Die Kontranutation und LWS-Extension wirken bei dieser Symptomatik lindernd. Demzufolge kann bei Auslösen der Beschwerden weder das ISG noch die LWS für die Symptome verantwortlich sein. Der symptomauslösende Bereich ist in diesem Fall das Hüftgelenk (◘ Differenzialdiagnostik II, S. 92 f.).*

Bei arthrogenen Bewegungseinschränkungen müssen alle für die Bewegung in Frage kommenden Gelenke einzeln durch eine Testung des Gelenkspiels (insbesondere wieder über die für diese Bewegung typische Gleitrichtung) differenziert werden. Dies trifft insbesondere für räumlich sehr nahe beieinander liegende Gelenke zu, wie beispielsweise die Facettengelenke der Wirbelsäule, das Hüft- und Iliosakralgelenk oder für den Bereich der Hand- bzw. Fußwurzel.

2. Rotatorische Bewegungsprüfung (aktiv/passiv) und translatorische Testung (Gelenkspiel)

Ist ein Gelenk betroffen, wird nun die rotatorische und translatorische Bewegungsprüfung im Seitenvergleich vorgenommen. Im Bereich der Wirbelsäule wird bei reinen Bewegungen in der Sagittalebene der Vergleich zu den Nachbargelenken herangezogen. Des Weiteren werden angrenzende Regionen untersucht, die möglicherweise mit den Beschwerden in Zusammenhang stehen (z. B. die BWS bei eingeschränkter Abduktionselevation und Außenrotation der Schulter).

Bei der rotatorischen Testung wird **jede achsengerechte Bewegung** des Gelenkes durchgeführt. Das Bewegungsausmaß wird von allen gelenkumgebenden Strukturen bestimmt. Es gibt Normwerte, die aber von Mensch zu Mensch unterschiedlich sind. So muss eine Balletttänzerin deutlich beweglicher sein als ein Mensch, dessen Alltag keine großen Anforderungen an die Beweglichkeit stellt. Die Beweglichkeit ist zudem vom konstitutionellen Status, möglichen Vorerkrankungen und genetischen Dispositionen abhängig (◘ Hypermobilität und Instabilität, S. 21).

PRAXISTIPP

Bei Unklarheit darüber, ob es sich z. B. am Fußgelenk auf der rechten Seite um eine Hypomobilität oder auf der linken Seite um eine Hypermobilität handelt, können Gelenke der oberen Extremität getestet werden, beispielsweise die Ellenbogengelenks- oder Daumen-Extension. Anhand des Ergebnisses kann der kollagene Gesamtstatus erfasst werden. Ist die Bewegung dort sehr groß (z. B. 15° Ellenbogengelenks-Extension), handelt es sich wahrscheinlich eher um eine Hypomobilität des rechten Fußgelenkes. Das linke Fußgelenk weist für diese Person eher eine normale Mobilität auf.

◘ Tab. 2.3. Einteilung des Bewegungsausmaßes der rotatorischen und translatorischen Testung (modifiziert nach Kaltenborn 1992)

Grad	Bewegungsausmaß	Definition
0	keine Beweglichkeit	Ankylose
1	sehr eingeschränkte Beweglichkeit	Hypomobilität
2	wenig eingeschränkte Beweglichkeit	
3	physiologische Beweglichkeit	Normomobilität
4	etwas hypermobil	Hypermobilität
5	sehr hypermobil	↓
6	völlig instabil	Instabilität

Die Beweglichkeit in einem Gelenk kann hypo-, normo- oder hypermobil sein und wird in Winkelgraden angegeben oder in Grad von 0–6 eingeteilt. Die Skala 0–6 wird für Gelenke, die nur wenige Grade Bewegungsausmaß haben (Wirbelsäule, Amphiarthrosen) sowie für die translatorische Testung vorgeschlagen (◘ Tab. 2.3). Der Bewegungsausschlag kann in den anderen Fällen mit dem Gonio- bzw. Plurimeter von der für jedes Gelenk definierten Nullstellung aus gemessen werden (► S. 47).

Eine passive Bewegung muss in einem normalen Gelenk immer weiter möglich sein als die aktive.

Ablauf der **rotatorischen Bewegungsprüfung und translatorischen Testung:**
1. aktive rotatorische Bewegung, danach passives Weiterbewegen bis zum Bewegungsende (v. a. Beurteilung der Quantität)
2. passive rotatorische Bewegung durch die gesamte Bewegungsbahn (Beurteilung der Qualität, der Bewegung und des Endgefühls, ◘ unter Symptomlokalisation, S. 42 ff.)
3. evtl. Stabilitätstests
4. translatorische Testung (Kompression, Traktion und Gleiten)

Die translatorische Testung wird auch Gelenkspiel genannt. Bei Kompression wird der Knorpel bzw. subchondrale Knochen getestet. Bei Traktion und Gleiten werden Elastizität der Gelenkkapsel und Gleitfähigkeit der Knorpelflächen beurteilt.

Die rotatorischen und translatorischen Testungen werden ebenfalls durchgeführt, wenn in der Symptomlokalisation eine muskuläre Struktur als Ursache selektiert wurde. Zum einen, um Parameter zu finden, an denen die Therapie gemessen werden kann, zum anderen, um Störungen aufzudecken, die mit der gezeigten klinischen Symptomatik in Zusammenhang stehen.

MEMO

Bei Schmerzen:
- Provoziert die aktive Bewegung in die eine Richtung und die passive Bewegung in die Gegenrichtung die Symptome, handelt es sich wahrscheinlich um eine muskuläre Irritation.
- Sind hingegen aktive und passive Bewegung in die gleiche Richtung symptomauslösend, handelt es sich eher um eine arthrogene Läsion.

Beachte: Bei reinen Bewegungseinschränkungen (ohne Schmerzen)

→ Sind aktive und passive Bewegung in die gleiche Richtung eingeschränkt, wird wie beschrieben zwischen Gelenk und Muskulatur differenziert (◘ Differenzialdiagnostik, S. 42 ff.).

3. Widerstandstests

VORSICHT

Bei segmental abgeschwächter Muskulatur mit abgeschwächtem Reflex und einer gestörten Sensibilität des dazugehörigen Dermatoms besteht der Verdacht auf eine Radikulopathie.
◘ Sicherheitscheck LWS, S. 90 f. u. neurologische Untersuchung LWS, S. 94 sowie Sicherheitscheck HWS, S. 174 f. u. neurologische Untersuchung HWS, S. 182 f.

Besteht der Verdacht auf eine Muskelirritation, werden Widerstandstests durchgeführt (Interpretation ◘ Tab. 2.4). Die Widerstandstests provozieren bei einer Muskel-Sehnen-Läsion die typischen Beschwerden.

2

□ Tab. 2.4. Interpretation der Widerstandstests

Testergebnis	Interpretation
kräftig und schmerzfrei	keine Läsion, optimale Innervation
kräftig und schmerzhaft	kleine Muskel-Sehnen-Läsion (oft Sehne)
schwach und schmerzhaft	größere Muskel-Sehnen-Läsion, evtl. auch bei Arthritis, Fraktur, Tumoren oder Irritationen von neuralen Strukturen
schwach und schmerzfrei	gestörte Innervation oder Totalruptur

Welcher Muskel innerhalb einer Synergie betroffen ist, wird durch einen der drei folgenden Schritte differenziert:
- Testen einer zusätzlichen Funktion im selben Gelenk,
- Testen einer zusätzlichen Funktion in einem Nachbargelenk,
- reziproke Hemmung einzelner Muskeln.

Bei einer geringen Irritierbarkeit müssen die Widerstandstest möglicherweise mehrfach wiederholt werden. Sie werden **isometrisch und mit maximaler Kraft** ausgeführt. Widerstandstests werden nicht durchgeführt, wenn in der translatorischen Testung die Kompression im Gelenk schmerzhaft war. Durch die maximale Kontraktion der Muskulatur entsteht ebenfalls eine Kompression im Gelenk. Deshalb wäre bei positivem Kompressionstest eine Differenzierung der Muskulatur nicht möglich. In diesem Fall hat die Behandlung der arthrogenen Struktur Priorität.

Ist der Widerstandstest positiv und werden ausstrahlende Symptome provoziert, muss an die Kompression neuraler Strukturen gedacht werden:
- entweder in den Muskeln selbst bzw. ihrer näheren Umgebung, z. B. N. medianus im M. pronator teres oder Kompression des Plexus brachialis bei Kontraktion des M. pectoralis minor,
- oder durch die Wirkung der Muskulatur auf die Gelenke, beispielsweise Verengung der Foramina intervertebralia bei Kontraktion des M. levator scapulae.

Des Weiteren sollte insbesondere die antagonistische Muskulatur und bei einem Zusammenhang auf jeden Fall die Muskulatur, die eine aufrechte Haltung bewirkt, getestet werden. Wie beschrieben, verlagert sich bei einer Verkürzung der Muskeln deren Arbeitssektor. Dieser kann nur zurückverlagert werden, wenn die antagonistische

Muskulatur über qualitative Merkmale wie Kraft, Ausdauer, Koordination und Schnelligkeit verfügt.

2.1.4   Palpation

Die betroffene Struktur wird nun palpiert und auf Druckdolenz und Spannung geprüft. Bei entzündlichen Veränderungen kann eine Überwärmung des Gebietes registriert werden. Ein hypertoner Muskel fühlt sich fest und unelastisch an, diese Eigenschaften steigern sich mit zunehmender bindegewebiger Verkürzung, bis hin zu strangartigen Verdickungen. Die Palpation erfolgt quer zum Muskelfaserverlauf. Unter Umständen können Myogelosen oder Triggerpunkte gefunden werden. Dies sind bis zu 3 cm große, meist erbsen- oder bohnenförmige umschriebene Verhärtungen in der Muskulatur. Sie unterscheiden sich dadurch, dass Myogelosen bei Druck meist rein lokale Beschwerden, Triggerpunkte dagegen auch ausstrahlende Schmerzen hervorrufen. Sie sind als harte Knoten tastbar. So genannte aktive Triggerpunkte können auch in Ruhe Ausstrahlungen verursachen.

MEMO

Hypothese zur Entstehung von Triggerpunkten und Myogelosen
Schädigung der Muskulatur und/oder der Endplatten löst eine lokale Kontraktur in einem kleinen Teil der Muskelzelle aus ➔ durch die Kompression der Kapillaren kommt es zu einer lokalen Ischämie und Veränderung des Sauerstoff-Partialdrucks sowie Ausschüttung entzündlicher Substanzen. Die nozizeptive Schwelle sinkt. Triggerpunkte können mit und ohne erhöhte EMG-Aktivitäten auftreten. Dehnung ist dabei eine effektive Behandlungsmethode (Freiwald 2000, Mense u. Simons 2001).
Latente Triggerpunkte provozieren erst bei starkem Druck ausstrahlende Beschwerden (klinisch stumm), wohingegen **aktive Triggerpunkte** schon bei physiologischen Belastungen oder auch in Ruhe mit Ausstrahlungen reagieren (Ettlin u. Kaeser 2002).

Auch der umgangssprachlich bekannte Muskelkater (□ DOMS, S. 27 f.) erhöht den viskoelastischen Tonus des Muskels und kann als Festigkeit palpiert werden.

Außerdem können die Sehnen bei einer Verlängerung oder Kontraktion des Muskels gut getastet werden. Ihr Palpationsbefund ist normalerweise elastisch und mobil. Möglicherweise finden sich an den Sehnen schmerzhafte Bereiche bei Entzündungen nach Überlastung bzw. Verhärtungen oder Knötchen.

2.1.5 Objektivierung von Befunden

Neutral-Null-Methode
Mit Hilfe eines Gonio- oder Plurimeters wird das Bewegungsausmaß (Range of Motion) aus der definierten Neutral-Null-Stellung gemessen.

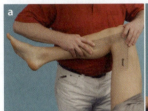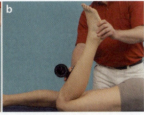

Abb. 2.1 a, b. Möglichkeiten einer Objektivierung des ROM
Die standardisierte Messung des ROM mit einem Goniometer (a) ist eine reproduzierbare Erhebung der Gelenkbeweglichkeit. Das Plurimeter (b) stellt eine Alternative zum Winkelmesser dar. Mit dem Plurimeter können ebenfalls die Gradzahlen nach der Neutral-Null-Methode erhoben werden.
Die Ergebnisse beider Messmethoden können jeweils vor sowie nach der Behandlung protokolliert werden.

Visuelle Analog-Skala (VAS)
Die VAS wird verwendet, um den subjektiven Parameter Schmerz vor, während und nach der Therapie zu objektivieren. Mit ihr kann u. a. der Beschwerdegrad, z. B. hinsichtlich funktioneller Einschränkungen, gemessen werden.

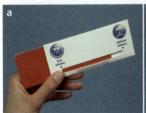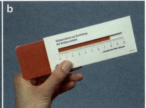

Abb. 2.2 a, b. Visuelle Analog-Skala (VAS)
Der Patient wird gebeten, den Grad seiner Beschwerden mittels Schieberegler einzustellen (a). Das Spektrum reicht von keinem Schmerz (bzw. Beschwerden) bis hin zum stärksten Schmerz. Der Therapeut liest den zugehörigen numerischen Wert auf der Rückseite der Skala ab (b).
Dieser Wert kann vor und nach jeder Behandlung erfragt und protokolliert werden.

ZUSAMMENFASSUNG

Differenzialdiagnostik und Funktionsprüfung, Palpation und Objektivierung von Befunden
- Die Differenzialdiagnostik und Funktionsprüfung gibt eine Antwort auf die Frage, welche Struktur im neuro-arthro-muskulären System für die Beschwerden verantwortlich sein könnte. Sie beinhaltet die Lokalisation des betroffenen Bereichs bzw. der Struktur, die rotatorische Bewegungsprüfung, die translatorische Testung sowie die Widerstandstests.
- Im Anschluss werden verschiedene Strukturen wie Haut, Muskeln und Sehnen auf mögliche Veränderungen palpiert.
- Zur Objektivierung und Dokumentation der Untersuchungs- und Behandlungsergebnisse eignen sich die Neutral-Null-Messung und die Visuelle Analog-Skala.
- Anhand der durchgeführten Diagnostik (inklusive der Anamnese und Inspektion) wird eine Arbeitshypothese aufgestellt, eine Therapie ausgewählt und eine Probebehandlung durchgeführt. Auf der Grundlage ihres Ergebnisses wird die Arbeitshypothese bestätigt oder neu formuliert und die Auswahl der Behandlungstechniken gegebenenfalls erweitert oder verändert.

ÜBERPRÜFEN SIE IHR WISSEN

- Benennen Sie die vier Elemente der Anamnese.
- Welches sind die sieben „W", wo ordnen Sie diese ein?
- Worin unterscheidet sich die direkte von der indirekten Inspektion?
- Beschreiben Sie die Differenzierung des neuralen Systems von arthro-muskulären Strukturen.
- Durch welche Untersuchungsgänge bekommen Sie eine Information darüber, ob es sich um eine kapsuloligamentäre Verkürzung, eine hypertone Längenminderung oder eine strukturelle Verkürzung der Muskulatur handelt? Nehmen Sie dazu das Beispiel einer eingeschränkten Knieflexion.
- Welche Endgefühle kennen Sie, für welche Strukturen sind diese jeweils kennzeichnend?
- Nennen Sie Möglichkeiten der Objektivierung Ihrer Befunde.

2

2.2   Therapie

LERNZIELE

Kenntnisse über

die Vorbereitung sowie Durchführung der einzelnen
Phasen der Muskeldehnung nach der AED-Methode
mit anschließender Stimulation der Antagonisten

Ist der Muskel, der eine Bewegung mechanisch ein-
schränkt, identifiziert und eine Indikation gestellt, wird er
entspannt bzw. gedehnt. Das erklärte Ziel einer Muskeldehnung ist eine selektive Vergrößerung der Ursprungs-
Ansatz-Distanz dieses Muskels. Die alleinige Dehnung
eines Muskels führt nicht zum Erfolg in einem neuro-arthro-muskulären Gesamtsystem. In jedem Fall und insbesondere bei Verdacht auf eine reflektorisch bedingte anatomische Längenminderung, muss die Ursache gefunden
und behandelt werden. Dabei sind mögliche Ursachen aus
dem Bewegungssystem sowie anderer Systeme in Beziehung zum somatischen System (z. B. viszerales System,
energetische und emotionale Ebene) zu setzen und im
Rahmen der therapeutischen Interventionen zu berücksichtigen. Speziell bei schmerzbedingten reflektorischen
Bewegungseinschränkungen, bei denen eine Struktur
geschützt werden soll, wird eine Dehnung nicht erfolgreich sein und möglicherweise die Symptome sogar verstärken. Unter Umständen kann sie durch die vegetative
Verschaltung aber auch dazu beitragen, positiven Einfluss
auf andere Strukturen zu nehmen (◘ Wirkmechanismen,
S. 23 ff. sowie Thoraxregion, S. 107 f.).

Zunächst wird der Muskel erwärmt. Es ist wichtig, ihn
vor Einnehmen einer Dehnstellung zu erwärmen, um Verletzungen zu vermeiden. Dies kann durch verschiedene aktive und passive Maßnahmen geschehen. Durch vorheriges
Aufwärmen wird die Durchblutung gesteigert und damit
ATP angeboten. Dies führt beim passiven Hypertonus zum
Abtransport der Kalziumionen in das sarkoplasmatische
Retikulum und damit zur Entspannung, die eine Dehnung
unter Umständen nicht mehr erforderlich macht.

**Beispiele für aktive und passive Maßnahmen zur Erwär-
mung:**
- Wärmeanwendungen
- Funktionsmassage
- Massage
- Isometrische Kontraktionen
- aktive Bewegung (z. B. Laufen/Radfahren)

2.2.1   Phasen der Muskeldehnung

1. Einnehmen der Ausgangsstellung
→ aktiv durch den Patienten/Sportler oder
→ passiv durch den Therapeuten

- Bei mehrgelenkigen Muskeln wird über das weniger empfindliche (evtl. weniger schmerzhafte)
Gelenk (= oft das größere Gelenk) gedehnt, das
kleinere bzw. andere Gelenk/e wird/werden – je
nach Funktion des Muskels dreidimensional – in
das maximale ROM eingestellt (z. B. Dehnung der
Handgelenksstrecker über EBG-Extension bei
maximal eingestellter Handgelenksflexion). Ist
kein maximales ROM in diesem Gelenk möglich,
beispielsweise bei einer extremen Verkürzung des
Muskels (◘ M. sternocleidomastoideus, S. 194 f.),
muss zunächst diese Gelenkstellung nach den folgenden Prinzipien erarbeitet werden.
- Bei mehrgelenkigen Muskeln: Modifizierung der
Durchführung bei Schmerzen in einem Gelenk →
Einstellung des Gelenkes im schmerzfreien Bereich
und anschließende Dehnung über ein Nachbargelenk (◘ z. B. Dehnung des M. rectus femoris über
das Hüftgelenk bei patellofemoralem Schmerzsyndrom, S. 217). Liegt eine Indikation für Muskeldehnung bei Schmerzen in beiden Gelenken vor →
manuelle Querdehnung in maximal möglicher
schmerzfreier Einstellung.
- Nachbargelenke dürfen nicht belastet werden,
deshalb wird der Bereich entsprechend gelagert
und/oder verriegelt (◘ z. B. LWS-Flexion bei Dehnung des M. rectus femoris, S. 84 f.)
- Die Lagerung muss insgesamt stabil und schmerzfrei sein, damit der Patient optimal entspannen
kann.
- Das neurale System sollte dabei immer frei von
Spannung sein. Dies wird durch die Ausgangsstellung oder zusätzliche Einstellungen wie z. B. HWS-
Lateralflexion zur gleichen Seite oder Adduktion
des Glenohumeralgelenkes bei Dehnung der Hand-
muskulatur erreicht.
- Das Gelenk (über das gedehnt werden soll) wird
bis zu einem leichten muskulären Widerstand in
die eingeschränkte Richtung bewegt:

→ weich-elastischer Widerstand bei hypertoner Längenminderung

→ fest-elastischer Widerstand bei struktureller Verkürzung

2. Isometrische Vorspannung

- In der eingestellten Position wird eine isometrische Kontraktion der zu dehnenden Muskulatur ausgeführt. Dazu gibt der Therapeut einen statischen Widerstand, gegen den der Patient halten soll.
- Die Kontraktion sollte maximal und schmerzfrei sein.
- Die optimale Intensität muss individuell angepasst werden, da nicht jeder Patient einen optimalen Entspannungszustand auf eine maximale Kontraktion erreicht. Ebenso verhält es sich mit den Faktoren Dauer (nicht zu lange, um die Gefäße nicht dauerhaft zu komprimieren, „so kurz wie möglich, aber so lange wie nötig", ca. 5 Sekunden) und Wiederholung der Anspannung.
- Die Anspannung wird mehrfach wiederholt, bis eine optimale nachfolgende Entspannung des Muskels erreicht wird. (Tipp: isometrische Kontraktionen vor dem Bewegungsende, d. h. noch nicht im muskulären Widerstand, bewirken einen optimalen Aufwärmeffekt).
- Während der Anspannung soll keine Bewegung entstehen.
- Der Patient soll sich auf die Anspannung (und später auch auf die Entspannung und die Dehnung) konzentrieren.
- Bei der Eigendehnung wird zur Anspannung des Muskels der statische Widerstand durch ein Hilfsmittel (z. B. Schrank, Wand, Tisch, Boden, kleines Gewicht) bzw. den eigenen Körper (z. B. Hand gegen Fuß) gegeben.

3. Entspannen und Dehnen

- Der Patient entspannt den Muskel, der Therapeut stabilisiert die Position des Gelenkes, so dass während der Entspannung keine Bewegung entstehen kann.
- Nun schließt sich die eigentliche Dehnphase an: der Therapeut bewegt langsam und vorsichtig weiter in die eingeschränkte Bewegungsrichtung (dies sind wenige Grade). Die Vergrößerung des ROM kann mit der Ausatmung des Patienten verbunden werden. Dabei bleibt – bei mehrgelenkigen Muskeln – die Einstellung des anderen Gelenkes/der

anderen Gelenke exakt bestehen (z. B. beim M. extensor carpi radialis brevis: Stabilisieren der maximalen Volarflexion der Hand bei Vergrößerung der EBG-Extension).

- Die statische Dehnung wird nun für eine Dauer von ca. 15–30 Sekunden (bis zwei Minuten) gehalten.
- Nie über die Schmerzgrenze dehnen!
- Der Patient soll ein deutliches Dehngefühl im Zielmuskel empfinden. Dies kann unter Umständen mit einem „angenehmen" Schmerzgefühl verbunden sein.
- Bei strukturell verkürzten Muskeln ist eine längere Dauer und höhere Intensität des Reizes notwendig als bei hypertonen Längenminderungen.
- Es kann eine Traktion im Gelenk gegeben werden, wenn sehr große Kräfte auf das Gelenk einwirken (◧ z. B. M. extensor hallucis longus, S. 65 oder Mm. scaleni, S. 193).
- Bei Schmerzen in den Gelenken bei Vergrößerung des ROM kann der Muskel auch manuell quer zu seinem Verlauf gedehnt werden.

4. Wiederholung

Wenn der Widerstand nachlässt, wird die Methode des Anspannens, Entspannens und Dehnens wiederholt und zwar so oft, wie eine Verbesserung des Bewegungsausmaßes erreicht werden kann und ein Längengewinn bzw. Nachgeben spürbar ist (ca. 2–4 Wiederholungen). Damit ist die Dehnphase beendet.

5. Stimulation der Antagonisten

- Der Patient wird aufgefordert, die erreichte Dehnstellung aktiv zu halten bzw. zu versuchen, weiter in die Dehnrichtung zu bewegen.
- Dazu gibt der Therapeut in der erreichten Stellung einen maximalen, dynamischen Widerstand gegen die Bewegung (in der Regel ist dafür ein Griffwechsel erforderlich).
- Bei der Eigendehnung erfolgt der Widerstand durch den Körper oder ein entsprechendes Hilfsmittel.

6. Instruktion zur Eigendehnung und alltagsspezifische Informationen

Der Patient/Sportler wird angeleitet, die Dehnung des betroffenen Muskels selbstständig durchzuführen und in den Alltag zu integrieren. Aus Anamnese und Untersuchung ergeben sich weitere Aspekte hinsichtlich Ergonomie, Ernährung, Training etc.

2.2.2   Wie oft?

- Die Häufigkeit der Behandlung ist abhängig von den Belastungen und Anforderungen des Alltags sowie davon, ob es sich um eine manifestierte Längenminderung und Verkürzung handelt → je stärker das Ausmaß dieser Veränderungen ist, desto regelmäßiger muss gedehnt werden.
- Mittel- und langfristige Anwendungen von Dehnungen versprechen einen größeren Erfolg als kurzfristige, unregelmäßige Applikationen. Mehrmals kurz ausgeführte Dehnungen sind dabei effektiver als einmalige und zu stark applizierte Dehnungen.
- Evjenth und Hamberg (1990) empfehlen beispielsweise tägliches Dehnen, Wilkinson (1992) 1-mal wöchentlich.
- Regelmäßiges Dehnen und Kräftigen der Muskulatur sind in der Rehabilitation von Patienten solange unerlässlich, bis die Biomechanik physiologisch wieder hergestellt ist und auf automatisierte und ökonomische Haltungs- und Bewegungsmuster zurückgegriffen werden kann. Diese optimierten Bewegungsmuster müssen, vor allem bei längerem Bestehen von Verkürzungen, mit Hilfe von weiteren therapeutischen Maßnahmen erarbeitet werden. Ist die normale Beweglichkeit erreicht, geht es um deren Nutzung im Alltag. Nur dann kann die Verbesserung des ROM dauerhaft erhalten werden.

MEMO

Ausgewählte Möglichkeiten der Optimierung und Kombination mit anderen Therapieformen:
- Kräftigung der Antagonisten
- Massage
- Querdehnung
- Funktionsmassage
- Manuelle Therapie
- Vojta
- PNF
- Medizinische Trainingstherapie
- Ernährungsberatung
- Optimierung der Trinkmenge und Getränkewahl
- Kraniosakrale und viszerale Osteopathie
- Neurodynamik
- Myofascial Release
- Strain-Counterstrain

ZUSAMMENFASSUNG

- Zur Vorbereitung auf die Muskeldehnung werden aktive und/oder passive Maßnahmen zur Erwärmung des Zielmuskels durchgeführt.
- Anschließend wird die Muskeldehnung durchgeführt:
  1. **Einnehmen der ASTE**
  2. **isometrische Vorspannung des zu dehnenden Muskels**
  → mehrmalig, so kräftig und so kurz wie möglich, aber so lange wie nötig, um eine optimale nachfolgende Entspannung zu erreichen (ca. 5 Sekunden)
  3. **Entspannen und Dehnen**
  → langsames und vorsichtiges Weiterbewegen in die eingeschränkte Richtung (Vergrößerung des ROM), dann statisches Halten der Position (ca. 15–30 Sekunden, bis zwei Minuten)
  → bei strukturell verkürzten Muskeln ist eine längere Dauer und höhere Intensität des Reizes notwendig als bei hypertonen Längenminderungen
  4. **Wiederholung von 2. und 3.**
  → solange eine Verbesserung des Bewegungsausmaßes erreicht werden kann und ein Längengewinn bzw. Nachgeben spürbar ist (ca. 2–4 Wiederholungen)
  5. **Stimulation der Antagonisten**
  → gegen einen maximalen, dynamischen Widerstand (aus der erreichten Position heraus)
  6. **Instruktion zur Eigendehnung und alltagsspezifische Informationen**
- Zusätzlich zur Muskeldehnung sollten Maßnahmen zur Optimierung der Ergebnisse erfolgen.

ÜBERPRÜFEN SIE IHR WISSEN

- Beschreiben Sie mögliche vorbereitende Maßnahmen und die einzelnen Phasen der Muskeldehnung nach der AED-Methode mit anschließender Stimulation der Antagonisten.
- In welchen Fällen werden die Sonderformen „Querdehnung" und „Dehnung mit Traktion" eingesetzt?
- Wie oft sollten Muskeldehnungen ausgeführt werden?

Diagnostik und Therapie – speziell

3

3.1 Fußregion

3.1.1 Basics

Bewegungen/ROM/Endgefühl/Kapselmuster

1. Oberes Sprunggelenk (Art. talocruralis)
- **Plantarflexion/Dorsalextension:** 50°/0°/25°
- **Endgefühl:** fest-elastisch (Dorsalextension aufgrund des M. triceps surae oft weich-elastisch)
- **Kapselmuster:** Plantarflexion > Dorsalextension

2. Unteres Sprunggelenk (Art. subtalaris und Art. talocalcaneonavicularis) und Fußwurzel
- **Inversion** (= Plantarflexion, Adduktion und Supination)/**Eversion** (= Dorsalextension, Abduktion und Pronation): 50°/0°/25°
- **USG und Kalkaneokuboidalgelenk:** größeres ROM, ca. 80% der Gesamtbewegung
- **Die anderen intertarsalen Verbindungen:** kleineres ROM (ca. 20%), von tibial nach fibular zunehmend
- **Endgefühl:** fest-elastisch (für alle Bewegungsrichtungen)
- **Kapselmuster:** nicht beschrieben

3. Mittelfuß (Artt. intermetatarsales und tarsometatarsales I–V) und Zehengelenke (Artt. metatarsophalangeae I–V sowie interphalangeae proximales und distales II–V und Art. interphalangea der Großzehe)
- **Mittelfuß:** Betonung/Abflachung der Fußwölbung
- **Zehengelenke:**
  - Flexion/Extension
    - MTPG I–V: 45°/0°/70°
    - PIPG II–V: 70°/0°/0°
    - DIPG II–V: 60°/0°/30°
    - IP der Großzehe: 80°/0°/0°
  - Abduktion/Adduktion
    - MTPG I–V: 10°/0°/20°
- **Endgefühl:** fest-elastisch (für alle Bewegungsrichtungen)
- **Kapselmuster:**
  - Zehengelenke: Flexion > Extension
  - Mittelfuß: nicht beschrieben

Vegetatives Ursprungsgebiet der Fußregion: T10–L2

Gleiten

1. Oberes Sprunggelenk
- **Plantarflexion/Dorsalextension:** Bei Plantarflexion gleitet der Talus gegenüber dem Unterschenkel nach anterior, bei Dorsalextension nach posterior.

2. Unteres Sprunggelenk und Fußwurzel
- **Inversion/Eversion:**
  - USG: Bei Inversion (Varusstellung der Ferse) gleitet der Kalkaneus in der vorderen Kammer nach tibial und in der hinteren Kammer nach fibular. Bei Eversion (Valgusstellung der Ferse) ist es umgekehrt.
  - Fußwurzel: Bei Inversion gleiten Os cuneiforme mediale und Os naviculare nach dorsal, gleichzeitig gleiten Os cuneiforme laterale und Os cuboideum nach plantar. Bei Eversion ist es umgekehrt.
- **Plantarflexion/Dorsalextension:**
  - USG: Der Kalkaneus gleitet gegenüber dem Talus nach posterior bzw. nach anterior.
  - Fußwurzel: Die Fußwurzelknochen gleiten bei Plantarflexion gegenüber ihrem proximalen Gelenkpartner nach plantar, bei Dorsalextension entsprechend nach dorsal.

3. Mittelfuß und Zehengelenke
- **Plantarflexion/Dorsalextension:**
  - Mittelfuß: Die Ossa metatarsi gleiten bei Plantarflexion nach plantar, bei Dorsalextension nach dorsal.
  - Zehengelenke: Bei Flexion gleiten die Phalangen nach plantar und bei Extension nach dorsal.
- **Supination/Pronation:**
  - Mittelfuß: Bei Supination gleiten die Ossa metatarsi III–V nach plantar und das Os metatarsi I nach dorsal. Bei Pronation ist es umgekehrt.
- **Abduktion/Adduktion:**
  - MTPG I–V: Es findet ein Gleiten der Phalanx proximalis nach tibial und fibular statt, und zwar entsprechend der Bewegung. Alle Bewegungen vom zweiten Strahl weg werden als Abduktion, alle zum zweiten Strahl hin als Adduktion bezeichnet.

Pathologie
Beschwerden aus der Lumbalregion können sich im Bereich des Fußes präsentieren. Aus der oberen LWS kann der Ausläufer des N. femoralis (N. saphenus) Symptome

verursachen. Radikuläre Symptomatiken sind hier selten, der Nerv kann jedoch durch einen hypertonen M. psoas major komprimiert werden. Das vegetative Ursprungsgebiet des Unterschenkel-Fußbereichs befindet sich im thorakolumbalen Übergang. Schmerzen aufgrund von Irritationen der LWS, einiger innerer Organe sowie der gesamten unteren Extremität lösen durch die vegetative Verschaltung eine reflektorische Hypomobilität des Gebietes von T10 bis L2 aus. Durch die Steigerung der sympathischen Reflexaktivität kann somit ein Hypertonus der Fußmuskulatur vegetativ unterhalten werden. Spezielle Techniken (z. B. Massage und Wärmeanwendungen) im thorakolumbalen Übergang in Kombination mit der Behandlung des auslösenden Bereichs führen zu einer Senkung der Sympathikusaktivität und schaffen damit die Voraussetzung, um den Tonus zu senken.

Aus der unteren LWS (neigt zur Hypermobilität!) können Irritationen des N. tibialis und des N. peroneus symptomatisch werden. Diese sind von anderen Ursachen durch eine entsprechende Testung der neuralen Strukturen gut zu differenzieren (◨ Differenzialdiagnostik, S. 54 f. sowie Lumbalregion, S. 88 ff.). Ausstrahlende Schmerzen aus dem Hüft- und Kniegelenk sind dagegen vergleichsweise seltener.

Ligamentäre Läsionen im Fußbereich sind bei der rotatorischen Bewegungsprüfung und den Stabilitätstests erkennbar. Frakturen, freie Gelenkkörper oder Luxationen sind meist durch ein entsprechendes Trauma und starke Schmerzen oder Blockierung bei Bewegung gekennzeichnet. Im Falle biomechanischer Störungen müssen auch die tibiofibularen Verbindungen (proximales Gelenk und distale Syndesmose) untersucht werden.

Bei muskulären Längenminderungen und Ansatztendopathien sollten alle arthrogenen Strukturen auf Hyper- oder Hypomobilitäten untersucht werden. So ist es beispielsweise wenig sinnvoll, den M. adductor hallucis bei bestehendem Hallux valgus zu dehnen, ohne den

MEMO

Beim Inversionstrauma wird der laterale Bandapparat verletzt (oft Lig. fibulotalare anterius). Während der Funktionsprüfung fallen eine schmerzhafte Plantarflexion, Supination und Adduktion des Fußes auf. Im akuten Stadium sind Schwellungen oder Hämatome sichtbar. Im subakuten Stadium zeigt der Stabilitätstest eine verstärkte laterale Aufklappbarkeit.

möglicherweise ursächlichen Spreizfuß zu behandeln. Des Weiteren führt eine Friktionsbehandlung am Ansatz des M. tibialis posterior zu keinem Erfolg, wenn nicht zusätzlich der Pes planovalgus beeinflusst und die Hyperpronation beim Laufen limitiert wird.

Veränderungen des Fußes haben Einfluss auf Statik und Dynamik des Körpers. Ein Pes planovalgus kann z. B. eine Valgusstellung des Knies und Fehlzentrierung des Hüftgelenkes oder eine skoliotische Fehlhaltung der Wirbelsäule auslösen und dadurch zusätzlich Beschwerden verursachen (z. B. ein patellofemorales Schmerzsyndrom durch Vergrößerung des Quadricepswinkels, ▶ S. 217). Aus diesen Gründen sollten neben Mobilisation, Dehnung und Kräftigung komplementäre Maßnahmen in Erwägung gezogen werden, die das Gewölbe bei statischer und dynamischer Belastung ausreichend abstützen (z. B. orthopädische Einlagen und Schuhzurichtungen).

Nicht zuletzt spiegelt sich der Körper über Reflexzonen und Meridiane am Fuß wider. Bei entsprechenden Auffälligkeiten in der Anamnese bzw. bei Therapieresistenz sollte auch an energetische Störungen gedacht werden, ebenso an Symptome einer entzündlich rheumatischen Erkrankung wie z. B. Morbus Bechterew, der sich im Frühstadium häufig durch nächtliche Fersenschmerzen bemerkbar macht.

Muskeln, die zur hypertonen Längenminderung oder strukturellen Verkürzung neigen:

- M. gastrocnemius
- M. plantaris
- M. soleus
- M. tibialis posterior
- Mm. flexores digitorum und hallucis longus
- Mm. extensores digitorum und hallucis longus
- M. adductor hallucis

Muskeln, die zur Abschwächung neigen:

- M. peroneus longus und M. peroneus brevis
- M. abductor hallucis
- Mm. interossei und Mm. lumbricales
- M. tibialis anterior (kann auch hyperton reagieren, z. B. nach Bergsteigen)

3

Differenzialdiagnostik

Symptomatik bei Dorsalextension (Symptome posterior)

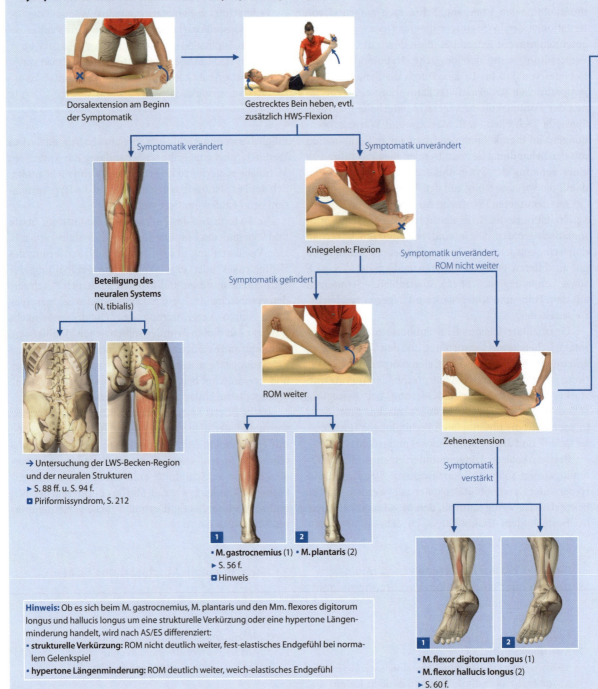

Dorsalextension am Beginn der Symptomatik

Gestrecktes Bein heben, evtl. zusätzlich HWS-Flexion

Symptomatik verändert

Symptomatik unverändert

Beteiligung des neuralen Systems (N. tibialis)

Kniegelenk: Flexion

Symptomatik unverändert, ROM nicht weiter

Symptomatik gelindert

→ Untersuchung der LWS-Becken-Region und der neuralen Strukturen
▸ S. 88 ff. u. S. 94 f.
▫ Piriformissyndrom, S. 212

ROM weiter

Zehenextension

Symptomatik verstärkt

1 **2**

▪ **M. gastrocnemius** (1) ▪ **M. plantaris** (2)
▸ S. 56 f.
▫ Hinweis

1 **2**

▪ **M. flexor digitorum longus** (1)
▪ **M. flexor hallucis longus** (2)
▸ S. 60 f.
▫ Hinweis

Hinweis: Ob es sich beim M. gastrocnemius, M. plantaris und den Mm. flexores digitorum longus und hallucis longus um eine strukturelle Verkürzung oder eine hypertone Längenminderung handelt, wird nach AS/ES differenziert:
▪ **strukturelle Verkürzung:** ROM nicht deutlich weiter, fest-elastisches Endgefühl bei normalem Gelenkspiel
▪ **hypertone Längenminderung:** ROM deutlich weiter, weich-elastisches Endgefühl

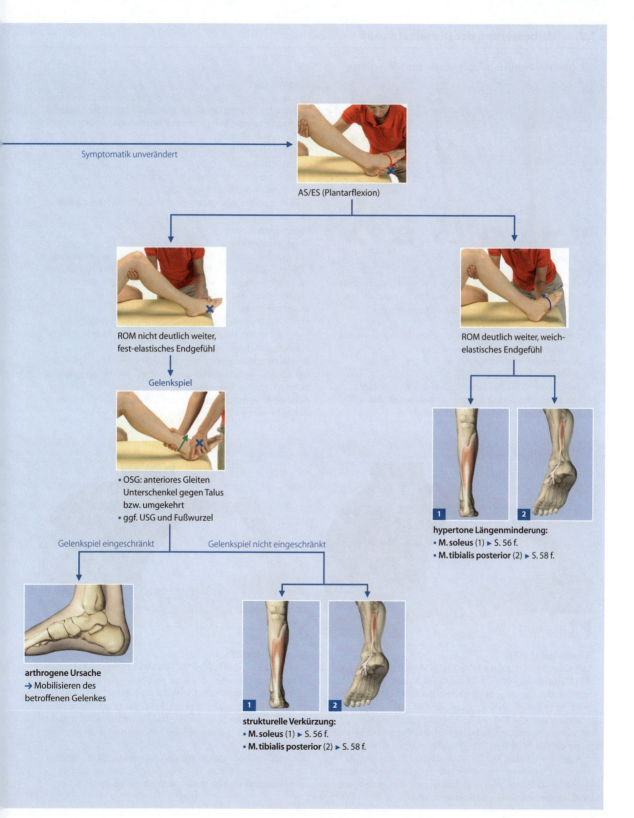

Symptomatik unverändert

AS/ES (Plantarflexion)

ROM nicht deutlich weiter,
fest-elastisches Endgefühl

Gelenkspiel

- OSG: anteriores Gleiten
  Unterschenkel gegen Talus
  bzw. umgekehrt
- ggf. USG und Fußwurzel

Gelenkspiel eingeschränkt

Gelenkspiel nicht eingeschränkt

arthrogene Ursache
→ Mobilisieren des
betroffenen Gelenkes

1 **2**

strukturelle Verkürzung:
- M. soleus (1) ► S. 56 f.
- M. tibialis posterior (2) ► S. 58 f.

ROM deutlich weiter, weich-
elastisches Endgefühl

1 **2**

hypertone Längenminderung:
- M. soleus (1) ► S. 56 f.
- M. tibialis posterior (2) ► S. 58 f.

3.1.2   Verbesserung der Dorsalextension

M. gastrocnemius, M. plantaris und M. soleus

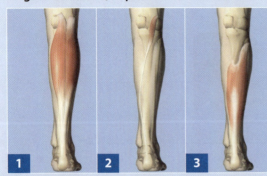

1   **2**   **3**

Anatomie

M. gastrocnemius (1)

U: ▪ Caput mediale: proximal des Condylus medialis femoris
▪ Caput laterale: proximal des Condylus lateralis femoris
▪ einige Fasern beider Köpfe entspringen von der posterioren Kniegelenkskapsel

A: zusammen mit der Sehne des M. soleus als „Achillessehne" am Tuber calcanei, proximal und tibial

! Kennmuskel für das Segment S1

M. plantaris (2)

U: proximaler Anteil des Condylus lateralis femoris (anterior des M. gastrocnemius), posteriore Kniegelenkskapsel

A: legt sich tibial an die Achillessehne an

M. soleus (3)

U: Caput und Facies posterior fibulae (proximales Drittel) sowie am mittleren Drittel der Tibia; zwischen diesen beiden Ursprüngen befindet sich ein fibröser Bogen = Arcus tendineus musculi solei

I: aller drei Muskeln: N. tibialis (S1–S2)

Besonderheiten

▪ Durch den Arcus tendineus musculi solei treten N. und A. tibialis in die tiefe Flexorenloge ein.
▪ Die Mm. soleus und gastrocnemius bilden mit ihren drei Köpfen den M. triceps surae.

Funktionen

M. gastrocnemius

▪ Plantarflexion und Varusstellung des Kalkaneus (Inversion) im OSG/USG; Flexion im Kniegelenk, stabilisiert den posterioren Kniegelenksbereich, verhindert gemeinsam mit dem M. popliteus und M. plantaris Hyperextension

M. triceps surae

▪ kann das gesamte Körpergewicht heben (Gang, Zehenstand) und verhindert, dass der Körper über das OSG nach vorn kippt

Praxistipp/Pathologie

Achillessehnenruptur: tritt meist in der schlecht vaskularisierten Zone (2–6 cm proximal des Ansatzes) und bei degenerativ vorgeschädigter Sehne auf.

Achillodynie: beschreibt einen chronischen oder rezidivierenden Schmerzzustand der Sehne.

Untersuchung

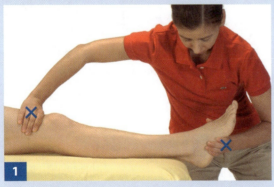

1

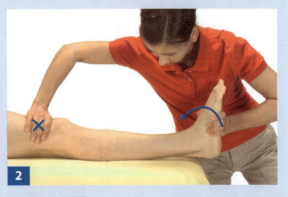

2

Längentest (ASTE)

Das Kniegelenk ist für die Testung des M. gastrocnemius und des M. plantaris gestreckt, für die des M. soleus gebeugt. Der T umfasst den Oberschenkel proximal der Patella und stabilisiert die Extension im Kniegelenk (Test Mm. gastrocnemius und plantaris) oder den distalen Unterschenkel (Test des M. soleus). Die andere Hand umgreift die Fußwurzel von plantar.
Hinweis: Die RL ist dem Sitz vorzuziehen, um das neurale System zu entlasten. Die Zehen sind während des Tests locker, um eine Längenminderung der langen Zehenflexoren auszuschließen. ◘ Differenzialdiagnostik zu neuralen, arthrogenen und anderen muskulären Strukturen, S. 54 f.

Längentest (ESTE)

Der T versucht, den Fuß im OSG und USG in maximale Dorsalextension zu bewegen. Die Mm. gastrocnemius und plantaris, bzw. bei flektiertem Kniegelenk der M. soleus, sind zu kurz, wenn die Bewegung eingeschränkt ist, das Endgefühl weich- bzw. fest-elastisch ist und im Verlauf ein Dehngefühl entsteht. Die Valgusstellung (Eversion) des Kalkaneus ist dann ebenfalls eingeschränkt.
Hinweis: Bei einer Längenminderung des M. tibialis posterior sind im Gegensatz zum M. soleus zusätzlich die Abduktion und Pronation eingeschränkt (◘ M. tibialis posterior, S. 58).

Dehnung

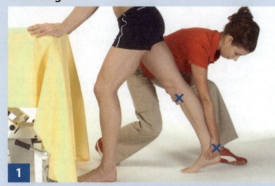

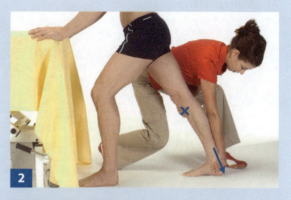

ASTE
P in Schrittstellung, das zu dehnende Bein steht hinten. Eine Hand des T umfasst den proximalen Unterschenkel von anterior und stabilisiert die Extension des Kniegelenkes. Die andere Hand umfasst von posterior die Ferse. Der T bewegt den Fuß des P so weit wie möglich in Dorsalextension, indem er die Ferse nach unten schiebt. Zusätzlich kann er den Kalkaneus in Richtung Valgus bewegen. Der P führt gegen den Widerstand des T eine isometrische Kontraktion in Richtung Plantarflexion aus.
Hinweis: Der Vorfuß kann zur Maximierung der Verlängerung z. B. auf einem Keil stehen.

ESTE/Stimulation der Antagonisten
Nachdem der P entspannt hat, bewegt der T den Fuß weiter in Dorsalextension. Durch schrittweises AS/ES geht er bis zum Bewegungsende und hält die Position. Ist die Dehnung beendet, bewegt der P die Ferse gegen Widerstand weiter nach unten in die maximal mögliche Dorsalextension. Dabei versucht er, die Fußspitze vom Boden abzuheben.
Variante: Zur isolierten Verlängerung des M. soleus wird bei Bodenkontakt des gesamten Fußes das Kniegelenk schrittweise flektiert. Er kann auch in RL bei flektiertem Kniegelenk gedehnt werden. Für beide Varianten wird bei einem abgeflachten Längsgewölbe mit einem Sandsack unterlagert.

Eigendehnung

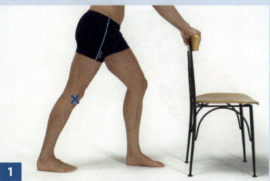

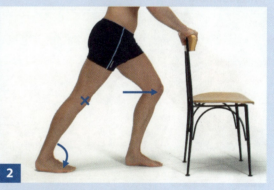

ASTE
Stützen Sie sich in Schrittstellung an einem Stuhl o. Ä. ab. Das rechte Bein steht mit gestrecktem Kniegelenk hinten, die Ferse hat Bodenkontakt. Das linke Bein steht etwas gebeugt weiter vorn. Drücken Sie den rechten Vorfuß so in den Boden, als sollte die Ferse abheben.
Hinweis: Das Verwenden eines Keils o. Ä. (z. B. ein Buch) unter dem Vorfuß verstärkt die Verlängerung. Außerdem ist bei einem abgeflachten Längsgewölbe ein Sandsack o. Ä. unter der Fußinnenseite zu empfehlen.

ESTE/Stimulation der Antagonisten
Entspannen Sie. Beugen Sie das linke Knie weiter nach vorn, wobei Sie rechts die Ferse auf dem Boden und das Knie gestreckt lassen. Der Oberkörper folgt der Bewegung nach vorn. Durch schrittweises AS/ES kommen Sie in die maximale Dehnung, bis ein Dehngefühl im Wadenbereich spürbar ist. Halten Sie die Position. Im Anschluss an die Dehnung versuchen Sie, den rechten Vorfuß aktiv vom Boden abzuheben. Dabei lassen Sie die Ferse auf dem Boden.
Hinweis: Bei Betonung des M. soleus wird zur Dehnung das rechte Knie schrittweise gebeugt (Ausführung ▫ M. tibialis posterior, S. 59).

3.1.3 Verbesserung der Eversion (Dorsalextension, Pronation, Abduktion)

M. tibialis posterior

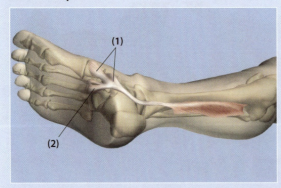

Anatomie
U: Facies posterior tibiae und Facies medialis fibulae (jeweils proximale 2/3), Membrana interossea cruris
- tibiale Fasern (1): als kräftige Sehne an der Tuberositas ossis navicularis sowie jeweils am Os naviculare und Os cuneiforme I von plantar, Kapsel der Art. cuneonavicularis I
- fibulare Fasern (2): unter der Fußsohle zu den Ossa cuneiformia II und III, einige Fasern zum Os cuboideum, evtl. zu den Basen der Ossa metatarsi II–IV
- etwas weiter proximal inserieren einige Fasern zusätzlich am vorderen Rand des Sustentaculum tali des Kalkaneus
I: N. tibialis (L5–S1)

Besonderheiten
- Die Sehne verläuft auf dem hinteren Teil des medialen Malleolus nach distal und zieht dann vor dem Sustentaculum tali des Kalkaneus weiter.
- In diesem Bereich wird die Sehne von einer Vagina synovialis und gemeinsam mit den Mm. flexores digitorum longus und hallucis longus vom Retinaculum mm. flexorum umgeben.
- Die Sehne des M. tibialis posterior teilt sich direkt vor dem Os naviculare in die einzelnen Faseranteile.

Funktionen
- Inversion des Fußes (Plantarflexion/Supination/Adduktion)
- Stabilisation des Fußgewölbes (gemeinsam mit dem M. peroneus longus)
- verhindert, dass der Körper über das OSG nach vorne kippt

Praxistipp/Pathologie
Tibialis posterior-Syndrom: oder „Posterior Shin Splint", Irritation des Muskels, eventuell mit Beteiligung des N. tibialis.
- Symptom: Schmerzen im postero-medialen Tibiabereich
- Ursachen: Hyperpronation des Fußes beim Gehen/Laufen, instabiles Fußgewölbe, gestörte arthrogene Mobilität, auch in Kombination mit falschem Schuhwerk
Tendovaginitis: Sehnenscheidenentzündung im Bereich des medialen Malleolus, ebenfalls durch Überlastung bedingt (Ursachen ◨ Tibialis posterior-Syndrom).
Insertionstendopathie: Schmerzen an der Tuberositas ossis navicularis während oder nach Belastung.

Untersuchung

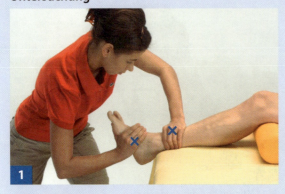

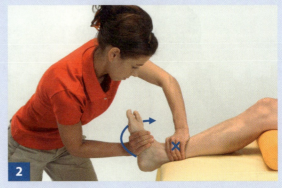

Längentest (ASTE)
P in RL (oder BL, mit 90° flektiertem Knie). Das Knie ist gebeugt unterlagert. Der T umfasst mit einer Hand den Fuß im Bereich des Os naviculare und des Os cuneiforme I von tibial, mit der anderen Hand stabilisiert er den Unterschenkel.
Hinweis: Die RL oder BL ist dem Sitz vorzuziehen, um das neurale System zu entlasten.
Haben Bewegungen des Hüftgelenkes, der WS oder der oberen Exremität Einfluss auf das ROM, deutet dies auf eine neurale Beteiligung hin.
◨ Differenzialdiagnostik zu neuralen, arthrogenen und anderen muskulären Strukturen, S. 54 f.

Längentest (ESTE)
Der T versucht, den Fuß in maximale Eversion (Dorsalextension, Pronation und Abduktion) zu bewegen. Der M. tibialis posterior ist zu kurz, wenn die Bewegung eingeschränkt ist, das Endgefühl weich- bzw. fest-elastisch ist und im Verlauf ein Dehngefühl entsteht.
Hinweis: Bei einer Längenminderung des M. soleus sind mehr die Dorsalextension sowie die Valgusstellung (Eversion) des Kalkaneus eingeschränkt. Er hat im Gegensatz zum M. tibialis posterior distal des USG keinen Einfluss auf die Fußbewegung (◨ M. soleus, S. 56).

Dehnung

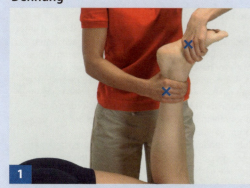

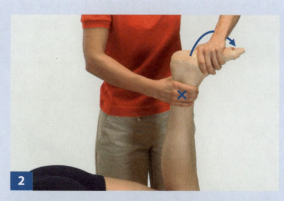

ASTE

P in BL, das Kniegelenk ist 90° flektiert. Der T umfasst mit einer Hand den Fuß im Bereich des Os naviculare und des Os cunei-forme I von tibial, mit der anderen Hand stabilisiert er den Unterschenkel. Er bewegt den Fuß nun so weit wie möglich in Eversion (Dorsalextension, Pronation und Abduktion). Der P führt gegen den Widerstand des T eine isometrische Kontraktion in Richtung Inversion (Plantarflexion, Supination und Adduktion) aus.

ESTE/Stimulation der Antagonisten

Nachdem der P entspannt hat, bewegt der T den Fuß weiter in Eversion (Dorsalextension, Pronation und Abduktion). Durch schrittweises AS/ES geht er bis zum Bewegungsende und hält die Position. Ist die Dehnung beendet, bewegt der P den Fuß gegen den Widerstand des T an der fibularen Dorsalseite weiter in die maximal mögliche Eversion.
Variante: Die Dehnung kann auch in RL mit gebeugtem Kniegelenk ausgeführt werden.

Eigendehnung

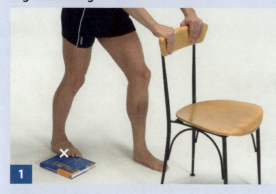

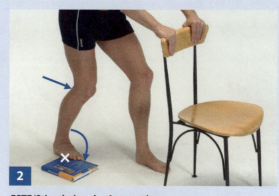

ASTE

Stützen Sie sich in Schrittstellung mit den Händen an einem Stuhl o. Ä. ab. Das rechte Bein steht hinten und ist im Kniegelenk gestreckt. Stellen Sie die Außenseite des rechten Vorfußes auf ein Buch o. Ä., die Ferse steht außerhalb des Buches. Nun beugen Sie das rechte Knie so weit wie möglich. Drücken Sie jetzt die Außenseite des rechten Vorfußes so in den Boden, als sollte die Ferse abheben.
Hinweis: Sollte der Muskel so stark verkürzt sein, dass die Ferse keinen Bodenkontakt hat, wird dieser zunächst schrittweise erarbeitet.

ESTE/Stimulation der Antagonisten

Entspannen Sie. Beugen Sie das rechte Knie weiter nach vorn, wobei Sie die rechte Ferse auf dem Boden lassen. Durch schrittweises AS/ES kommen Sie in die maximale Dehnung, bis ein Dehngefühl an der Innenseite der Wade spürbar ist. Halten Sie die Position. Im Anschluss an die Dehnung versuchen Sie, den rechten Vorfuß nach außen abzuheben. Die Ferse bleibt dabei auf dem Boden.

3

3.1.4 Verbesserung der Zehenextension

M. flexor digitorum longus und M. flexor hallucis longus

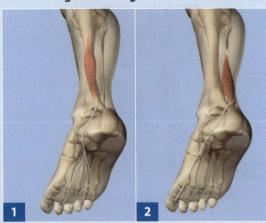

Anatomie
M. flexor digitorum longus (1)
U: Facies posterior tibiae
A: Phalanx distalis, 2. bis 5. Zehe
M. flexor hallucis longus (2)
U: distale 2/3 der Facies posterior fibulae, Membrana inter-
ossea cruris, Septum intermusculare posterius cruris
A: Phalanx distalis der Großzehe
I: beider Muskeln: N. tibialis (L5–S2)

Besonderheiten
- Beide Muskeln verlaufen im medialen Knöchelbereich unter
  dem Retinaculum mm. flexorum. Von vorne nach hinten
  liegen hier: M. tibialis posterior, M. flexor digitorum longus
  und M. flexor hallucis longus.
- Der M. flexor digitorum longus zieht durch eine am Sustentaculum tali befindliche Rinne nach distal. Seine vier Sehnen
  bieten dann den Mm. lumbricales ihren Ursprung und
  durchbohren im Bereich der Grundphalanx den M. flexor
  digitorum brevis.
- Der Sulcus tendinis m. flexoris hallucis longi, posterior am
  Talus gelegen, dient dem M. flexor hallucis longus als
  Umlenkrolle nach anterior, im Weiteren verläuft er unterhalb
  des Sustentaculum tali.

Funktionen
- Zehenflexion
- Inversion des Fußes (Plantarflexion/Supination/Adduktion)
- Stabilisation des Fußgewölbes, insbesondere der M. flexor
  hallucis longus richtet das Fersenbein gegen Valgusstress auf

Praxistipp/Pathologie
Kompression des N. tibialis: Der Nerv kann im Tarsaltunnel
unter dem Retinaculum mm. flexorum komprimiert werden.
- Symptome: Schmerzen, Sensibilitätsstörungen und evtl.
  Parese der kleinen Fußmuskeln
- Ursachen: Überlastung bei Rückfußvalgus, Hyperpronation
  (z. B. Läufer) oder Frakturen des medialen Malleolus/Kalkaneus

Untersuchung

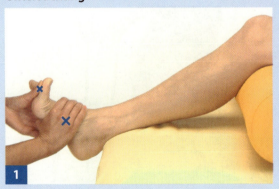
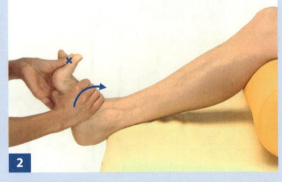

Längentest (ASTE)
P in RL (oder BL, mit 90° flektiertem Knie). Das Knie ist gebeugt
unterlagert. Der T umfasst mit einer Hand die Fußwurzel und
den Mittelfuß, mit der anderen die Großzehe oder die 2. bis 5.
Zehe. Er bewegt die jeweiligen Zehen in allen Gelenken in
maximale Extension und stabilisiert diese Position.
Hinweis: Ist die Zehenextension in Plantarflexion oder Neutralstellung des OSG eingeschränkt, deutet dies auf eine Längenminderung des M. flexor hallucis brevis, des M. flexor digitorum brevis oder eine arthrogene Einschränkung hin.
Eine selektive Einschränkung der MTPG-Extension ist ein Zeichen für eine Verkürzung der Mm. interossei und lumbricales.

Längentest (ESTE)
Der T versucht, den Fuß in maximale Eversion (Dorsalextension,
Pronation und Abduktion) zu bewegen. M. flexor hallucis longus oder M. flexor digitorum longus sind zu kurz, wenn die
Bewegung eingeschränkt bzw. nur bei Nachlassen der eingestellten Zehenextension möglich ist, das Endgefühl weich-
bzw. fest-elastisch ist und im Verlauf ein Dehngefühl entsteht.
Hinweis: ◘ Differenzialdiagnostik zu neuralen, arthrogenen
und anderen muskulären Strukturen, S. 54 f.
Eine Einschränkung der Dorsalextension ohne Zehenextension deutet bei flektiertem Kniegelenk auf eine Verkürzung
des M. soleus oder des M. tibialis posterior hin.

Dehnung

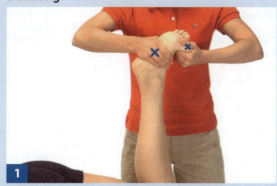

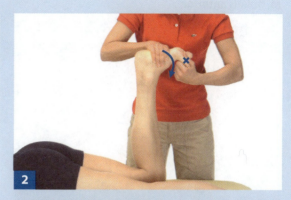

ASTE

P in BL, das Kniegelenk ist 90° flektiert. Der T umfasst mit einer Hand die Fußwurzel und den Mittelfuß, mit der anderen die Großzehe oder die 2. bis 5. Zehe. Er bewegt die jeweiligen Zehen in allen Gelenken in maximale Extension und stabilisiert diese Position. Der Fuß wird nun so weit wie möglich in Eversion (Dorsalextension, Pronation und Abduktion) bewegt. Der P führt gegen den Widerstand des T eine isometrische Kontraktion in Richtung Flexion der Großzehe oder der 2. bis 5. Zehe und Inversion (Plantarflexion, Supination und Adduktion) des Fußes aus.
Hinweis: Bei einer Verkürzung der kurzen Zehenflexoren wird schrittweise über Extension der jeweiligen Zehe verlängert.

ESTE/Stimulation der Antagonisten

Nachdem der P entspannt hat, bewegt der T den Fuß weiter in Eversion (Dorsalextension, Pronation und Abduktion). Durch schrittweises AS/ES geht er bis zum Bewegungsende und hält die Position. Zusätzlich wird eine Traktion an den entsprechenden MCPG gesetzt. Ist die Dehnung beendet, bewegt der P die Großzehe oder die 2. bis 5. Zehe und den Fuß gegen den Widerstand des T an der Dorsalseite weiter in die maximal mögliche Extension sowie Eversion (Dorsalextension, Pronation und Abduktion).
Variante: Die Dehnung kann auch in RL mit gebeugtem Knie ausgeführt werden.

Eigendehnung

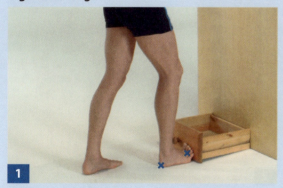

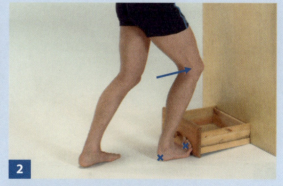

ASTE

Sie stehen in Schrittstellung, das rechte Bein vorn. Die Zehen des rechten Fußes befinden sich gestreckt direkt vor einer herausgenommenen Schublade, die fest an einer Wand o. Ä. steht. Die Ferse steht dabei auf dem Boden. Stützen Sie die Hände nun gegen die Wand oder einen geeigneten Gegenstand (z. B. einen Schrank). Beugen Sie das rechte Knie so weit wie möglich. Spannen Sie jetzt so gegen die Schublade, als ob Sie die Zehen beugen wollten.

ESTE/Stimulation der Antagonisten

Entspannen Sie. Beugen Sie das rechte Knie weiter nach vorn, wobei Sie die rechte Ferse auf dem Boden lassen. Durch schrittweises AS/ES kommen Sie in die maximale Dehnung, bis ein Dehngefühl im Wadenbereich und/oder der Unterseite des Fußes spürbar ist. Halten Sie die Position. Im Anschluss an die Dehnung strecken Sie die Zehen aktiv weiter nach oben. Gleichzeitig versuchen Sie, den Vorfuß vom Boden abzuheben.

3

3.1.5   Verbesserung der Plantarflexion, Pronation und Abduktion

M. tibialis anterior

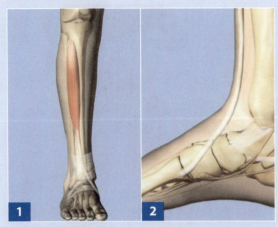

Anatomie

U: Facies lateralis tibiae (proximale Hälfte), Membrana interossea cruris, Fascia cruris, Septum intermusculare laterale

A: Os cuneiforme I und Basis ossis metatarsi I von tibial und plantar, strahlt in die Kapsel der Art. tarsometatarsi I ein

I: N. peroneus profundus (L4–L5)

! Kennmuskel für das Segment L4

Besonderheiten
- Die Sehne des M. tibialis anterior zieht, umhüllt von einer Vagina synovialis, unter den Retinacula musculorum extensorum superius und inferius nach distal.
- Zwischen der Sehne und den Knochen liegt im Ansatzbereich eine Bursa subtendinea.

Funktionen
- Dorsalextension, Supination und Adduktion des Fußes
- in der Spielbeinphase Dorsalextension des Fußes, in der Standbeinphase Umkehr des Punctum fixum nach distal und damit Verlagerung des Unterschenkels nach anterior
- balanciert im Stand gemeinsam mit dem M. soleus den Unterschenkel auf der Talusrolle

Praxistipp/Pathologie

Tibialis anterior-Syndrom: so genanntes vorderes Kompartmentsyndrom bzw. „Anterior Shin Splint".
- Ursache: Eine Überlastung des Muskels führt zu einem Entzündungsödem, auch ein Hämatom nach Frakturen ist eine mögliche Pathogenese. Aufgrund der Einbettung des Muskels durch Knochen, Faszien und Retinakula in der tibialen Loge ist eine Ausdehnung nicht möglich. In der Folge kommt es zu einer Kompression der Gefäße und des N. peroneus profundus sowie zu einer ischämischen Nekrose der Muskulatur.
- Symptome: starke Schmerzen, abgeschwächte Dorsal- und Zehenextension sowie Sensibilitätsstörungen

Untersuchung

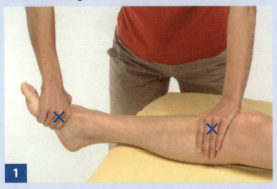

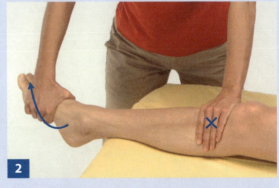

Längentest (ASTE)

P in RL. Der T fixiert den proximalen Unterschenkel von anterior. Die andere Hand umfasst den tibialen Fußrand im Bereich des Os cuneiforme I und der Basis des Os metatarsi I.

Hinweis: Die Zehen sind dabei locker, um eine Längenminderung der Mm. extensores hallucis longus und digitorum longus auszuschließen.

Haben Bewegungen des Hüft- oder Kniegelenkes, der oberen Extremität oder der WS Einfluss auf das ROM, deutet dies auf eine Beteiligung neuraler Strukturen hin (Nn. peronei profundus und superficialis oder N. saphenus).

☐ Differenzialdiagnostik Lumbalregion, S. 90 ff.

Längentest (ESTE)

Der T versucht, den Fuß in maximale Plantarflexion, Pronation und Abduktion zu bewegen, indem er den tibialen Fußrand nach distal und fibular schiebt. Der M. tibialis anterior ist zu kurz, wenn die Bewegung eingeschränkt ist, das Endgefühl weich- bzw. fest-elastisch ist und im Verlauf ein Dehngefühl entsteht.

Hinweis: Bei einem fest-elastischen Endgefühl kann es sich um eine strukturelle Verkürzung des Muskels oder der Gelenkkapsel handeln. Zur Differenzierung wird das Gelenkspiel in eingeschränkter Position im Seitenvergleich getestet. Ist das Gelenkspiel normal, handelt es sich um eine strukturelle muskuläre Verkürzung.

Dehnung

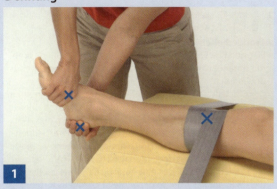

1

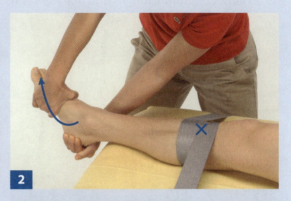

2

ASTE

P in RL. Der Unterschenkel ist durch einen Gurt an der Bank fixiert. (Variante: Der Unterschenkel wird mit einer Hand von anterior fixiert. Der Griff an der Ferse entfällt dann.) Eine Hand umfasst den tibialen Fußrand im Bereich des Os cuneiforme I und der Basis des Os metatarsi I. Die andere Hand umgreift die Ferse. Der Fuß wird nun so weit wie möglich in Plantarflexion, Pronation und Abduktion bewegt. Der P führt gegen den Widerstand des T eine isometrische Kontraktion in Richtung Dorsalextension, Supination und Adduktion aus.

ESTE/Stimulation der Antagonisten

Nachdem der P entspannt hat, bewegt der T den Fuß weiter in Plantarflexion, Pronation und Abduktion. Durch schrittweises AS/ES geht er bis zum Bewegungsende und hält die Position. Ist die Dehnung beendet, bewegt der P den Fuß gegen den Widerstand des T an der fibularen Seite weiter in die maximal mögliche Plantarflexion, Pronation und Abduktion.

Eigendehnung

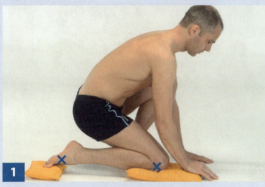

1

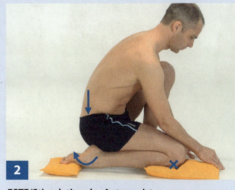

2

ASTE

Sie knien, der rechte Fuß und das Knie sind jeweils mit einem Kissen unterlagert. Der linke Fuß steht auf dem Boden, die Hände stützen sich ab. Bewegen Sie das rechte Fußgelenk so weit wie möglich in Richtung Streckung. Drücken Sie jetzt die Fußspitze so auf die Unterlage, als ob der Fuß gehoben werden sollte.

Hinweis: Um die Zehenstrecker auszuschalten, sind die Zehen locker gestreckt.

ESTE/Stimulation der Antagonisten

Entspannen Sie. Strecken Sie das rechte Fußgelenk weiter, indem Sie sich mit der rechten Gesäßhälfte auf die Ferse setzen. Durch schrittweises AS/ES kommen Sie in die maximale Dehnung, bis ein Dehngefühl im vorderen Schienbeinbereich spürbar ist. Halten Sie die Position. Im Anschluss an die Dehnung strecken Sie das Fußgelenk aktiv weiter. Gleichzeitig versuchen Sie, den Vorfuß nach oben vom Kissen abzuheben.

Variante: Ist es zu schwierig, sich auf die Ferse zu setzen, kann ein Kissen o. Ä. zwischen die Ferse und das Gesäß gelegt werden.

3.1.6   Verbesserung der Zehenflexion

M. extensor digitorum longus und M. extensor hallucis longus

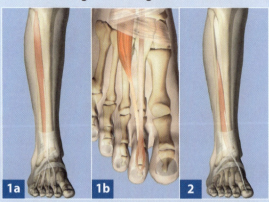

1a   1b   2

Anatomie

M. extensor digitorum longus (EDL, 1a)

U: Condylus lateralis tibiae, Caput und Margo anterior fibulae (proximale 3/4), Fascia cruris, Septum intermusculare anterior, Membrana interossea cruris

A: vier Sehnen zu den Dorsalaponeurosen der 2. bis 5. Zehe (jeweils Phalanx medialis und distalis)

M. extensor hallucis longus (EHL, 2)

U: Facies medialis fibulae (mittleres Drittel), Membrana interossea cruris

A: Phalanx distalis der Großzehe

I: beider Muskeln: N. peroneus profundus (L5–S1)

! Der EHL ist Kennmuskel für das Segment L5.

Besonderheiten

- EDL und EHL verlaufen gemeinsam mit dem M. tibialis anterior unter den Retinacula musculorum extensorum superius und inferius.
- Der EDL teilt sich unter dem inferioren Retinakulum in seine vier Endsehnen. Auf Niveau der Grundphalangen strahlen von lateral die Sehnen des M. extensor digitorum brevis ein. Sie münden in die Dorsalaponeurose. Ein mittlerer Sehnenanteil inseriert an der Mittelphalanx, zwei seitliche verbinden sich an der Basis der Endphalanx (◘ Abb. 1b).
- Eine Variation des EDL ist eine zusätzliche Sehne zur Basis des Os metatarsi V, der so genannte M. peroneus tertius.

Funktionen

- Zehenextension, Dorsalextension des Fußes
- durch Zug an der Plantaraponeurose Stabilisierung des Längsgewölbes
- **M. extensor digitorum longus:** Pronation
- **M. extensor hallucis longus:** Supination

Praxistipp/Pathologie

Vorderes Kompartmentsyndrom: oder Tibialis anterior-Syndrom. Eine ischämische Nekrose mit möglicher Beteiligung des EDL und EHL sowie des N. peroneus profundus. Sie sind durch Knochen und Faszien gemeinsam in der gleichen Loge eingebettet (◘ M. tibialis anterior, S. 62).

Untersuchung

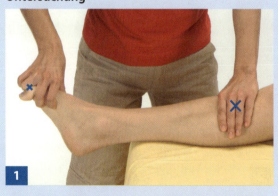

1

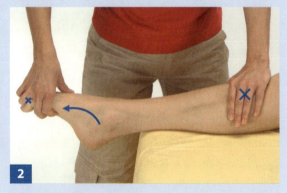

2

Längentest (ASTE)

P in RL. Der T fixiert mit einer Hand den Unterschenkel von anterior. Mit der anderen umfasst er die Großzehe = EHL (oder die 2. bis 5. Zehe = EDL) und bewegt sie in allen Gelenken in maximale Flexion und stabilisiert diese Position.

Hinweis: Das Knie kann gebeugt unterlagert werden, um die oberflächlichen Äste des N. peroneus superficialis (Nn. cutanei dorsales medialis und intermedius) sowie den N. peroneus profundus zu entlasten. Der Verdacht auf eine neurale Beteiligung entsteht, wenn Bewegungen des Knie-, Hüftgelenkes, der oberen Extremität oder der WS Einfluss auf das ROM haben (◘ Differenzialdiagnostik, S. 72 f. u. S. 90 ff.).

Längentest (ESTE)

Der T versucht, den Fuß in maximale Plantarflexion mit Pronation (EHL) zu bewegen. Für die Testung des EDL bewegt er den Fuß in maximale Plantarflexion mit Supination. Der EHL oder EDL ist zu kurz, wenn die Bewegung eingeschränkt ist bzw. nur bei Nachlassen der eingestellten Zehenflexion möglich ist, das Endgefühl weich- bzw. fest-elastisch ist und im Verlauf ein Dehngefühl entsteht.

Hinweis: Eingeschränkte Zehenflexion in Dorsalextension oder Neutralstellung des OSG deutet auf eine Längenminderung des M. extensor hallucis brevis oder des M. extensor digitorum brevis hin.

Dehnung

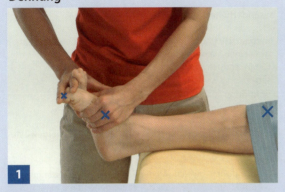

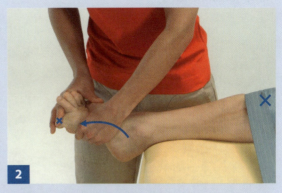

1

ASTE

P in RL. Der Unterschenkel ist mit einem Gurt an der Bank fixiert. Der T umfasst mit einer Hand den Mittelfuß, mit der anderen die Großzehe = EHL (oder die 2. bis 5. Zehe = EDL) und bewegt sie in allen Gelenken in maximale Flexion und stabilisiert diese Position. Der Fuß wird so weit wie möglich in Plantarflexion bewegt. Der P führt gegen den Widerstand des T eine isometrische Kontraktion in Richtung Extension der Großzehe sowie Dorsalextension und Supination des Fußes (= EHL) aus. Für die Dehnung des EDL wird eine isometrische Kontraktion in Richtung Extension der 2. bis 5. Zehe sowie Dorsalextension und Pronation des Fußes ausgeübt.

2

ESTE/Stimulation der Antagonisten

Nachdem der P entspannt hat, bewegt der T den Fuß weiter in Plantarflexion mit Pronation = EHL (für den EDL mit Supination). Durch schrittweises AS/ES geht er bis zum Bewegungsende und hält die Position. Zusätzlich kann eine Traktion an den MCPG gegeben werden. Ist die Dehnung beendet, bewegt der P die Großzehe = EHL (oder die 2. bis 5. Zehe = EDL) gegen den Widerstand des T an der Plantarseite weiter in die maximal mögliche Flexion. Gleichzeitig bewegt er den Fuß in Plantarflexion mit Pronation = EHL (für den EDL mit Supination). **Hinweis:** Das Knie kann zur neuralen Entlastung gebeugt unterlagert werden (◘ Untersuchung).

Eigendehnung

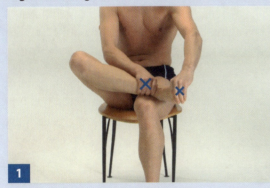

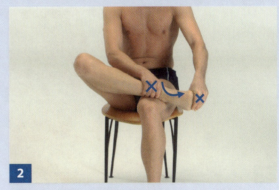

1

ASTE

Sie sitzen auf einem Stuhl. Legen Sie das rechte Bein über das linke und halten Sie mit der rechten Hand den rechten Unterschenkel kurz oberhalb des Fußgelenkes fest. Mit der linken Hand beugen Sie alle Zehen in allen Gelenken in Richtung Fußsohle und bewegen das Fußgelenk so weit wie möglich in Richtung Streckung (fußsohlenwärts). Spannen Sie jetzt die Zehen so gegen die linke Hand, als ob Sie die Zehen strecken wollten.
Hinweis: Die Zehen können auch einzeln gedehnt werden.

2

ESTE/Stimulation der Antagonisten

Entspannen Sie. Strecken Sie bei gebeugten Zehen den Fuß weiter fußsohlenwärts. Durch schrittweises AS/ES kommen Sie in die maximale Dehnung, bis ein Dehngefühl an der Vorderseite des Unterschenkels und/oder des Fußrückens spürbar ist. Halten Sie die Position. Im Anschluss an die Dehnung beugen Sie die Zehen gegen einen Widerstand der linken Hand aktiv weiter nach unten, wobei Sie das Fußgelenk weiter fußsohlenwärts strecken.

3

3.1.7 Verbesserung der Abduktion der Großzehe

M. adductor hallucis

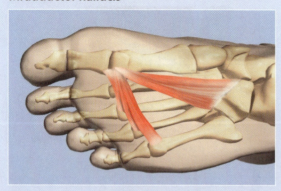

Anatomie

U: • Caput obliquum: Os cuboideum, Os cuneiforme laterale (III), Basen der Ossa metatarsi II und III, Lig. calcaneocuboideum plantare, Lig. plantare longum
 • Caput transversum: Gelenkkapseln der MTPG III–V, Lig. metatarsi transversum profundum

A: • beide Köpfe: fibulares Sesambein der Großzehe (Caput ossis metatarsi I) sowie Kapsel des MTPG I
 • Caput transversum: zusätzlich an der Basis der Grundphalanx der Großzehe

I: N. tibialis: N. plantaris lateralis, R. profundus (S1–S3)

Besonderheiten

- Das Caput obliquum kann zusätzlich von der Basis des Os metatarsi IV und der Vagina synovialis des M. peroneus longus seinen Ursprung nehmen.
- Der M. adductor hallucis liegt unter den Mm. flexores digitorum longus und brevis.

Funktionen

- Adduktion der Großzehe (MTPG I)
- Caput obliquum unterstützt Flexion im MTPG I
- Caput transversum stabilisiert maßgeblich das Quergewölbe im Bereich des Vorfußbogens

Praxistipp/Pathologie

Hallux valgus: Abweichung der Großzehe in Valgusstellung (in Adduktion) um mehr als 20°, einhergehend mit einer Subluxation des MTPG I. Meist findet eine Verschiebung des Os metatarsi I nach tibial als Ausdruck eines Spreizfußes statt (oft Ursache eines Hallux valgus). Der M. abductor hallucis verlagert sich nach fibular und wirkt dadurch zusätzlich als Adduktor. Des Weiteren begünstigt die Verlagerung der Sehnen des M. extensor hallucis longus und des M. flexor hallucis longus nach fibular die Fehlstellung des Hallux.

Morton-Neuralgie: Schmerzen im Bereich des Quergewölbes bei einem Spreizfuß durch die Kompression der interdigitalen Nerven (aus dem N. tibialis). Tritt oft in Kombination mit einem Hallux valgus auf (◻ Untersuchung).

Untersuchung

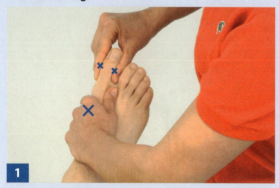

1

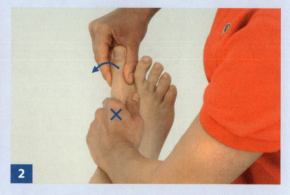

2

Längentest (ASTE)

Der T fixiert mit einer Hand das Os metatarsi I. Der Daumen der anderen Hand liegt von fibular an der Grundphalanx der Großzehe, der Zeigefinger von tibial und stellt eine leichte Extension im MTPG I ein.

Variante: Alternative Handfassung (◻ Dehnung)

Hinweis: Bei einer Morton-Neuralgie sind die Symptome durch Zusammendrücken der Metatarsen reproduzierbar. Es handelt sich meist um Irritationen der Nn. digitales plantares zwischen Caput ossis metatarsi II und III sowie III und IV. Sowohl bei der Morton-Neuralgie als auch beim Hallux valgus sind neben Dehnung und Kräftigung gewölbeunterstützende Einlagen sinnvoll.

Längentest (ESTE)

Der T versucht, die Großzehe in maximale Abduktion zu bewegen. Der M. adductor hallucis ist zu kurz, wenn die Bewegung eingeschränkt ist, das Endgefühl weich- bzw. festelastisch ist und im Verlauf ein Dehngefühl entsteht.

Hinweis: Der fibulare Anteil des M. flexor hallucis brevis wird dabei mitgetestet.

Bei fest-elastischem Endgefühl muss zwischen einer strukturellen Verkürzung der Muskulatur oder der Gelenkkapsel differenziert werden. In diesem Fall wird das Gelenkspiel getestet. Ist das Gelenkspiel normal, handelt es sich um eine strukturelle muskuläre Verkürzung.

Dehnung

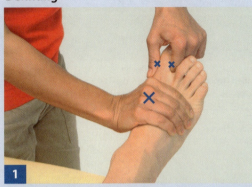

1

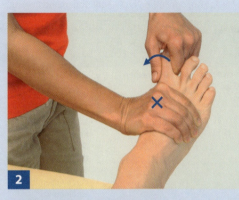

2

ASTE

Der T fixiert mit einer Hand das Os metatarsi I. Die andere Hand umgreift die Grundphalanx der Großzehe und stellt eine leichte Extension im MTPG I ein. Nun bewegt der T die Großzehe so weit wie möglich in Abduktion. Der P führt gegen den Widerstand des T eine isometrische Kontraktion in Richtung Adduktion der Großzehe aus.

ESTE/Stimulation der Antagonisten

Nachdem der P entspannt hat, bewegt der T die Großzehe weiter in Abduktion. Durch schrittweises AS/ES geht er bis zum Bewegungsende und hält die Position. Zusätzlich wird eine Traktion am MTPG I gesetzt. Ist die Dehnung beendet, bewegt der P die Großzehe gegen den Widerstand des T an der tibialen Seite weiter in die maximal mögliche Abduktion.
Hinweis: Der fibulare Anteil des M. flexor hallucis brevis wird dabei mitverlängert.

Eigendehnung

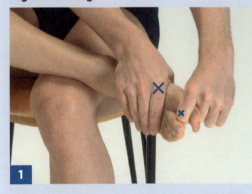

1

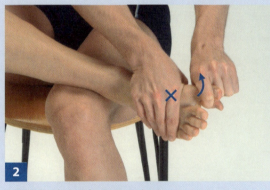

2

ASTE

Sie sitzen auf einem Stuhl. Der rechte Unterschenkel liegt auf dem linken Oberschenkel. Umfassen Sie mit der rechten Hand den Fuß nahe des Grundgelenkes der Großzehe. Die linke Hand umgreift die Großzehe (so nah wie möglich an der rechten Hand). Bewegen Sie die Großzehe ein wenig in Richtung Fußrücken und dann so weit wie möglich von den anderen Zehen weg. Spannen Sie jetzt die Großzehe so gegen die linke Hand, als ob Sie diese den anderen Zehen annähern wollten.

ESTE/Stimulation der Antagonisten

Entspannen Sie. Ziehen Sie mit der linken Hand die Großzehe in Längsrichtung und bewegen Sie sie weiter von den anderen Zehen weg. Durch schrittweises AS/ES kommen Sie in die maximale Dehnung, bis ein Dehngefühl an der Unterseite des Fußes und der Großzehe spürbar ist. Halten Sie die Position. Im Anschluss an die Dehnung bewegen Sie die Großzehe gegen einen Widerstand der linken Hand aktiv weiter von den anderen Zehen weg.

3.1.8 Übersicht

□ Tab. 3.1. Muskulatur der Fußregion I – Funktionen und Bewegungseinschränkungen bei Verkürzungen

Eingeschränkte Bewegung	Muskel	Sonstiges	Kniegelenk	Oberes Sprunggelenk	Unteres Sprunggelenk, Fußwurzel und Metatarsus
Dorsalextension des OSG und USG bei extendiertem Kniegelenk ▶ S. 56 f.	M. gastrocnemius		• Flexion • verhindert Hyperextension	• Plantarflexion • verhindern, dass der Körper über das OSG nach vorn kippt	• Plantarflexion und Inversion im USG • Varusstellung des Kalkaneus
	M. plantaris	• während der Kniegelenksflexion: Offenhalten der Vasa tibialia posteriora (Der M. plantaris steht mit deren Adventitia in Verbindung.)	• Flexion • verhindert Hyperextension		
Dorsalextension des OSG und USG ▶ S. 56 f.	M. soleus	• balanciert im Stand, gemeinsam mit dem M. tibialis anterior, den Unterschenkel auf der Talusrolle			
Eversion (= Dorsalextension/ Pronation/Abduktion) ▶ S. 58 f.	M. tibialis posterior	• Stabilisation des Fußgewölbes (gemeinsam mit dem M. peroneus longus)			• Inversion des Fußes (= Plantarflexion/Supination/Adduktion) • Varusstellung des Kalkaneus

Tab. 3.2. Muskulatur der Fußregion II – Funktionen und Bewegungseinschränkungen bei Verkürzungen

Eingeschränkte Bewegung	Muskel	Oberes Sprunggelenk	Unteres Sprunggelenk, Fußwurzel und Metatarsus	Metatarsophalangealgelenke	proximale Interphalangealgelenke	distale Interphalangealgelenke
Zehenextension bei Eversion (= Dorsalextension/Pronation/ Abduktion) ► S. 60 f.	M. flexor digitorum longus	▪ Plantarflexion	▪ Inversion (= Plantarflexion/ Supination/Adduktion) ▪ Varusstellung des Kalkaneus ▪ Stabilisation des Fußgewölbes	▪ MTPG II–V: Flexion	▪ PIPG II–V: Flexion	▪ DIPG II–V: Flexion
	M. flexor hallucis longus		▪ Stabilisierung des Kalkaneus gegen Valgus-Stress, Stabilisation des Fußgewölbes ▪ Inversion (= Plantarflexion/ Supination/Adduktion) ▪ Varusstellung des Kalkaneus	▪ MTPG I: Flexion		▪ interphalangeales Gelenk I: Flexion
Plantarflexion, Pronation und Abduktion ► S. 62 f.	M. tibialis anterior	▪ Dorsalextension in der Spielbeinphase ▪ in der Standbeinphase Umkehr des Punctum fixum nach distal und damit Verlagerung des Unterschenkels nach anterior ▪ balanciert im Stand, gemeinsam mit dem M. soleus, den Unterschenkel auf der Talusrolle	▪ Dorsalextension/ Supination/Adduktion			
Zehenflexion bei Plantarflexion und Pronation ► S. 64 f.	M. extensor digitorum longus	▪ Dorsalextension in der Spielbeinphase ▪ in der Standbeinphase Umkehr des Punctum fixum nach distal und damit Verlagerung des Unterschenkels nach anterior	▪ Pronation/Dorsalextension ▪ stabilisiert das Fußlängsgewölbe durch Zug an der Plantaraponeurose	▪ MTPG II–V: Extension	▪ PIPG II–V: Extension	▪ DIPG II–V: Extension
Zehenflexion bei Plantarflexion und Supination ► S. 64 f.	M. extensor hallucis longus		▪ Supination/Dorsalextension ▪ stabilisiert das Fußlängsgewölbe durch Zug an der Plantaraponeurose	▪ MTPG I: Extension		▪ interphalangeales Gelenk I: Extension
Abduktion der Großzehe ► S. 66 f.	M. adductor hallucis		▪ Caput transversum: stabilisiert das Quergewölbe im Bereich des Vorfußbogens	▪ Adduktion ▪ Caput obliquum: Flexion		

3.2   Hüft- und Knieregion

3.2.1   Basics

Bewegungen/ROM/Endgefühl/Kapselmuster

1. Hüftgelenk (Art. coxae)
- **Flexion/Extension:** 130°/0°/10°
- **Abduktion/Adduktion:** 45°/0°/20°
- **Außenrotation/Innenrotation:**
  - in 90° Hüft- und Knieflexion: 45°/0°/35°
- **Endgefühl:** fest-elastisch (für alle Bewegungsrichtungen)
- **Kapselmuster:** Innenrotation > Extension > Abduktion > Flexion > Außenrotation

2. Kniegelenk (Art. femorotibialis)
- **Flexion/Extension:** 150°/0°/5°–10°
- **Außenrotation/Innenrotation:**
  - in 90° Flexion: 40°/0°/20°
- **Endgefühl:** fest-elastisch (für alle Bewegungsrichtungen); Ausnahme Flexion: oft weich-elastisch durch die Kompression der Muskulatur zwischen Ober- und Unterschenkel
- **Kapselmuster:** Flexion > Extension

Vegetatives Ursprungsgebiet der Hüft- und Knieregion: T10–L2

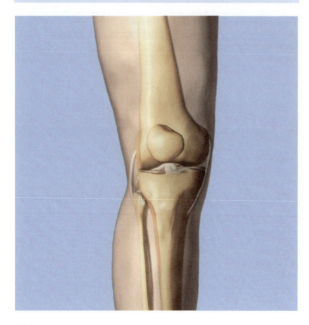

Abb. 3.1. Art. femorotibialis

Gleiten

1. Hüftgelenk
- **Flexion:** Der proximale Anteil des Caput femoris gleitet im Acetabulum nach posterior.
- **Extension:** Der proximale Anteil des Caput femoris gleitet im Acetabulum nach anterior.
- **Abduktion:** Das Caput femoris gleitet nach medial.
- **Adduktion:** Das Caput femoris gleitet nach lateral.
- **Außenrotation:** Das Caput femoris gleitet mit dem medialen Anteil nach anterior, mit dem lateralen Anteil nach posterior.
- **Innenrotation:** Das Caput femoris gleitet mit dem medialen Anteil nach posterior, mit dem lateralen Anteil nach anterior.

2. Kniegelenk
- **Flexion:** Die Tibiakondylen gleiten gegenüber dem Femur nach posterior, die Menisken bewegen sich ebenfalls nach posterior. Die Patella gleitet dabei in ihrem femoralen Gleitlager nach distal.
- **Extension:** Die Tibiakondylen gleiten gegenüber dem Femur nach anterior. Die Menisken bewegen sich ebenfalls nach anterior. Die Patella gleitet gleichzeitig in ihrem femoralen Gleitlager nach proximal. Die Extension ist endgradig an eine Außenrotation (ca. 5° Schlussrotation) gebunden.
- **Außenrotation/Innenrotation:** Bei Außenrotation gleitet der laterale Tibiakondylus nach posterior, der mediale nach anterior. Bei Innenrotation verhält es sich umgekehrt. Die Rotation findet vorwiegend in den meniskotibialen Gelenken statt.

Pathologie
Die Ursachen von Beschwerden in der Hüft- und Knieregion können vielfältig sein und müssen von ausstrahlenden Symptomen anderer Bereiche abgegrenzt werden (❒ Differenzialdiagnostik, S. 72 f. u. Lumbalregion, S. 89 ff.).

Irritationen des Hüftgelenkes präsentieren sich häufig in der Leistenregion. Hier befinden sich die Dermatome T12 und L1 (N. ilioinguinalis, N. genitofemoralis und N. iliohypogastricus). Der thorakolumbale Übergang ist zudem das vegetative Ursprungsgebiet der gesamten unteren Extremität, daher muss bei Hypomobilitäten an den wechselseitigen Mechanismus und die dortige Präsentation anderer Regionen (z. B. innerer Organe) gedacht werden. Die Erhöhung der sympathischen Reflexaktivität kann einen Hypertonus der Muskulatur unterhalten. In diesem Fall finden zunächst spezielle Techniken (z. B.

Massage- und Wärmeanwendungen) im thorakolumbalen Übergang Anwendung, um die Sympathikusaktivität zu senken (◘ Thoraxregion, S. 107 f.).

Auch eine Lokalisation in der seitlichen und hinteren Gesäßpartie, welche von den Dermatomen L2 bis S2 versorgt wird, ist möglich. Daraus folgt, dass die untere BWS, die LWS und das Lumbosakralgebiet für Schmerzen in der Region um das Hüftgelenk verantwortlich sein können. Der aus den Segmenten L1–L4 entspringende N. femoralis strahlt beispielsweise in die vordere Hüft- und Kniepartie aus. Ursache dafür könnte eine Kompression im M. psoas sein. Der Muskel reagiert bei Beschwerden der LWS-Becken-Hüftregion mit einem reflektorischen Hypertonus, der die Nerven des Plexus lumbalis irritieren kann. Der N. obturatorius (L2–L4) versorgt sensibel den unteren Teil des Hüftgelenkes und den medialen Knieanteil. Der N. ischiadicus (L4–S3) innerviert den hinteren Anteil von Knie und Hüfte. Eine Irritation ist insbesondere in den unteren Segmenten der LWS oder z. B. im M. piriformis denkbar (▶ S. 89 ff. u. S. 212). Der N. cutaneus femoris lateralis (L2–L3) versorgt den antero-lateralen Oberschenkel. Die Ursache einer Kompression dieses Nervs (Meralgia paraesthetica) befindet sich meist im lateralen Gebiet des Lig. inguinale.

Anteriore Knieschmerzen können auf eine Hüftgelenksproblematik hinweisen, z. B. eine Koxarthrose bei Erwachsenen oder einen Morbus Perthes im Kindesalter.

Des Weiteren sind andere Erkrankungen wie ein Leistenbruch, eine Epiphysiolysis capitis femoris, Osteochondrosis dissecans oder die Präsentation innerer Organe zu beachten. Sie gehen alle mit einer Dysbalance der umgebenden Muskulatur einher. Die Stellung von Knie und Hüfte unterliegt dem Einfluss der Position des Fußes. So entsteht bei einem Pes planovalgus eine valgisierende Komponente für das Knie und eine varisierende für das Hüftgelenk. Die Muskulatur reagiert bei längerem Bestehen einerseits mit Verkürzung (z. B. des M. tensor fasciae latae und des M. rectus femoris) sowie andererseits mit Insuffizienz (z. B. der Pes anserinus-Gruppe). Infolge dessen entwickelt sich z. B. ein patellofemorales Schmerzsyndrom oder eine Koxarthrose (▶ S. 216 f.).

Irritationen des Knie- oder Hüftgelenkes selbst werden durch die Basisfunktionsprüfung und die Zusatztests festgestellt. Die Anamnese, Differenzialdiagnostik und Probebehandlung sind weitere wichtige Kriterien zur Entscheidungsfindung (◘ Diagnostik, S. 36 ff. sowie Differenzialdiagnostik, S. 72 f.).

> **VORSICHT**
>
> Das so genannte „**Sign of the buttock**" = Gesäßzeichen nach Cyriax (1984) gibt einen Hinweis auf eine schwerwiegende Pathologie, z. B. einen Tumor im Femur oder eine Sakrumfraktur.
> Mögliche klinische Zeichen sind:
> - positiver SLR (◘ S. 95), ebenso wie die Hüftflexion mit flektiertem Kniegelenk
> - leeres Endgefühl
> - kein Kapselmuster, meist unauffällige Innenrotation
> - schmerzauslösende Widerstandstests
> - auffällige Kontur und Palpation des Gesäßes

Muskeln, die zur hypertonen Längenminderung oder strukturellen Verkürzung neigen:

- M. biceps femoris
- M. semitendinosus
- M. semimembranosus
- M. tensor fasciae latae
- Außenrotatoren des Hüftgelenkes (M. piriformis)
- M. pectineus
- Mm. adductores longus, brevis und magnus
- M. gracilis
- M. iliopsoas
- M. rectus femoris
- M. sartorius (bei Leistungssportlern)

Muskeln, die zur Abschwächung neigen:

- M. vastus medialis
- M. vastus lateralis
- M. vastus intermedius
- M. gluteus maximus
- Mm. glutei medius und minimus (neigen zu Irritationen)

3

Differenzialdiagnostik

Symptomatik bei Extension des Hüftgelenkes (Symptome im Bereich der Leiste)

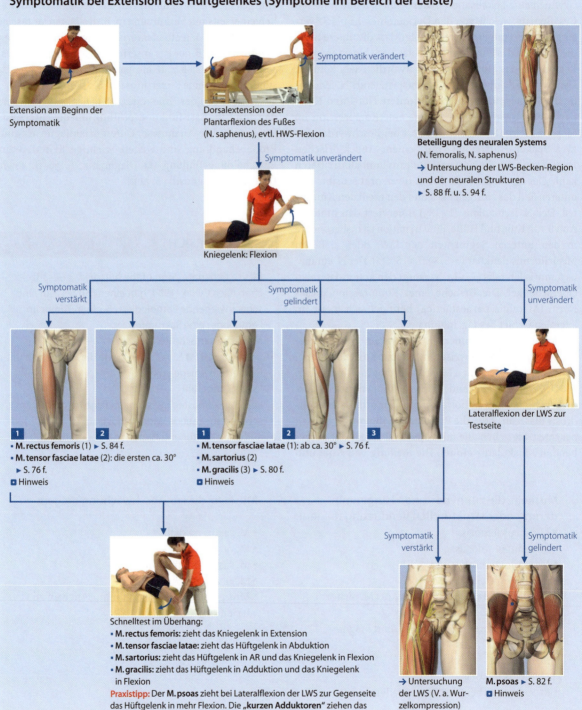

Extension am Beginn der Symptomatik

Dorsalextension oder Plantarflexion des Fußes (N. saphenus), evtl. HWS-Flexion

Symptomatik verändert

Beteiligung des neuralen Systems (N. femoralis, N. saphenus)
→ Untersuchung der LWS-Becken-Region und der neuralen Strukturen
► S. 88 ff. u. S. 94 f.

Symptomatik unverändert

Kniegelenk: Flexion

Symptomatik verstärkt

Symptomatik gelindert

Symptomatik unverändert

Lateralflexion der LWS zur Testseite

1   2

- **M. rectus femoris** (1) ► S. 84 f.
- **M. tensor fasciae latae** (2): die ersten ca. 30°
  ► S. 76 f.
- ◻ Hinweis

1   2   3

- **M. tensor fasciae latae** (1): ab ca. 30° ► S. 76 f.
- **M. sartorius** (2)
- **M. gracilis** (3) ► S. 80 f.
- ◻ Hinweis

Schnelltest im Überhang:
- **M. rectus femoris:** zieht das Kniegelenk in Extension
- **M. tensor fasciae latae:** zieht das Hüftgelenk in Abduktion
- **M. sartorius:** zieht das Hüftgelenk in AR und das Kniegelenk in Flexion
- **M. gracilis:** zieht das Hüftgelenk in Adduktion und das Kniegelenk in Flexion

Praxistipp: Der **M. psoas** zieht bei Lateralflexion der LWS zur Gegenseite das Hüftgelenk in mehr Flexion. Die **„kurzen Adduktoren"** ziehen das Hüftgelenk in Adduktion (ohne Kniegelenkseinfluss).

Symptomatik verstärkt

Symptomatik gelindert

→ Untersuchung der LWS (V. a. Wurzelkompression)

M. psoas ► S. 82 f.
◻ Hinweis

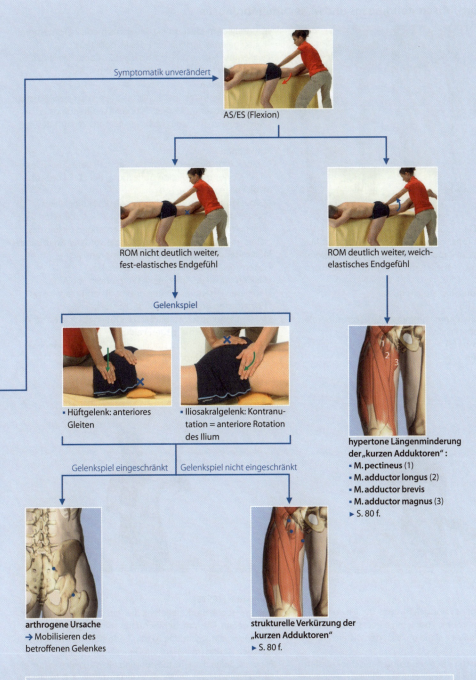

Symptomatik unverändert

AS/ES (Flexion)

ROM nicht deutlich weiter,
fest-elastisches Endgefühl

ROM deutlich weiter, weich-
elastisches Endgefühl

Gelenkspiel

▪ Hüftgelenk: anteriores
Gleiten

▪ Iliosakralgelenk: Kontranutation = anteriore Rotation
des Ilium

hypertone Längenminderung
der „kurzen Adduktoren":
▪ **M. pectineus** (1)
▪ **M. adductor longus** (2)
▪ **M. adductor brevis**
▪ **M. adductor magnus** (3)
► S. 80 f.

Gelenkspiel eingeschränkt   Gelenkspiel nicht eingeschränkt

arthrogene Ursache
→ Mobilisieren des
betroffenen Gelenkes

**strukturelle Verkürzung der
„kurzen Adduktoren"**
► S. 80 f.

Hinweis: Ob es sich beim M. rectus femoris, M. tensor fasciae latae, M. sartorius, M. gracilis und M. psoas um eine
strukturelle Verkürzung oder eine hypertone Längenminderung handelt, wird nach AS/ES differenziert:
▪ **strukturelle Verkürzung:** ROM nicht deutlich weiter, fest-elastisches Endgefühl bei normalem Gelenkspiel
▪ **hypertone Längenminderung:** ROM deutlich weiter, weich-elastisches Endgefühl

3.2.2 Verbesserung der Hüftgelenks-Flexion bei Kniegelenks-Extension bzw. umgekehrt

M. biceps femoris, M. semitendinosus und M. semimembranosus

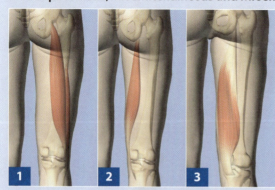

A: Condylus medialis tibiae, Meniscus medialis: Hinterhorn, Kniegelenkskapsel, Faszie des M. popliteus
I: aller drei Muskeln: N. tibialis (L5–S2); Caput breve des M. biceps femoris: N. peroneus communis (S1–S2)

Besonderheiten
- Am Pes anserinus superficialis inserieren von proximal nach distal: M. sartorius, M. gracilis und M. semitendinosus.
- Am medialen Rand des M. biceps femoris verläuft der N. peroneus communis.

Funktionen
- Stabilisation des Beckens in der Sagittalebene gegen anteriore Kippung = indirekte Abflachung der LWS-Lordose

M. biceps femoris
- Caput longum: Extension, hilft bei AR des Hüftgelenkes
- beide Köpfe: Flexion und AR im Kniegelenk, stabilisieren das Kniegelenk posterolateral, limitieren anteriores Gleiten des lateralen Tibiaplateaus (Synergisten des vorderen Kreuzbandes)

M. semitendinosus und M. semimembranosus
- Extension, helfen bei IR des Hüftgelenkes
- Flexion und IR im Kniegelenk (Verhindern von AR)
- limitieren anteriores Gleiten des medialen Tibiaplateaus (Synergisten des vorderen Kreuzbandes)
- M. semitendinosus: stabilisiert das Kniegelenk in Neutral-Null-Stellung medial gegen Valgusstress
- M. semimembranosus: stabilisiert als Kapselspanner das Kniegelenk posteromedial, auch in Flexion

Anatomie
M. biceps femoris (1)
U: - Caput longum: Tuber ischiadicum (gemeinsam mit M. semitendinosus im Caput commune), Lig. sacrotuberale
- Caput breve: Linea aspera femoris, Septum intermusculare laterale
A: Caput fibulae, Condylus lateralis tibiae
M. semitendinosus (2)
U: Tuber ischiadicum (Caput commune), Lig. sacrotuberale
A: Pes anserinus superficialis (Tibia)
M. semimembranosus (3)
U: Tuber ischiadicum

Untersuchung

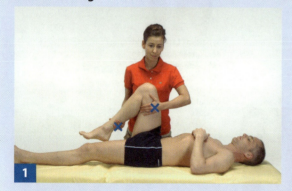

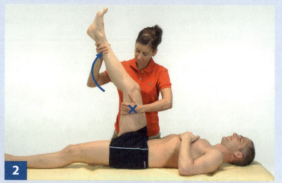

Längentest (ASTE)
P in RL. Der T bewegt das Hüftgelenk in ca. 90° Flexion und stabilisiert den Oberschenkel des P mit einer Hand und an seinem Körper. Die andere Hand umfasst den distalen Unterschenkel.
Differenzialdiagnostik: Eine Verkürzung der ischiokruralen Muskelgruppe darf nicht mit einer Irritation des „N. ischiadicus" (N. tibialis und N. peroneus communis) verwechselt werden! In diesem Fall haben z. B. Fuß- oder HWS-Bewegungen einen Einfluss auf das ROM. ◻ Basics und Differenzialdiagnostik LWS, S. 88 ff., Neurologische Untersuchung/Neurale Spannungstests, S. 94 f. sowie Piriformissyndrom, S. 212

Längentest (ESTE)
Der T versucht, das Kniegelenk des P in maximale Extension zu bewegen. Die Mm. ischiocrurales sind zu kurz, wenn die Bewegung eingeschränkt ist, das Endgefühl weich- bzw. festelastisch ist und im Verlauf ein Dehngefühl entsteht.
Hinweis: Sollte diese Testausführung nicht ausreichen, um eine Längenminderung der Muskeln festzustellen (z. B. bei Balletttänzern), wird zuerst die Hüftgelenks-Flexion vergrößert und anschließend das Kniegelenk wieder gestreckt. Eine isolierte Einschränkung der Kniegelenks-Extension kann auf eine Längenminderung des Caput breve (M. biceps) oder des M. popliteus bzw. arthrogene Ursachen hinweisen (◻ Tab. 3.3, S. 86 f.).

Dehnung

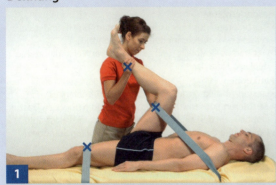

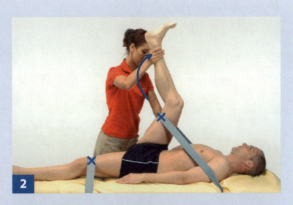

ASTE
P in RL. Der Oberschenkel des nicht zu dehnenden Beins wird
mit einem Gurt an der Bank fixiert = Hüftgelenks-Extension.
Der T stellt das zu dehnende Bein in maximal mögliche Hüftflexion ein und fixiert diese Position mit einem Gurt oder mit
seiner Hand. Er umfasst den Unterschenkel und extendiert das
Kniegelenk so weit wie möglich. Der P führt gegen den Widerstand des T eine isometrische Kontraktion in Richtung Flexion
des Kniegelenkes aus.
Hinweis: Zur isolierten Dehnung des Caput breve des
M. biceps femoris wird schrittweise eine Extension des Kniegelenkes erarbeitet (keine Hüftgelenks-Flexion notwendig).

ESTE/Stimulation der Antagonisten
Nachdem der P entspannt hat, bewegt der T das Kniegelenk
weiter in Extension. Durch schrittweises AS/ES geht er bis zum
Bewegungsende und hält die Position. Ist die Dehnung beendet, bewegt der P den Unterschenkel gegen den Widerstand
des T weiter in die maximal mögliche Extension des Kniegelenkes.
Hinweis: Der Fuß befindet sich in Mittelstellung, die HWS ist
nicht flektiert und die LWS kann zur betroffenen Seite lateral-
flektiert werden, um das neurale System, insbesondere den
N. tibialis und N. peroneus communis (= „N. ischiadicus") zu
entlasten.

Eigendehnung

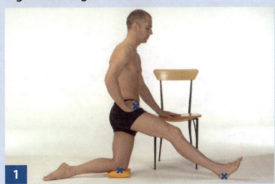

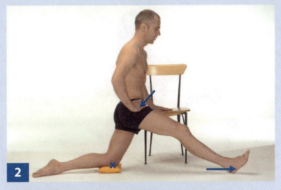

ASTE
Sie befinden sich im Kavalierstand mit dem linken Knie auf
einem Kissen. Das Knie steht dabei mindestens in einer Linie
mit dem Hüftgelenk und Rumpf (oder dahinter). Das rechte
Bein stellen Sie mit dem Fuß nach vorn. Dabei befindet sich
das Knie zur Schonung der Gelenkkapsel in leichter Beugung.
Mit der linken Hand stützen Sie sich auf einem Stuhl ab. Die
rechte Hand liegt in der Leiste und hält diese nach hinten und
unten. Spannen Sie jetzt das Knie in Richtung Beugung, indem Sie die Ferse in den Boden drücken (ohne Bewegung).
Hinweis: Auf keinen Fall sollen Ausstrahlungen in den Unter-
schenkel-Fußbereich oder LWS-Beschwerden auftreten!

ESTE/Stimulation der Antagonisten
Entspannen Sie. Schieben Sie die Ferse weiter nach vorn und
drücken Sie mit der rechten Hand die Leiste weiter nach hinten und unten. Die leichte Kniebeugung wird beibehalten.
Achten Sie darauf, die rechte Beckenseite nicht nach vorne zu
drehen oder den Oberkörper vorzuneigen (dadurch wird eine
LWS-Belastung vermieden)! Durch schrittweises AS/ES kommen Sie in die maximale Dehnung, bis ein Dehngefühl im hinteren Oberschenkelbereich spürbar ist. Halten Sie die Position.
Im Anschluss an die Dehnung versuchen Sie, die Ferse vom
Boden abzuheben und das Knie zu strecken.

3.2.3   Verbesserung der Extension, Adduktion und Außenrotation des Hüftgelenkes

M. tensor fasciae latae

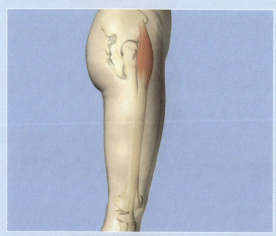

Anatomie

U: Crista iliaca, in der Nähe der Spina iliaca anterior superior

A: geht distal vom Trochanter major in den Tractus iliotibialis der Fascia lata über, dieser inseriert an der Tuberositas tractus iliotibialis am Condylus lateralis tibiae (Tuberculum Gerdy), strahlt des Weiteren in die laterale Kniegelenkskapsel, das laterale Retinakulum und die Patella ein

I: N. gluteus superior (L4–L5)

Besonderheiten

- Der Ursprung des M. tensor fasciae latae (TFL) befindet sich zwischen M. gluteus medius und M. sartorius.
- Der Tractus iliotibialis stellt einen lateralen Verstärkungszug der Fascia lata dar.

Funktionen

- Flexion/Abduktion/Innenrotation des Hüftgelenkes
- Zentrierung des Hüftkopfes im Acetabulum über den Tractus iliotibialis, in den auch der M. gluteus maximus einstrahlt
- Limitierung der Biegespannung des Femur am Standbein (gemeinsam mit M. adductor magnus)
- verhindert das Absinken des Beckens auf der Spielbeinseite
- Stabilisierung des Kniegelenkes lateral gegen Varusstress, zwischen 0° und ca. 30° Knieflexion unterstützt er die Extension, ab mehr als 30° Flexion beugt er das Kniegelenk, verhindert in Flexion anteriores Gleiten des lateralen Tibiaplateaus

Praxistipp/Pathologie

Coxa saltans: sog. „schnappende Hüfte" oder TFL-Syndrom.

- Mögliche Ursache: Spannungserhöhung des Tractus iliotibialis.
- Symptome: schnappendes Geräusch im lateralen Oberschenkelbereich beim Gehen bzw. Flexion und Extension des Hüftgelenkes, entstehend durch ein Gleiten des Tractus über den Trochanter major (▫ TFL-Syndrom, S. 215).

Friktionssyndrom: typische Sportverletzung (z. B. bei Läufern, Radfahrern) durch eine Irritation des TFL über dem lateralen Epicondylus femoris.

Untersuchung

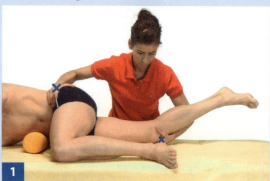

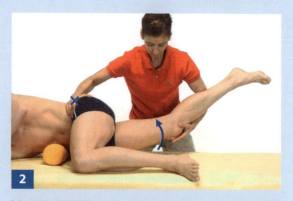

Längentest (ASTE)

Der P liegt mit einer Rolle unter der Taille auf der zu testenden Seite. Das oben liegende Bein wird in Hüft- und Kniegelenk gebeugt. Eine Hand des T liegt auf dem oben liegenden Os ilium, bewegt und stabilisiert es nach kaudal. Die andere Hand beugt das Kniegelenk des unten liegenden, zu testenden Beins ca. 30° und umfasst es auf Kniehöhe. Der Unterschenkel liegt auf dem Unterarm des T.

Hinweis: Die Flexionsstellung im Kniegelenk wird so gewählt, dass eine maximale Verlängerung erreicht wird. Sie muss ausgetestet werden.

Längentest (ESTE)

Der T versucht, das Bein im Hüftgelenk in maximale Extension, Adduktion und AR zu bewegen. Der M. tensor ist zu kurz, wenn die Bewegung eingeschränkt ist, das Endgefühl weich- bzw. fest-elastisch ist und im Verlauf ein Dehngefühl entsteht.

Hinweis: Wenn die Hüftgelenks-Adduktion eingeschränkt ist und die Kniegelenkseinstellung keinen Einfluss auf die Bewegung hat, sind die Mm. glutei medius und minimus verkürzt. Haben z. B. Fuß- oder HWS-Bewegungen einen Einfluss auf das ROM, muss an eine neurale Beteiligung gedacht werden.

▫ Differenzialdiagnostik Hüftregion, S. 72 f. u. Lumbalregion, S. 89 ff. sowie Dehnung, S. 77

Dehnung

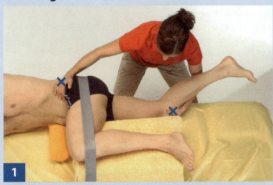

1

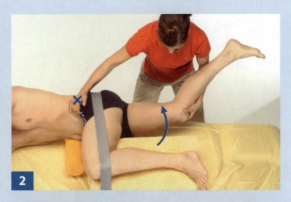

2

ASTE
Der P liegt mit einer Rolle unter der Taille auf der zu dehnenden Seite. Das oben liegende Bein wird in Hüft- und Kniegelenk gebeugt, horizontal auf einem Lagerungskissen abgelegt und mit einem Gurt fixiert. Eine Hand des T liegt auf dem oben liegenden Os ilium, bewegt und stabilisiert es nach kaudal. Die andere Hand beugt das Kniegelenk des unten liegenden Beins entsprechend der Untersuchung und umfasst es auf Kniehöhe. Das Hüftgelenk wird so weit wie möglich in Extension, Adduktion und Außenrotation eingestellt. Der P führt gegen den Widerstand des T eine isometrische Kontraktion in Richtung Flexion, Abduktion und Innenrotation aus.

ESTE/Stimulation der Antagonisten
Nachdem der P entspannt hat, bewegt der T das Hüftgelenk weiter in Extension, Adduktion und Außenrotation. Durch schrittweises AS/ES geht er bis zum Bewegungsende und hält die Position. Ist die Dehnung beendet, bewegt der P das Hüftgelenk gegen den Widerstand des T weiter in die maximal mögliche Extension, Adduktion und Außenrotation.
Variante: Um die Dehnung für den T zu erleichtern, kann das Bein auf dem verstellbaren Fußteil gelagert werden, welches nach AS/ES schrittweise hochgestellt wird.
Hinweis: Bei Parästhesien im lateralen Oberschenkel muss an eine Irritation des N. cutaneus femoris lateralis gedacht werden.

Eigendehnung

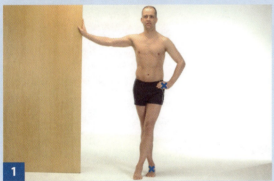

1

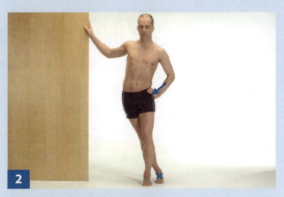

2

ASTE
Sie stehen aufrecht und halten das rechte Bein gestreckt. Stellen Sie den linken Fuß mit nach außen zeigenden Zehen seitlich neben die rechte Fußspitze. Verlagern Sie das Körpergewicht auf das linke Bein. Mit der rechten Hand stützen Sie sich an der Wand o. Ä. ab, die linke Hand legen Sie seitlich auf das linke Becken. Drücken Sie jetzt die rechte Fußaußenkante so in den Boden, als ob Sie das rechte Bein abspreizen wollten.
Hinweis: Bei dieser Ausführung werden die kleinen seitlichen Hüftmuskeln mitgedehnt. Eine Variante für die isolierte Dehnung des M. tensor fasciae latae ist im Kavalierstand mit gebeugtem Knie möglich.

ESTE/Stimulation der Antagonisten
Entspannen Sie. Bewegen Sie das Becken mit der linken Hand nach unten sowie schräg nach vorn und rechts. Dabei entsteht eine Gewichtsverlagerung auf das rechte Bein. Durch schrittweises AS/ES kommen Sie in die maximale Dehnung, bis ein Dehngefühl im seitlichen rechten Hüftbereich spürbar ist. Halten Sie die Position. Im Anschluss an die Dehnung verlagern Sie das Gewicht auf das linke Bein, heben das rechte Bein vom Boden ab und bewegen es aktiv weiter nach links und hinten.

3.2.4   Verbesserung der Innen- bzw. Außenrotation des Hüftgelenkes

M. piriformis ●

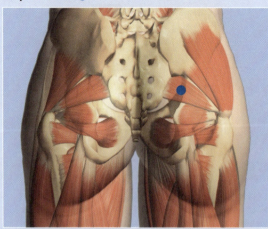

Anatomie
U: Facies pelvica des Os sacrum, lateral der Foramina sacralia und Rand der Incisura ischiadica major, strahlt in das Lig. sacrotuberale ein
A: zieht durch das Foramen ischiadicus majus zum oberen Rand des Trochanter major
I: N. tibialis und N. peroneus communis (L4–S2) und direkte Äste des Plexus sacralis (L5–S2)

Besonderheiten
- Der M. piriformis verläuft ventral im unteren Bereich des Iliosakralgelenkes.
- Er teilt das Foramen ischiadicum majus in ein Foramen supra- und infrapiriforme. Durch das Foramen suprapiriforme zieht der N. gluteus superior, durch das Foramen infrapiriforme verlaufen: N. pudendus, N. gluteus inferior und „N. ischiadicus" (= N. tibialis und N. peroneus communis in einer gemeinsamen Hülle). Die beiden letztgenannten Nerven verlaufen gelegentlich durch den Muskel.

Funktionen
- Abduktion, vor allem in Flexion des Hüftgelenkes
- Außenrotation/Flexion des Hüftgelenkes aus der Neutral-Null-Stellung bis ca. 60° Flexion, dann Funktionsumkehr: Innenrotation/Extension
- Stabilisierung des ISG von ventral, indem er das Sakrum gegen das Ilium zieht; verhindert zudem Nutation

Praxistipp/Pathologie
Piriformissyndrom: periphere Kompressionsneuropathie des N. tibialis und N. peroneus communis („N. ischiadicus") im Foramen infrapiriforme oder im Muskel selbst (▶ S. 212).
Differenzialdiagnostik: radikuläre Symptomatik oder andere Pathologien der LWS (L4/L5 und L5/S1), ausstrahlende Beschwerden vom Iliosakral-, Hüftgelenk oder vom Os coccygis.
◨ Basics Hüft- und Knieregion, S. 70 f. sowie Basics und Differenzialdiagnostik Lumbalregion, S. 88 ff.

Untersuchung

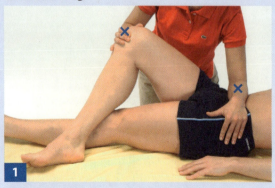

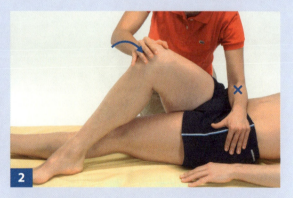

Längentest (ASTE)
P in RL. Das zu testende Bein wird im Hüftgelenk ca. 45° flektiert. Der Fuß steht seitlich neben dem anderen Unterschenkel. Die gleichseitige SIAS wird mit dem Unterarm oder einer Hand fixiert. Die andere Hand umfasst das Knie von lateral.
Hinweis: Durch seine Funktionsumkehr muss der M. piriformis ab ca. 60° Flexion über Außenrotation und Adduktion verlängert werden.
Haben Bewegungen des Fußes, der oberen Extremität oder der HWS Einfluss auf das ROM, deutet dies auf eine neurale Beteiligung hin.

Längentest (ESTE)
Der T versucht, das Hüftgelenk in maximale Innenrotation und Adduktion zu bewegen. Der M. piriformis ist zu kurz, wenn die Bewegung eingeschränkt ist, das Endgefühl weich- bzw. festelastisch ist und im Verlauf ein Dehngefühl entsteht.
Hinweis: Während des Tests in das Bein ausstrahlende Symptome deuten auf eine Irritation des N. tibialis und N. peroneus communis („N. ischiadicus") z. B. im Foramen infrapiriforme, im Muskel selbst oder in der unteren LWS hin (◨ Piriformissyndrom, S. 212 sowie Basics und Differenzialdiagnostik Lumbalregion, S. 89 ff. inklusive Neurologischer Untersuchung und Neuraler Spannungstests, S. 94 f.).

Dehnung

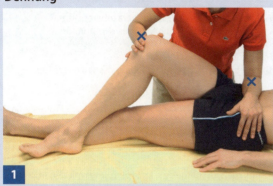

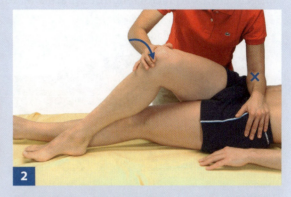

ASTE
P in RL. Das zu dehnende Bein wird im Hüftgelenk ca. 45° flektiert. Der Fuß steht seitlich neben dem anderen Unterschenkel. Die gleichseitige SIAS wird mit dem Unterarm oder einer Hand fixiert. Die andere Hand umfasst das Knie von lateral und stellt das Hüftgelenk so weit wie möglich in Innenrotation und Adduktion ein. Der P führt gegen den Widerstand des T eine isometrische Kontraktion in Richtung Außenrotation und Abduktion aus.

ESTE/Stimulation der Antagonisten
Nachdem der P entspannt hat, bewegt der T das Hüftgelenk weiter in Innenrotation und Adduktion. Durch schrittweises AS/ES geht er bis zum Bewegungsende und hält die Position. Ist die Dehnung beendet, bewegt der P das Bein gegen den Widerstand des T an der Innenseite des Oberschenkels weiter in die maximal mögliche Innenrotation und Adduktion.
Hinweis: Durch seine Funktionsumkehr muss der M. piriformis ab ca. 60° Flexion über Außenrotation und Adduktion gedehnt werden.

Eigendehnung

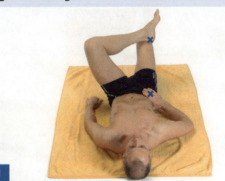

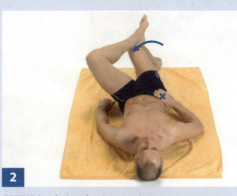

ASTE
Sie liegen in RL. Beugen Sie das rechte Bein im Hüftgelenk ca. 45° und im Kniegelenk ca. 90°, der rechte Fuß steht auf dem Boden. Umfassen Sie den Beckenkamm von vorn. Legen Sie die Außenseite der linken Ferse an die Beinaußenseite, etwas oberhalb des rechten Kniegelenkes. Bewegen Sie den rechten Oberschenkel so weit wie möglich nach innen. Spannen Sie jetzt den rechten Oberschenkel gegen die linke Ferse.
Variante mit mehr Hüftbeugung: Bewegen Sie aus dieser ASTE ihren rechten Oberschenkel zu sich (Beibehaltung der Stellung des linken Beines), umgreifen Sie ihn mit den Händen und ziehen ihn weiter zu sich heran (Dehnung des *linken* Muskels).

ESTE/Stimulation der Antagonisten
Entspannen Sie. Bewegen Sie den rechten Oberschenkel mit Hilfe des linken Beins weiter nach innen. Drücken Sie gleichzeitig mit der rechten Hand das Becken nach hinten, damit die rechte Beckenseite nicht nach links dreht. Machen Sie kein Hohlkreuz! Durch schrittweises AS/ES kommen Sie in die maximale Dehnung, bis ein Dehngefühl im rechten Gesäßbereich spürbar ist. Halten Sie die Position. Im Anschluss an die Dehnung legen Sie die linke Ferse an die Innenseite des rechten Knies und bewegen das rechte Bein dagegen, d. h. aktiv weiter nach innen.

3.2.5   Verbesserung der Abduktion des Hüftgelenkes

M. pectineus, M. adductor longus, M. gracilis, M. adductor brevis und M. adductor magnus

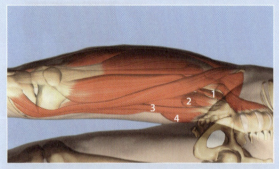

Anatomie
M. pectineus (1)
U: Eminentia iliopubica Ossis pubis
A: Linea pectinea, proximale Linea aspera femoris
I: N. femoralis (L2–L3); N. obturatorius, R. anterior (L2–L4)
M. adductor longus (2)
U: Ramus superior ossis pubis
A: Labium mediale der Linea aspera (mittleres Drittel)
M. gracilis (3)
U: Ramus inferior ossis pubis (symphysennah)
A: Pes anserinus superficialis (Tibia)
M. adductor brevis
U: Ramus inferior ossis pubis (symphysennah)

A: Labium mediale der Linea aspera (oberes Drittel)
I: der drei letztgenannten Muskeln: N. obturatorius,
     R. anterior (L2–L4)
M. adductor magnus (4)
U: Ramus inferior ossis pubis, Ramus ossis ischii bis Tuber
     ischiadicum
A: ▪ proximaler Anteil: Linea aspera femoris
     ▪ distaler Anteil: Epicondylus medialis femoris (Tuberculum
       adductorium)
I: N. obturatorius, R. posterior (L2–L4); N. tibialis (L4–S1)
! Kennmuskeln für das Segment L2
Funktionen
▪ Adduktion im Hüftgelenk, im Synergismus mit den Abdukto-
  ren Stabilisierung des Beckens in der Frontalebene
▪ **M. pectineus:** Flexion des gestreckten, AR und Extension des
  maximal gebeugten Hüftgelenkes
▪ **Mm. adductores longus und brevis:** Flexion von maximaler
  Extension bis 70°, ab dort Extension; führen das Bein aus
  extremen Rotationsstellungen in die Neutralstellung zurück
▪ **M. gracilis:** Flexion bis 50°, ab dort Extension; Flexion und IR
  des Kniegelenkes, wirkt in Flexion als Synergist des vorderen
  Kreuzbandes (verhindert anteriores Gleiten des medialen
  Tibiaplateaus), stabilisiert das Knie medial gegen Valgusstress
▪ **M. adductor magnus:** reduziert die Biegespannung des Femur
  nach lateral (gemeinsam mit dem M. tensor fasciae latae)
▪ Zusätzliche Funktionen ◘ Tab. 3.3, S. 86 f.

Untersuchung

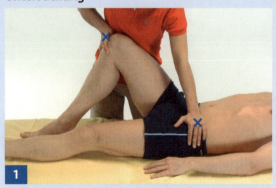

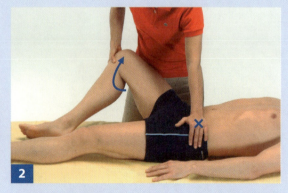

Längentest (ASTE)
P in RL. Der T fixiert die SIAS der Gegenseite von anterior. Er
stellt die zu testende Seite in die entsprechende Flexion des
Hüftgelenkes ein und stabilisiert das Knie von lateral, um dem
P die Sicherheit zu geben, dass sein Bein nicht nach außen
fällt (Verhindern von Abwehrspannung der Adduktoren).
Hinweis: Das Ausmaß der eingestellten Flexion des Hüftgelen-
kes variiert durch die verschiedenen Funktionen der
Adduktoren: bei 0°, 45°, 90° und maximal (◘ Tab. 3.3, S. 86 f.).
Es wird insbesondere in der klinisch symptomatischen Positi-
on getestet und behandelt.

Längentest (ESTE)
Der T versucht, das Bein im Hüftgelenk in maximale Abduktion zu bringen, indem er das Knie nach außen bewegt. Die
Adduktoren sind zu kurz, wenn die Bewegung eingeschränkt
ist, das Endgefühl weich- bzw. fest-elastisch ist und im Verlauf
ein Dehngefühl entsteht.
Hinweis: Haben Bewegungen der oberen Extremität oder der
HWS Einfluss auf das ROM, deutet dies auf eine neurale Betei-
ligung hin (◘ Differenzialdiagnostik, S. 72 f.).
Um den M. gracilis zu verlängern, wird bei extendiertem Hüft-
gelenk zusätzlich das Kniegelenk in Extension einschließlich
Außenrotation eingestellt (◘ Dehnung).

Dehnung

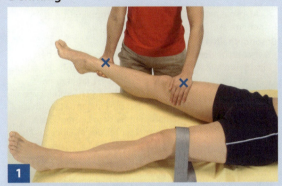 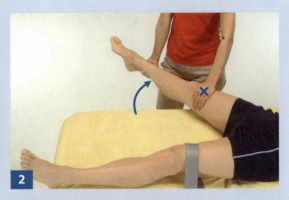

ASTE

P in RL. Das gegenseitige Bein wird mit einem Gurt so fixiert, dass es gegen Adduktion stabil ist. Der T umfasst den Unter- und Oberschenkel und stellt die zu verlängernde Seite bei ex- tendiertem Hüft- und Kniegelenk (M. gracilis) so weit wie möglich in Abduktion ein. Der P führt gegen den Widerstand des T eine isometrische Kontraktion in Richtung Adduktion des Hüftgelenkes aus.

Hinweis: Um die anderen Adduktoren zu dehnen, wird das Hüft- gelenk in die dem Testergebnis entsprechende Flexion einge- stellt. Die unilaterale Dehnung ist der bilateralen vorzuziehen, weil eine LWS-Lordose (Ausweichbewegung) verhindert wird.

ESTE/Stimulation der Antagonisten

Nachdem der P entspannt hat, bewegt der T das Hüftgelenk weiter in Abduktion. Dabei hält er das Hüftgelenk hinsichtlich der Rotation in Neutralstellung. Durch schrittweises AS/ES geht er bis zum Bewegungsende und hält die Position. Ist die Dehnung beendet, bewegt der P das Bein gegen den Wider- stand des T und unter Beibehaltung der Extension des Kniege- lenkes weiter in die maximal mögliche Abduktion.

Hinweis: Bei starker Ausweichbewegung des Beckens (ROT nach rechts) wird es über beiden SIAS mit einem Gurt oder manuell an der linken SIAS fixiert. Bei manueller Fixation umgreift der T mit distaler Hand und Unterarm Unterschenkel und Knie des P.

Eigendehnung

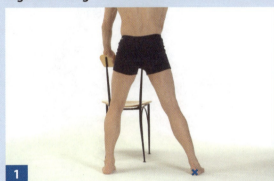 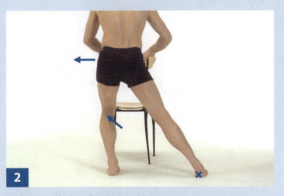

ASTE

Sie stehen im Ausfallschritt mit dem linken Bein vor einem Stuhl o. Ä. und stützen sich mit den Händen ab. Das rechte Bein ist gestreckt, der Fuß wird mit den Zehen gerade nach vorn gestellt. Die LWS wird stabil gehalten, machen Sie kein Hohlkreuz! Spannen Sie jetzt das rechte Bein so nach innen, als ob Sie es zum anderen bewegen wollten.

Hinweis: Diese Dehnung kann mit aufrechtem, bis ca. 80° nach vorn gebeugtem Oberkörper ausgeführt werden; je nachdem, welcher Muskelanteil verkürzt ist und in welcher Stellung der beste Effekt erzielt werden kann.

ESTE/Stimulation der Antagonisten

Entspannen Sie. Verlagern Sie das Gewicht auf das linke Bein und beugen Sie das Knie stärker nach vorne links. Dadurch entsteht automatisch eine Abspreizbewegung der rechten Hüfte. Der Fuß bleibt dabei am Boden und bewegt sich nicht. Achten Sie darauf, kein Hohlkreuz zu machen und die rechte Beckenseite nicht nach hinten zu drehen! Durch schrittweises AS/ES kommen Sie in die maximale Dehnung, bis ein Dehnge- fühl im Bereich der Innenseite des rechten Oberschenkels spürbar ist. Halten Sie die Position. Im Anschluss an die Deh- nung bewegen Sie das rechte Bein aktiv weiter nach außen. Versuchen Sie, es seitlich vom Boden abzuheben.

3

3.2.6   Verbesserung der Extension und Innenrotation des Hüftgelenkes

M. iliopsoas

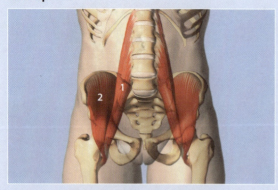

Anatomie

M. psoas major (1)
U: ▪ Pars superficialis: Seitenflächen der Wirbelkörper BWK12–
LWK4, dazwischenliegende Disci intervertebrales
▪ Pars profundus: Proc. costalis des 1. bis 5. LW
M. iliacus (2)
U: Fossa iliaca, Spina iliaca anterior inferior, Lig. iliolumbale,
Lig. sacroiliacum anterius
A: gemeinsam am Trochanter minor, die Fasern des M. iliacus
reichen weiter nach distal
I: ▪ M. psoas major: direkte Rr. musculares des Plexus lumbalis
(L1–L4)

▪ M. psoas major und M. iliacus: N. femoralis (L1–L4)
! Kennmuskel für das Segment L1 bzw. L2

Besonderheiten
▪ Zwischen beiden Anteilen des M. psoas major liegt der
Plexus lumbalis. Ein Teil des M. psoas major verbindet sich
über das Lig. arcuatum mediale mit dem Diaphragma.
▪ M. psoas major und M. iliacus vereinigen sich, umhüllt von
der Fascia iliaca verlaufen sie über die Eminentia iliopubica
durch die Lacuna musculorum unter dem Lig. inguinale.
▪ Der M. psoas minor ist ein variabler Teil des M. iliopsoas (von
BWK12/LWK1 zur Fascia iliaca).

Funktionen
▪ kräftige Flexion des Hüftgelenkes (ab 90° alleiniger Flexor),
in Extensionsstellung: Außenrotation
▪ bei Punctum fixum am Femur: bei beidseitiger Kontraktion:
Extension der LWS, d. h. Lordosierung; im Synergismus mit
den Rückenstreckern und Bauchmuskeln: Flexion der LWS;
bei einseitiger Kontraktion: LWS-Extension, Lateralflexion zur
gleichen Seite, Rotation zur Gegenseite

Praxistipp/Pathologie
Bursitis iliopectinea: Entzündung der Bursa zwischen dem
Hüftgelenk und dem M. iliopsoas.
▪ Symptome: Dehnung und Flexion sind extrem schmerzhaft.
Hypertonus/Verkürzung: verstärkt die LWS-Lordose und limi-
tiert die Extension des Hüftgelenkes. Entsteht bei Irritationen
in der Becken-Hüft-Region oder bei Bewegungsmangel.

Untersuchung

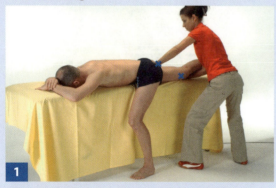

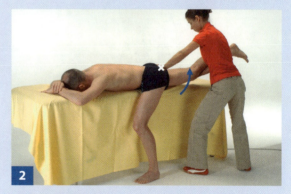

Längentest (ASTE)
P in BL. Das nicht zu testende Bein steht außerhalb der Bank in
maximaler Hüftflexion auf dem Boden, um die LWS und das
Becken zu stabilisieren. Der T fixiert das Tuber ischiadicum der
Testseite nach anterior und kontrolliert die LWS. Er umfasst den
distalen Oberschenkel des zu testenden Beins. Dieses ist im
Kniegelenk gestreckt oder bei Beschwerden wenig gebeugt
(Entlastung N. femoralis: N. saphenus und M. rectus femoris).
Hinweis: Zur maximalen Verlängerung wird die LWS zur Gegen-
seite, d.h. in Richtung Bankkante, geneigt (◘ Dehnung).
◘ Differenzialdiagnostik zu anderen Strukturen, S. 72 f.

Längentest (ESTE)
Der T versucht, das Hüftgelenk in maximale Extension und
Innenrotation zu bewegen. Der M. iliopsoas ist zu kurz, wenn
die Bewegung eingeschränkt ist, das Endgefühl weich- bzw.
fest-elastisch ist und im Verlauf ein Dehngefühl entsteht.
Hinweis: Schnelltest zur Differenzierung in RL: Gegenseite in
maximale Flexion der Hüfte einstellen, dann Hüftgelenks-
Extension des Testbeins (◘ Differenzialdiagnostik, S. 72 f.):
▪ M. iliopsoas: zieht das Hüftgelenk in Flexion
▪ M. rectus femoris: zieht das Kniegelenk in Extension
▪ M. tensor fasciae latae: zieht das Hüftgelenk in Abduktion
▪ M. sartorius: zieht Hüftgelenk in AR und Kniegelenk in Flexion

Dehnung

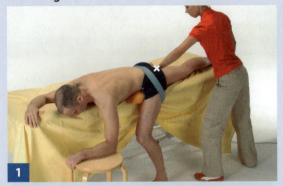

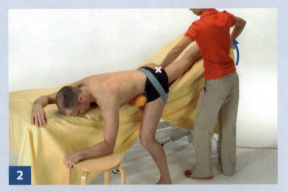

ASTE
P in BL. Das gegenseitige Bein steht außerhalb der Bank in maximaler Hüftflexion, das Becken ist mit einem Gurt fixiert. Die LWS wird in Lateralflexion zur Bankkante eingestellt und mit einem Kissen in Flexion unterlagert. Das zu dehnende Bein liegt mit dem Oberschenkel auf dem beweglichen Fußteil, mit gestrecktem Kniegelenk (oder wenig gebeugt) und in Hüftgelenks-Innenrotation. Der T fixiert das Tuber ischiadicum nach anterior und kontrolliert die LWS. Der P führt gegen die Bank eine isometrische Kontraktion in Richtung Flexion des Hüftgelenkes aus.

ESTE/Stimulation der Antagonisten
Nachdem der P entspannt hat, bewegt der T das Hüftgelenk weiter in Extension (indem er das bewegliche Fußteil hochstellt). Durch schrittweises AS/ES geht er bis zum Bewegungsende und hält die Position. Ist die Dehnung beendet, bewegt der P den Oberschenkel gegen den Widerstand des T weiter in die maximal mögliche Extension mit Innenrotation.
Hinweis: Die Extension des Kniegelenkes entlastet den N. femoralis, insbesondere seinen längsten, sensiblen Ast N. saphenus, und den M. rectus femoris.

Eigendehnung

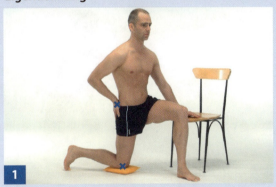

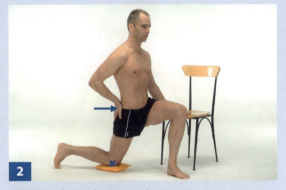

ASTE
Sie knien im Kavalierstand auf dem rechten Knie, welches mit einem Kissen unterlagert ist. Den rechten Fuß setzen Sie etwas nach außen, so dass eine Innenrotation im Hüftgelenk entsteht. Halten Sie sich mit der linken Hand an einer Stuhlfläche o. Ä. fest, legen Sie die rechte Hand auf das rechte Gesäß. Die LWS wird stabil gehalten, machen Sie kein Hohlkreuz, dazu spannen Sie die Bauchmuskeln an! Spannen Sie jetzt die rechte Hüfte in Beugung (Knie in Richtung Nase), ohne dass eine Bewegung stattfindet.
Hinweis: Zur maximalen Verlängerung neigen Sie den Rumpf zusätzlich nach links.

ESTE/Stimulation der Antagonisten
Entspannen Sie. Mit der Hand schieben Sie die rechte Gesäßhälfte und Leiste nach vorn, so dass das Hüftgelenk weiter gestreckt wird. Spannen Sie dabei den rechten Gesäßmuskel an. Machen Sie kein Hohlkreuz (evtl. den linken Fuß vorher auf eine Erhöhung stellen) und drehen Sie die rechte Beckenseite nicht nach hinten! Durch schrittweises AS/ES kommen Sie in die maximale Dehnung, bis ein Dehngefühl in der rechten Leiste spürbar ist. Halten Sie die Position. Im Anschluss an die Dehnung stellen Sie das linke Knie neben das rechte und bewegen das rechte Bein maximal in die Streckung des Hüftgelenkes. Machen Sie kein Hohlkreuz!

3.2.7   Verbesserung der Hüftgelenks-Extension bei Kniegelenks-Flexion bzw. umgekehrt

M. rectus femoris ●

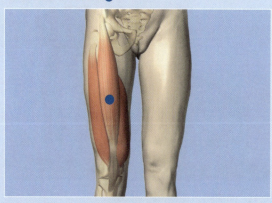

Anatomie

U: • Caput rectum: Spina iliaca anterior inferior
• Caput reflexum: oberer Rand des Acetabulums: Sulcus supraacetabularis
A: Basis patellae, über das Lig. patellae an der Tuberositas tibiae
I: N. femoralis (L2–L4)
Hinweis: Der M. rectus femoris ist neben den Mm. vasti intermedius, medialis und lateralis ein Teil des M. quadriceps femoris. Diese haben ihren Ursprung von weiter distal, am Femur.
! M. quadriceps femoris ist Kennmuskel für das Segment L3

Besonderheiten

• Alle Anteile des M. quadriceps femoris inserieren an der Patella, sie setzen sich distal in Form des Lig. patellae fort.
• Der oberhalb der Patella gelegene Recessus suprapatellaris hat Verbindung zum M. rectus femoris.
• Der M. rectus femoris ist an der Bildung der Retinacula patellae mediale und laterale beteiligt.

Funktionen

• Flexion im Hüftgelenk und Extension im Kniegelenk
• minimale Abduktion im Hüftgelenk
• anteriores Gleiten der Tibia (Antagonist des vorderen Kreuzbandes)
• in der geschlossenen Kette: Abbremsen der Knieflexion; im flektierten Einbeinstand: posteriores Bewegen der Femurkondylen
• anteriore Kippung des Beckens

Praxistipp/Pathologie

M. rectus femoris: hat einen hohen Anteil an Slow twitch-Fasern, neigt im Gegensatz zum Vastus medialis zur Verkürzung.
Patellofemorales Schmerzsyndrom (▣ Chondropathia patellae, S. 217): Schmerzen im Bereich der Patella, vor allem bei Belastung (z. B. treppab gehen). Es wird durch Fehlstellungen der Beinachsen begünstigt, beispielsweise bei einem Genu valgum → der Insuffizienz der medialen Muskulatur (Pes anserinus-Gruppe) steht eine Verkürzung des M. rectus femoris und des M. tensor fasciae latae entgegen.

Untersuchung

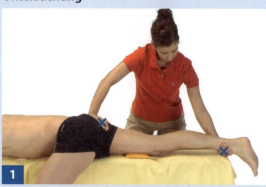

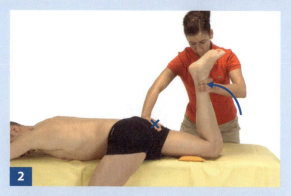

Längentest (ASTE)

P in BL. Das nicht zu testende Bein steht neben der Bank in maximaler Hüftflexion, um die LWS und das Becken zu stabilisieren (▣ M iliopsoas, S. 82). Eine Hand fixiert das Tuber ischiadicum der Testseite nach anterior und kontrolliert die LWS. Der T umfasst den distalen Unterschenkel des Testbeins, welches gestreckt auf der Bank liegt (bei sehr beweglichen Menschen vorab mehr Hüftgelenks-Extension einstellen).
Hinweis: Eine vorab eingestellte Lateralflexion der LWS zur Testseite entlastet das neurale System (insbesondere N. femoralis mit N. saphenus) und den M. psoas major.
▣ Differenzialdiagnostik, S. 72 f.

Längentest (ESTE)

Der T versucht, das Kniegelenk in maximale Flexion zu bewegen. Der M. rectus femoris ist zu kurz, wenn die Bewegung eingeschränkt ist, das Endgefühl weich- bzw. fest-elastisch ist und im Verlauf ein Dehngefühl entsteht.
Hinweis: Schnelltest zur Differenzierung in RL: Gegenseite in maximale Hüftflexion einstellen, dann Hüftgelenks-Extension des Testbeins (▣ Differenzialdiagnostik, S. 72 f.):
• M. iliopsoas: zieht das Hüftgelenk in Flexion
• M. rectus femoris: zieht das Kniegelenk in Extension
• M. tensor fasciae latae: zieht das Hüftgelenk in Abduktion
• M. sartorius: zieht Hüftgelenk in AR und Kniegelenk in Flexion

Dehnung

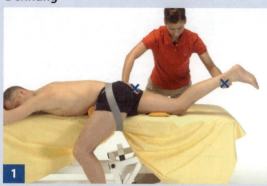

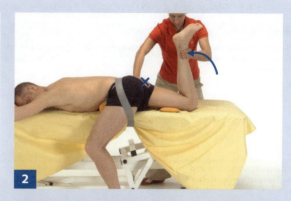

Dehnung (ASTE)

Die LWS wird mit einem Kissen in Flexion unterlagert. Das gegenseitige Bein steht neben der Bank in maximaler Hüftflexion, das Becken ist mit einem Gurt fixiert (◘ M. iliopsoas, S. 83). Eine Hand stabilisiert das Tuber ischiadicum der zu dehnenden Seite nach anterior, die andere umfasst den Unterschenkel und flektiert das Kniegelenk so weit wie möglich. Oberhalb der Patella ist das Knie unterlagert. Der P führt gegen den Widerstand des T eine isometrische Kontraktion in Richtung Kniegelenks-Extension aus.

Hinweis: Maximale Dehnung: Durch Hochstellen des Fußteils zusätzlich Hüftgelenks-Extension einstellen.

ESTE/Stimulation der Antagonisten

Nachdem der P entspannt hat, bewegt der T das Kniegelenk weiter in Flexion. Durch schrittweises AS/ES geht er bis zum Bewegungsende und hält die Position. Eine Stimulation der ischiokruralen Muskulatur wird nicht ausgeführt, da sie in angenäherter Stellung zu Krämpfen neigt.

Hinweis: Bei retropatellaren Beschwerden wird bei eingestellter Kniegelenks-Flexion über die Extension des Hüftgelenkes gedehnt (◘ Patellofemorales Schmerzsyndrom, S. 217).

Eine vorab eingestellte Lateralflexion der LWS in Richtung der zu verlängernden Seite entlastet das neurale System (N. femoralis mit N. saphenus).

Eigendehnung

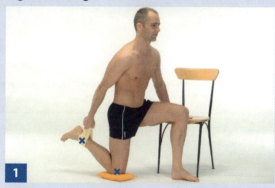

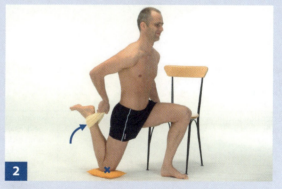

ASTE

Sie knien im Kavalierstand auf dem rechten Knie, welches mit einem Kissen unterlagert ist. Halten Sie sich mit der linken Hand auf einem Stuhl o. Ä. fest, die rechte Hand umfasst den rechten Fuß. Ist dies schwierig, benutzen Sie ein Handtuch zur Verlängerung. Die LWS wird stabil gehalten, machen Sie kein Hohlkreuz, dazu Bauchmuskeln anspannen! Beugen Sie das Knie so weit wie möglich. Spannen Sie den rechten Fuß in die Hand bzw. das Handtuch in Richtung Streckung des Knies.

Hinweis: Bei Knieschmerzen setzen Sie sich mit der linken Gesäßhälfte auf einen Stuhl und halten sich mit der Hand fest. Stellen Sie den linken Fuß zusätzlich auf eine Erhöhung.

ESTE

Entspannen Sie. Ziehen Sie den rechten Fuß mit der rechten Hand bzw. dem Handtuch weiter zum Gesäß, so dass das Kniegelenk mehr gebeugt wird und/oder schieben Sie die Leiste nach vorn. Achten Sie darauf, kein Hohlkreuz zu machen (evtl. den linken Fuß vorab auf eine Erhöhung stellen)! Drehen Sie die rechte Beckenseite nicht nach hinten! Durch schrittweises AS/ES kommen Sie in die maximale Dehnung, bis ein Dehngefühl im vorderen Oberschenkelbereich spürbar ist. Halten Sie die Position. Spannen Sie anschließend die rückwärtige Oberschenkelmuskulatur nicht an, denn diese sog. ischiokrurale Muskelgruppe neigt in angenäherter Stellung zu Krämpfen.

3.2.8   Übersicht

◘ Tab. 3.3. Muskulatur der Hüft- und Knieregion – Funktionen und Bewegungseinschränkungen bei Verkürzungen

Eingeschränkte Bewegung	Muskel	LWS	Becken
Flexion des Hüftgelenkes bei Extension des Kniegelenkes bzw. umgekehrt ▸ S. 74 f.	M. biceps femoris	▪ Caput longum: Flexion (indirekt)	▪ Caput longum: - posteriore Kippung - limitiert durch Einstrahlung in das Lig. sacrotuberale Nutation im ISG
	M. semitendinosus	▪ Flexion (indirekt)	▪ posteriore Kippung ▪ limitiert durch Einstrahlung in das Lig. sacrotuberale Nutation im ISG
	M. semimembranosus		▪ posteriore Kippung
Extension, Adduktion und Außenrotation des Hüftgelenkes ▸ S. 76 f.	M. tensor fasciae latae		▪ Kontraktion auf der Standbeinseite: Verhinderung des Absinkens des Beckens auf der Spielbeinseite (gemeinsam mit den Mm. glutei medius und minimus der Standbeinseite sowie den Mm. quadratus, iliocostalis lumborum und longissimus thoracis der Spielbeinseite) ▪ anteriore Kippung
Außenrotation des gebeugten sowie Innenrotation des gestreckten Hüftgelenkes ▸ S. 78 f.	M. piriformis		▪ stabilisiert das ISG von ventral: zieht das Sakrum gegen das Ilium ▪ verhindert Nutation
Abduktion des Hüftgelenkes ▸ S. 80 f.	M. pectineus		▪ anteriore Kippung ▪ im Synergismus mit den Abduktoren Stabilisierung des Beckens in der Frontalebene
	Mm. adductores longus und brevis		
	M. adductor magnus		▪ balanciert das Becken in der Standbeinphase auf dem Femurkopf (gemeinsam mit den Mm. glutei medius und minimus)
Abduktion des Hüftgelenkes bei gestrecktem, außenrotiertem Kniegelenk ▸ S. 80 f.	M. gracilis		▪ anteriore Kippung ▪ im Synergismus mit den Abduktoren Stabilisierung des Beckens in der Frontalebene
Extension und Innenrotation des Hüftgelenkes ▸ S. 82 f.	M. iliopsoas	▪ bei distalem Punctum fixum: - beidseitige Kontraktion: Extension, d. h. Lordosierung; im Synergismus mit den Rückenstreckern und Bauchmuskeln auch Flexion - einseitige Kontraktion: Extension mit Lateralflexion zur gleichen Seite und Rotation zur Gegenseite	▪ anteriore Kippung ▪ im Synergismus mit den Rückenstreckern und Bauchmuskeln auch posteriore Kippung möglich
Extension des Hüftgelenkes bei Flexion des Kniegelenkes ▸ S. 84 f.	M. rectus femoris		▪ anteriore Kippung
Extension und Außenrotation des Kniegelenkes	M. popliteus		

Hüftgelenk	Kniegelenk

Caput longum:
Extension
Außenrotation
	• beide Köpfe:
	  - Flexion, bei gebeugtem Kniegelenk: Außenrotation
	  - limitieren anteriores Gleiten des lateralen Tibiaplateaus (Synergisten des vorderen Kreuzbandes)
	Besonderheit: ziehen das Caput fibulae im proximalen Tibiofibulargelenk nach posterior und proximal

Extension Innenrotation	• Flexion, bei gebeugtem Kniegelenk: Innenrotation • limitiert anteriores Gleiten des medialen Tibiaplateaus (Synergist des vorderen Kreuzbandes) • stabilisiert in Neutral-Null-Stellung gegen Valgus-Stress
	• Flexion, bei gebeugtem Kniegelenk: Innenrotation • limitiert anteriores Gleiten des medialen Tibiaplateaus (Synergist des vorderen Kreuzbandes) • stabilisiert posteromedial (auch in Flexion)
Flexion/Abduktion/Innenrotation Zentrierung des Hüftkopfes im Acetabulum (über den Tractus iliotibialis) im Standbein: Reduktion der Biegespannung des Femur nach lateral (gemeinsam mit dem M. adductor magnus)	• zwischen 0° und ca. 30° Knieflexion unterstützt er die Extension, ab mehr als 30° Flexion beugt er das Kniegelenk • stabilisiert lateral gegen Varus-Stress • verhindert anteriores Gleiten des lateralen Tibiaplateaus in Flexion
Außenrotation/Flexion (aus Neutral-Null-Stellung und Extension bis ca. 60° Flexion) Innenrotation/Extension (ab ca. 60° bis maximaler Flexion) Abduktion (vor allem mit zunehmender Flexion)	
Adduktion Flexion des gestreckten sowie Außenrotation/Extension des maximal gebeugten Hüftgelenkes	
Adduktion Innenrotation (aus maximaler Außenrotation) Außenrotation (aus maximaler Innenrotation) Extension (aus max. Flexion), Flexion (aus max. Extension)	
Adduktion Extension (aus maximaler Flexion) Flexion (aus maximaler Extension) Reduktion der Biegespannung des Femur nach lateral am Standbein (gemeinsam mit dem M. tensor fasciae latae) Extension/Außenrotation mit dem proximalen sowie Innenrotation mit dem distalen Anteil (jeweils aus der entgegengesetzten Richtung)	
Adduktion Flexion bis ca. 50°, aus maximaler Flexion bis 50° Flexion: Extension leitet die Schwungbeinphase beim Laufen ein	• Flexion, bei gebeugtem Kniegelenk: Innenrotation • in Flexion posteriores Gleiten des medialen Tibiaplateaus (Synergist des vorderen Kreuzbandes) • stabilisiert in Neutral-Null-Stellung gegen Valgus-Stress
Flexion Außenrotation (in Extension) Balancieren des Rumpfes auf den Femurköpfen (bei fixiertem Femur: d. h. im Stand) beugt das Spielbein nur, wenn maximale Kraft erforderlich ist ab 90° Flexion alleiniger Flexor	
Flexion (am Spielbein vor allem beim langsamen Laufen für Hüftflexion zuständig) minimale Abduktion	• Extension • anteriores Gleiten der Tibia (Antagonist des vorderen Kreuzbandes) • in der geschlossenen Kette: Abbremsen der Knieflexion • im flektierten Einbeinstand: posteriores Bewegen der Femurkondylen

	• bei Punctum fixum am Femur:
	  Innenrotation der Tibia bzw. Begrenzung der Außenrotation
	• bei Punctum fixum an der Tibia (Bodenkontakt des Fußes):
	  - Außenrotation des Femur
	  - verhindert Hyperextension
	  - zieht den lateralen Meniskus bei Flexion nach posterior und verhindert damit dessen Einklemmung
	• stabilisiert das Kniegelenk, indem er anteriores Gleiten des Femur bei Flexion sowie Varus-Stress verhindert

3.3   Lumbalregion

3.3.1   Basics

Bewegungen/ROM/Endgefühl/Kapselmuster

1. LWS

- **Flexion:** ca. 45°
  - im thorakolumbalen Übergang gute und im lumbosakralen Übergang sehr gute Beweglichkeit
  - L2–L4 weniger gute Flexionsmöglichkeit
- **Extension:** 35°
  - insbesondere im lumbosakralen Übergang sehr gute Extensionsbeweglichkeit
- **Lateralflexion:** ca. 15° zu jeder Seite
  - 3–4° pro Segment
  - außer L5/S1: 1,5°
- **Rotation:** ca. 6° zu jeder Seite
  - 1° pro Segment
  - außer L5/S1: 2,5°
- **Gekoppelte Bewegungen:**
  - Lateralflexion und Rotation finden **in Flexion gleichsinnig** statt (d. h. in Flexion → z. B. Lateralflexion nach rechts mit Rotation nach rechts)
  - Lateralflexion und Rotation finden **in Extension gegensinnig** statt (d. h. in Extension → z. B. Lateralflexion nach rechts mit Rotation nach links)

> **MEMO**
>
> Die Gelenkfacetten bilden gegenüber der Horizontalebene einen Winkel von 90°, gegenüber der Frontalebene sind sie 45° nach medial geneigt. Daher ist nur sehr wenig Rotation möglich. Die Gelenkflächen können in ihrer Ausrichtung variabel sein. Die Bewegungskopplung kann dadurch vom beschriebenen Muster abweichen (insbesondere im lumbosakralen Übergang).

- **Endgefühl:** fest-elastisch (für alle Bewegungsrichtungen), in Extension auch hart-elastisch
- **Kapselmuster:** Lateralflexion und Extension mehr als Flexion

2. ISG (Art. iliosacralis)

- **Nutation/Kontranutation des Sakrums bzw. posteriore/anteriore Rotation des Ilium:** 2° (insgesamt)
- **Lateralflexion mit Rotation:** 2° (insgesamt)

- **Endgefühl:** sehr fest-elastisch (für alle Bewegungsrichtungen)
- **Kapselmuster:** nicht beschrieben

Vegetatives Ursprungsgebiet der Lumbalregion und des ISG: T10–L2

Gleiten

1. LWS (Artt. zygapophysiales)

- **Flexion:** Die unteren Gelenkfacetten des oben liegenden Wirbels gleiten nach kranial (Auseinanderweichen der Facetten = Divergenz).
- **Extension:** Die unteren Gelenkfacetten des oben liegenden Wirbels gleiten nach kaudal (Ineinanderschieben der Facetten = Konvergenz).
- **Lateralflexion:** Bei Lateralflexion nach rechts gleiten die Gelenkfacetten auf der rechten Seite nach kaudal (Extensionsgleiten = Konvergenz) und auf der linken Seite nach kranial (Flexionsgleiten = Divergenz). Bei Lateralflexion nach links ist es umgekehrt.
- **Rotation:** Bei einer Rotation nach rechts kommt es auf der rechten Seite zu einer Separation, auf der linken Seite zu einer Kompression der Gelenkfacetten.

2. ISG

- **Nutation des Sakrum/posteriore Rotation des Ilium:** Bei Nutation verlagert sich das Promontorium nach ventral-kaudal und der Apex ossis sacri nach dorsal-kranial. Das Os sacrum gleitet dabei im ISG bogenförmig nach dorsal-kaudal. Die weiterlaufende Bewegung der LWS ist eine Lordosierung. Bei einer posterioren Rotation des Ilium entsteht ein Gleiten des Ilium nach ventral-kranial. Bei Flexion der LWS aus dem Stand (Oberkörper beugt Richtung Boden) bewegt sich das Sakrum in Nutation. Im Gang entsteht auf der Standbeinseite ebenfalls eine Nutation.
- **Kontranutation des Sakrum/anteriore Rotation des Ilium:** Bei Kontranutation verlagert sich das Promontorium nach dorsal-kranial und der Apex ossis sacri nach ventral-kaudal. Das Os sacrum gleitet dabei im ISG bogenförmig nach ventral-kranial. Die weiterlaufende Bewegung der LWS ist eine Entlordosierung. Bei einer anterioren Rotation des Ilium gleitet das Ilium nach dorsal-kaudal. Bei Extension der LWS aus dem Stand bewegt sich das Sakrum in Kontranutation.

— **Rotation mit Lateralflexion:** Auf der Standbeinseite entsteht eine posteriore Rotation des Ilium und Nutation des Sakrum mit einer Neigung der Sakrumbasis zur Gegenseite und einer Drehung zur gleichen Seite. Auf der Spielbeinseite findet eine anteriore Rotation des Ilium und Kontranutation des Sakrum statt.

Pathologie

Die Segmente L5/S1 und L4/L5 tendieren aufgrund vermehrter Bandscheibendegeneration zu Hypermobilitäten und Kompression neuraler Strukturen (N. peroneus und N. tibialis). Im thorakolumbalen Übergang präsentieren sich reflektorisch innere Organe (z. B. Darm, Urogenitaltrakt, die LWS selbst und die gesamte untere Extremität). Hier finden sich vielfach Hypomobilitäten, die aufgrund der sympathischen vegetativen Verschaltung reflektorisch bedingt sein können (z. B. bei LWS- oder Kniegelenksproblemen, Blasenentzündung). Diese Hypomobilität des TLÜ fördert die Problematik der LWS weiter, einerseits reflektorisch (u. a. verschlechterte Durchblutungssituation), andererseits mechanisch (untere LWS versucht, Bewegungsdefizit auszugleichen und wird auf Dauer hypermobil). Ein Circulus vitiosus entwickelt sich. Daher ist es wichtig, den thorakolumbalen Übergang mit in die klinische Untersuchung und Therapie einzubeziehen. Oft zeigt schon die Anamnese Hinweise auf eine Chronifizierung, eine Pathologie innerer Organe oder der unteren Extremität. Um die Sympathikusaktivität zu senken, sind spezielle Techniken (z. B. Massage und Wärme) im TLÜ sinnvoll und notwendig, um nachfolgend die Muskulatur zu entspannen (◻ Basics Thoraxregion, S. 107 f.).

Auch Einschränkungen des Hüftgelenkes (v. a. der Extension und Innenrotation) werden mechanisch durch eine Überbeweglichkeit der unteren LWS ausgeglichen und können so zu Problemen führen.

Vor allem in den langen, viele Segmente übergreifenden Muskeln (z. B. M. iliocostalis und M. longissimus) finden sich Hypertonus und Verkürzung. Die kurzen, nur ein oder wenige Segmente verbindenden Muskeln (z. B. Mm. rotatores) werden dadurch inhibiert und zudem durch die veränderte Stellung insuffizient (durch Annäherung oder Horizontalisierung der Mm. rotatores bei Bandscheibensinterung, die nicht innerhalb des normalen Alterungsprozesses adaptiert werden können). Die zeitliche Rekrutierung der stabilisierenden Muskeln vor der Dynamik ist gestört (z. B. M. transversus abdominis, Beckenbodenmuskulatur und Mm. rotatores) und bedingt eine mangelnde Stabilisierung der LWS bei Alltagsaktivitäten. Der M. iliopsoas neigt bei allen Irritationen im LWS-Becken-Hüft-Bereich zur hypertonen Längenminderung. Dies ist von einer haltungsbedingten Längenminderung und/oder Verkürzung abzugrenzen. Durch den Verlauf des Plexus lumbalis zwischen den Anteilen des Muskels kann es zu Nervenkompressionen mit Ausstrahlungen in die Peripherie kommen (▶ S. 70 ff. u. S. 82).

Probleme des ISG treten vorwiegend in der Schwangerschaft, nach der Geburt, bei beginnendem Morbus Bechterew und bestimmten Traumata auf, z. B. unerwartetes Treten in eine Vertiefung (Nutationsfehlstellung) oder Hängenbleiben eines Beins (Kontranutationsfehlstellung).

Es gibt eine Vielzahl von denkbaren Entstehungsketten. Die Schwierigkeit in der klinischen Praxis besteht darin, sie zu selektieren, um schnell und adäquat behandeln zu können. Oft sind Befunde aus bildgebenden Verfahren, wie eine Spondylolisthesis (Wirbelgleiten) bei unterbrochener Interartikularportion oder ein Bandscheibenvorfall, zufällig und korrelieren nicht mit dem klinischen Bild des Patienten. Anamnese, Differenzialdiagnostik und Probebehandlung sind daher wichtige Kriterien zur Entscheidungsfindung (◻ Differenzialdiagnostik und Sicherheitscheck, S. 90 ff. sowie Diagnostik, S 36 ff.).

Muskeln, die zur hypertonen Längenminderung oder strukturellen Verkürzung neigen:
- M. iliocostalis lumborum
- M. longissimus thoracis
- M. quadratus lumborum
- M. iliopsoas
- M. rectus abdominis
- Mm. obliqui externus und internus abdominis

Muskeln, die zur Abschwächung neigen:
- Mm. rotatores lumborum breves und longi
- Mm. intertransversarii laterales und mediales lumborum
- M. multifidus lumborum
- M. transversus abdominis
- M. rectus abdominis
- Mm. obliqui externus und internus abdominis
- Beckenbodenmuskulatur

3

Differenzialdiagnostik I

Sicherheitscheck LWS

I. Beschwerden, die nicht mechanisch (durch Haltung und/oder Bewegung) zu beeinflussen sind
- mögliche Ursachen:
  - Frakturen
  - Metastasen/Tumoren
  - Tuberkulose
  - Pathologien innerer Organe
  - Diszitis
- Hinweise in der Anamnese:
  - Trauma
  - schlechter Allgemeinzustand
    (z. B. größerer Gewichtsverlust in kurzer Zeit)
  - Progredienz
  - nächtliche Beschwerden
  - Klopfschmerz
  - Fieber

II. Beschwerden, die mechanisch (durch Haltung und/oder Bewegung) zu beeinflussen sind

a) mit positiver Neurologie

Radikulopathie

1. Kompression einer Nervenwurzel
(z. B. durch posterolateralen Bandscheibenvorfall)
- typische Zeichen:
  - Abschwächung des zum Segment gehörenden Kennmuskels
  - Abschwächung des zum Segment gehörenden Reflexes
  - Abschwächung der Sensibilität des dazugehörenden Dermatoms

▫ neurologische Untersuchung, S. 94

2. Kompression mehrerer Nervenwurzeln
(z. B. durch posteromedialen Bandscheibenvorfall)
- typische Zeichen:
  - Abschwächung mehrerer Kennmuskeln
  - Abschwächung mehrerer Reflexe
  - Abschwächung der Sensibilität mehrerer Dermatome
! Dies können auch Zeichen eines Cauda equina-Syndroms sein, hinzu kommen dann:
  - Reithosenanästhesie
  - Beeinträchtigung der Blasen-, Mastdarm- und Sexualfunktion

▫ neurologische Untersuchung, S. 94

Myelopathie
(Kompression des Rückenmarks = oberhalb von ca. LWK1)
- typische Zeichen:
  - gesteigerte Reflexe
  - pathologische Reflexe (z. B. Fußklonus, Babinski; bei Kompression im Bereich der HWS auch der oberen Extremität)
  - mögliche multisegmentale Ausfälle von Sensibilität und Motorik
  - evtl. Ataxie (z. B. Gangunsicherheit), positive Gleichgewichtstests, spinale Spastik
  - evtl. Beeinträchtigung der Blasen-, Mastdarm- und Sexualfunktion

▫ neurologische Untersuchung, S. 94 sowie S. 182 f.

Vorsicht: Bei Auftreten von Symptomen und Zeichen, die in den **rot umrandeten Kästen** stehen, sollte der Patient unverzüglich an einen Arzt verwiesen werden. Sie stellen Kontraindikationen für weitere physiotherapeutische Maßnamen dar.

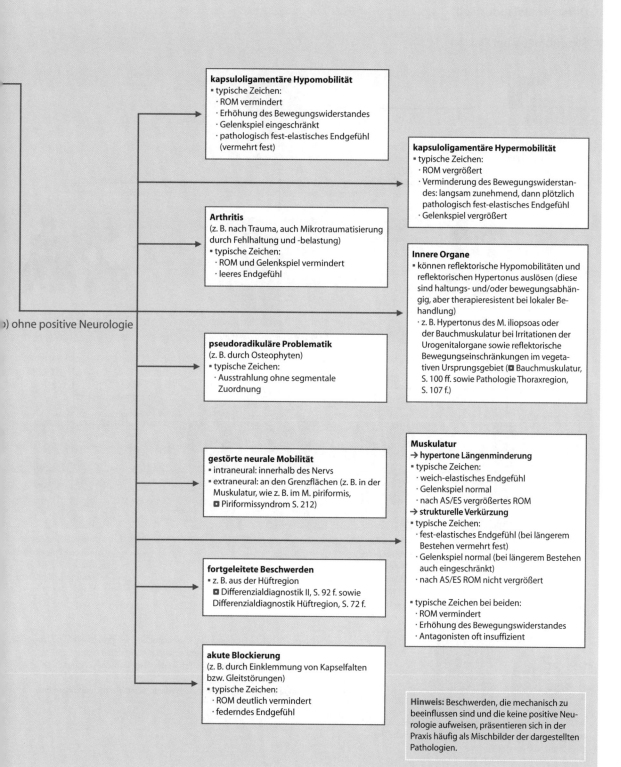

kapsuloligamentäre Hypomobilität
▪ typische Zeichen:
  · ROM vermindert
  · Erhöhung des Bewegungswiderstandes
  · Gelenkspiel eingeschränkt
  · pathologisch fest-elastisches Endgefühl
    (vermehrt fest)

kapsuloligamentäre Hypermobilität
▪ typische Zeichen:
  · ROM vergrößert
  · Verminderung des Bewegungswiderstan-
    des: langsam zunehmend, dann plötzlich
    pathologisch fest-elastisches Endgefühl
  · Gelenkspiel vergrößert

Arthritis
(z. B. nach Trauma, auch Mikrotraumatisierung
durch Fehlhaltung und -belastung)
▪ typische Zeichen:
  · ROM und Gelenkspiel vermindert
  · leeres Endgefühl

Innere Organe
▪ können reflektorische Hypomobilitäten und
  reflektorischen Hypertonus auslösen (diese
  sind haltungs- und/oder bewegungsabhän-
  gig, aber therapieresistent bei lokaler Behandlung)
  · z. B. Hypertonus des M. iliopsoas oder
    der Bauchmuskulatur bei Irritationen der
    Urogenitalorgane sowie reflektorische
    Bewegungseinschränkungen im vegeta-
    tiven Ursprungsgebiet (◨ Bauchmuskulatur,
    S. 100 ff. sowie Pathologie Thoraxregion,
    S. 107 f.)

b) ohne positive Neurologie

pseudoradikuläre Problematik
(z. B. durch Osteophyten)
▪ typische Zeichen:
  · Ausstrahlung ohne segmentale
    Zuordnung

Muskulatur
→ hypertone Längenminderung
▪ typische Zeichen:
  · weich-elastisches Endgefühl
  · Gelenkspiel normal
  · nach AS/ES vergrößertes ROM
→ strukturelle Verkürzung
▪ typische Zeichen:
  · fest-elastisches Endgefühl (bei längerem
    Bestehen vermehrt fest)
  · Gelenkspiel normal (bei längerem Bestehen
    auch eingeschränkt)
  · nach AS/ES ROM nicht vergrößert

▪ typische Zeichen bei beiden:
  · ROM vermindert
  · Erhöhung des Bewegungswiderstandes
  · Antagonisten oft insuffizient

gestörte neurale Mobilität
▪ intraneural: innerhalb des Nervs
▪ extraneural: an den Grenzflächen (z. B. in der
  Muskulatur, wie z. B. im M. piriformis,
  ◨ Piriformissyndrom S. 212)

fortgeleitete Beschwerden
▪ z. B. aus der Hüftregion
  ◨ Differenzialdiagnostik II, S. 92 f. sowie
  Differenzialdiagnostik Hüftregion, S. 72 f.

akute Blockierung
(z. B. durch Einklemmung von Kapselfalten
bzw. Gleitstörungen)
▪ typische Zeichen:
  · ROM deutlich vermindert
  · federndes Endgefühl

Hinweis: Beschwerden, die mechanisch zu
beeinflussen sind und die keine positive Neurologie aufweisen, präsentieren sich in der
Praxis häufig als Mischbilder der dargestellten
Pathologien.

3

Differenzialdiagnostik II

Symptomatik bei Flexion

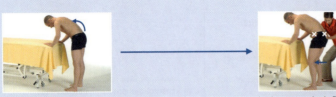

Flexion am Beginn der
Symptomatik

leichte Kniegelenksflexion

Symptomatik gelindert | Symptomatik verstärkt | Symptomatik unverändert

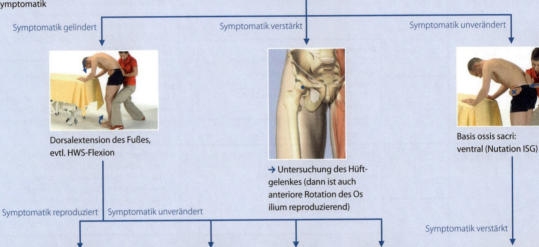

Dorsalextension des Fußes,
evtl. HWS-Flexion

Basis ossis sacri:
ventral (Nutation ISG)

→ Untersuchung des Hüft-
gelenkes (dann ist auch
anteriore Rotation des Os
ilium reproduzierend)

Symptomatik reproduziert | Symptomatik unverändert

Symptomatik verstärkt

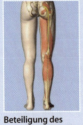
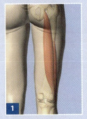
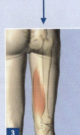

**Beteiligung des
neuralen Systems**

ischiokrurale Muskulatur:
- **M. biceps femoris (1)**
- **M. semitendinosus (2)**
- **M. semimembranosus (3)**
- ► S. 74 f.
- ◘ Hinweis

→ Untersuchung des ISG
(dann ist auch Apex ossis
sacri nach ventral =
Kontranutation lindernd)

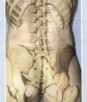
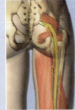

→ Untersuchung der LWS-Region und neuraler Strukturen
◘ Differenzialdiagnostik I, S. 90 f. sowie neurologische Untersuchung und neurale Spannungstests, S. 94 f.
◘ auch Piriformissyndrom, S. 212

Hinweis: Ob es sich bei der ischiokruralen Muskulatur um eine strukturelle Verkürzung oder
eine hypertone Längenminderung handelt, wird nach AS/ES differenziert:
- **strukturelle Verkürzung:** ROM nicht deutlich weiter, fest-elastisches Endgefühl bei
  normalem Gelenkspiel
- **hypertone Längenminderung:** ROM deutlich weiter, weich-elastisches Endgefühl

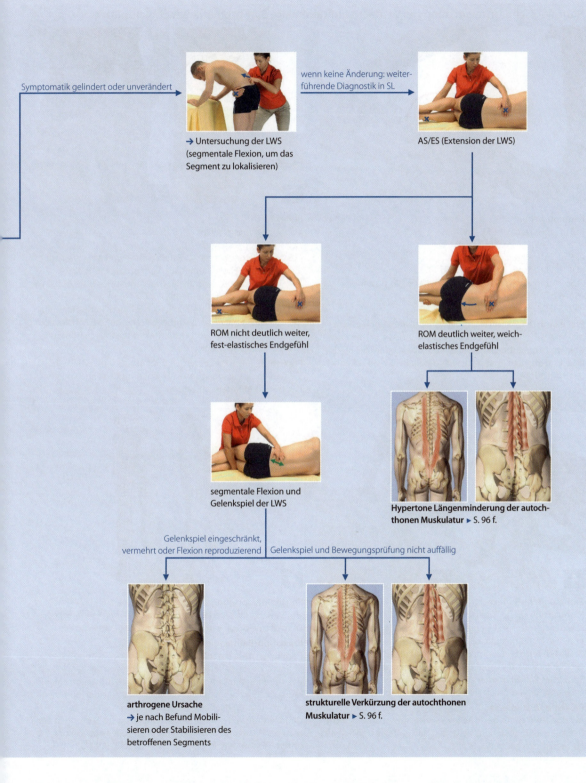

Symptomatik gelindert oder unverändert

→ Untersuchung der LWS (segmentale Flexion, um das Segment zu lokalisieren)

wenn keine Änderung: weiterführende Diagnostik in SL

AS/ES (Extension der LWS)

ROM nicht deutlich weiter, fest-elastisches Endgefühl

ROM deutlich weiter, weich-elastisches Endgefühl

segmentale Flexion und Gelenkspiel der LWS

Hypertone Längenminderung der autochthonen Muskulatur ► S. 96 f.

Gelenkspiel eingeschränkt, vermehrt oder Flexion reproduzierend

Gelenkspiel und Bewegungsprüfung nicht auffällig

arthrogene Ursache
→ je nach Befund Mobilisieren oder Stabilisieren des betroffenen Segments

strukturelle Verkürzung der autochthonen Muskulatur ► S. 96 f.

3.3.2   Neurologische Untersuchung und neurale Spannungstests

Neurologische Untersuchung bei Verdacht auf radikuläre Symptomatik bzw. Myelopathie

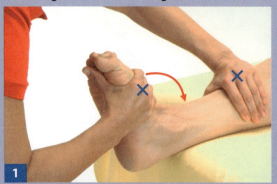

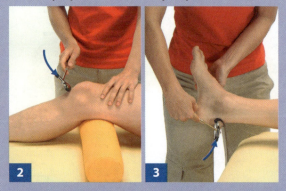

Kennmuskeln

- **L1:**   M. cremaster, M. iliopsoas
- **L2:**   Adduktoren, M. iliopsoas
- **L3:**   M. quadriceps femoris
- **L4:**   M. tibialis anterior (◘ Abb. 1)
- **L5:**   M. extensor hallucis longus, M. tibialis posterior
- **S1–S2:** M. triceps surae, Mm. peronei
- **S2–S4:** Dammmuskulatur (Kontinenz)

Praxistipp: Der P kontrahiert den entsprechenden Muskel maximal gegen den Widerstand des T, der versucht, die Kontraktion zu durchbrechen. Dies wird, insbesondere bei niedriger Irritierbarkeit, mehrfach wiederholt. Bei S2–S4 Erfragen des „Urinstopps".

Reflexe

- **L1:**   Kremasterreflex
- **L2:**   Adduktorenreflex
- **L3/L4:** Quadrizepsreflex = Patellarsehnenreflex: Schlag mit dem Reflexhammer auf das Lig. patellae. Reflexantwort → Kontraktion des M. quadriceps (◘ Abb. 2).
- **L5:**   Tibialis posterior-Reflex
- **S1:**   Achillessehnenreflex: Schlag mit dem Reflexhammer direkt proximal des Tuber calcanei auf die Achillessehne. Reflexantwort → Kontraktion der Wadenmuskulatur (◘ Abb. 3).

Praxistipp: Alle Reflexe werden mindestens 6-mal wiederholt. Sie sind im physiologischen Fall nicht ermüdbar und sollten keine Seitendifferenz aufweisen.

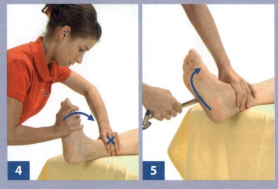

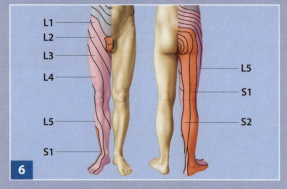

Pathologische Reflexe

Klonusprüfung: Der T bewegt den Fuß im OSG forciert in Dorsalextension. Der Test ist positiv, wenn mehr als drei Kontraktionen in Plantarflexion auftreten (◘ Abb. 4).

Babinski-Zeichen: Der T bestreicht die fibulare Fußsohle bis zur Plantarseite des Grundgelenkes der Großzehe mit der Spitze des Reflexhammers. Positiver Test: Extension der Großzehe und Abduktion/Flexion der anderen Zehen (◘ Abb. 5).

Praxistipp/Pathologie

Myelopathie: gesteigerte Reflexe und positive pathologische Reflexe, eventuell Gangunsicherheit durch Ataxie und Spastik (◘ Sicherheitscheck LWS, S. 90 f.).

Sensibilitätsprüfung

Hinweis: Häufig Überlappungen bezüglich der Kennmuskeln/ Dermatome durch variable, multisegmentale Innervation.

Praxistipp/Pathologie

Radikulopathie einer Nervenwurzel: Abschwächung eines Reflexes, des zugehörigen Kennmuskels sowie der Sensibilität des zugehörigen Dermatoms. Bei L1 und L2 tritt selten eine radikuläre Symptomatik auf. Bandscheibenschäden kommen eher im unteren Bereich der LWS vor.

Cauda equina-Syndrom: Reithosenanästhesie, Störungen der Blasen-, Mastdarm- und Sexualfunktion sowie Ausfälle der unteren Extremität (◘ Sicherheitscheck LWS, S. 90 f.).

Neuraler Spannungstests: SLR (Straight leg raising) = GBH (Gestrecktes Bein heben)

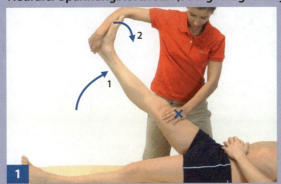

1

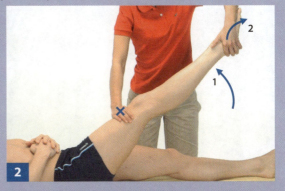

2

SLR mit Betonung des N. tibialis
Der T bewegt das Bein bei extendiertem Kniegelenk im Hüft-gelenk in Flexion (1). Verändern (Verstärkung bzw. Auslösen) sensibilisierende Ergänzungen wie Dorsalextension des Fußes (2), Adduktion und Innenrotation des Hüftgelenkes und HWS-Flexion die Symptomatik, ist der Nerv irritiert.
Hinweis: Zuvor werden alle beteiligten Gelenke auf ihre Beweglichkeit überprüft. Es ist hinsichtlich einer validen Reproduzierbarkeit darauf zu achten, dass die ASTE standardi-siert (möglichst kein Kissen unter dem Kopf, Hände liegen auf dem Bauch), d. h. für den jeweiligen P immer gleich ist. Die Tests werden auf beiden Seiten ausgeführt.

SLR mit Betonung des N. peroneus
Der T bewegt das Bein bei extendiertem Kniegelenk im Hüft-gelenk in Flexion (1). Sensibilisierende Ergänzungen sind Inversion (Plantarflexion/Supination/Adduktion) des Fußes (2), Adduktion und IR des Hüftgelenkes und HWS-Flexion.
Praxistipp: Insbesondere dem Auftreten der typischen Symp-tome, einer radikulären Symptomatik und signifikanten Sei-tenunterschieden wird Beachtung geschenkt. Bei Kompres-sion durch einen Muskel sind der Längen- und Widerstands-test sowie Druck auf den Muskel unter neuraler, gerade noch symptomfreier Spannung positiv (◘ M. piriformis, S. 212). Nur in diesem Fall ist eine Muskeldehnung indiziert.

Neuraler Spannungstest: Slumptest

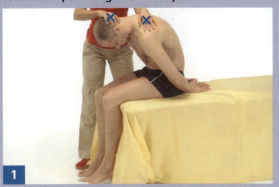

1

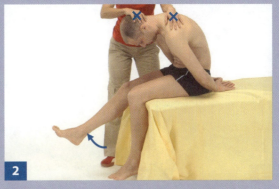

2

ASTE
Der P sitzt mit vollständig aufliegenden Oberschenkeln auf der Bank, die Hände sind locker hinter dem Körper abgelegt. Jetzt werden BWS und LWS bei senkrecht stehendem Sakrum flektiert („Zusammensacken"). Der T gibt einen Überdruck auf den Rücken. Dann folgt aktive HWS-Flexion. Der T stabilisiert die HWS-Flexion.
Praxistipp: Dieser generelle Spannungstest wird bei allen Symptomen im LWS-Bereich und der unteren Extremität aus-geführt, sofern keine radikuläre Symptomatik, Cauda equina-Problematik oder Myelopathie besteht (▶ S. 94).

ESTE
Jetzt streckt der P das Kniegelenk. Sensibilisierende Ergänzun-gen sind Dorsalextension oder Inversion (Plantarflexion, Supi-nation und Adduktion) des Fußes sowie Extension beider Kniegelenke.
Praxistipp: Ist der Test hinsichtlich der typischen Symptomatik positiv bzw. bestehen gravierende Seitenunterschiede in der Beweglichkeit oder im Widerstand gegen die Bewegung, sollte keine Muskeldehnung durchgeführt werden.

3.3.3   Verbesserung der LWS-Flexion

Autochthone Rückenstrecker (beidseits)

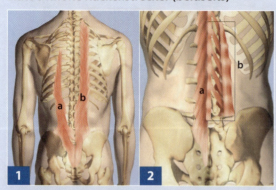

Anatomie

M. iliocostalis lumborum (1a)
U: Os sacrum, dorsaler Anteil der Crista iliaca, Fascia thoraco-
   lumbalis
A: Proc. costalis des 1. bis 3. LW, Anguli costarum der unteren
   6–9 Rippen
I: Rr. dorsales (T5–L5)
M. longissimus thoracis (1b)
U: Proc. spinosus des 1. bis 5. LW, tiefes Blatt der Fascia thora-
   columbalis, Os sacrum
A: Procc. transversi der unteren BW, 1. oder 2. bis 12. Rippe,
   jeweils zwischen Tuberculum und Angulus costae

I: Rr. dorsales (T2–L5)
M. multifidus lumborum (2a)
U: Proc. mamillaris des 1. bis 5. LW, Os sacrum
A: Procc. spinosi der oberen LW und unteren BW (überspin-
   gen jeweils 3–4 Segmente)
Mm. intertransversarii mediales lumborum (2b)
U: Tuberositas iliaca, Proc. accessorius des 1. bis 5. LW
A: Proc. mamillaris des 1. bis 5. LW sowie des 12. BW
Mm. interspinales lumborum (2b)
▪ verbinden zwei benachbarte Procc. spinosi bis zum Os sacrum
Mm. rotatores lumborum breves und longi (2b)
U: basaler Proc. costalis des 1. bis 5. LW
A: basaler Proc. spinosus und Arcus vertebrae des nächst
   höheren oder übernächsten LW bis 12. BW
I: der vier letztgenannten Muskeln: Rr. dorsales (T12–L5)
Mm. intertransversarii laterales lumborum (2b)
U: Proc. transversus des 12. BW, Proc. costalis des 1. bis 5. LW
A: Proc. costalis des 1. bis 5. LW, jeweils bis zur Tuberositas iliaca
I: Rr. ventrales (T12–L5), daher gehören sie per Definition
nicht zur autochthonen Muskulatur

Funktionen
▪ Extension bzw. Lordosierung der LWS, zum Teil auch der BWS
▪ Stabilisation der LWS von dorsal und lateral
▪ bei einseitiger Kontraktion: Lateralflexion zur gleichen Seite
▪ Rotation sowie Wirkung auf die Rippen (Atmung) und das
   Becken: ◻ Tab. 3.4, S. 104

Untersuchung

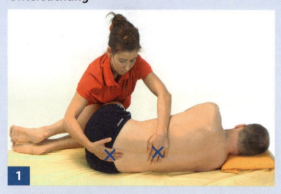

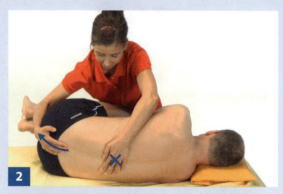

Längentest (ASTE)
P in SL. Der T stützt beide Knie des P gegen seinen Körper. Er
umfasst das Os sacrum mit einer Hand. Die andere Hand liegt
dorsal im Bereich des thorakolumbalen Übergangs.
Hinweis: Haben Bewegungen der HWS, der oberen Extremität
oder des Fußes Einfluss auf das ROM, deutet dies auf eine neurale Beteiligung hin. Während des Tests auftretende Ausstrahlungen sind eine Kontraindikation für eine Dehnung und sollten durch entsprechende Differenzialdiagnostik (▶ S. 89 ff. u.
S. 94 f.) objektiviert werden, damit eine adäquate Therapie
stattfinden kann (z. B. entlastende Traktion auf Bandscheibenebene bei radikulärer Symptomatik).

Längentest (ESTE)
Der T versucht, die LWS in maximale Flexion zu bewegen, indem er seinen Körper nach kranial verlagert und das Sakrum
dabei nach ventral-kranial zieht. Die autochthonen Rückenstrecker sind zu kurz, wenn die Bewegung eingeschränkt ist,
das Endgefühl weich- bzw. fest-elastisch ist und im Verlauf der
Muskeln ein Dehngefühl entsteht.
Hinweis: Vor allem die untere LWS neigt zu Einschränkungen
in Flexion. Die Differenzierung von Gelenk und Muskulatur
erfolgt bei einem fest-elastischen Endgefühl über das Gelenkspiel. Im Bereich des thorakolumbalen Übergangs und der
BWS ist eher die Extension (meist arthrogen) eingeschränkt.

Dehnung

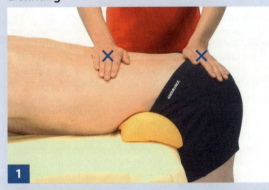

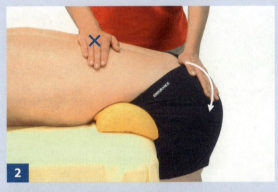

ASTE
P in BL an der Bankkante, die Füße stehen bei gebeugten Knien auf dem Boden. Beide SIAS sind unterlagert. Mit einer Hand fixiert der T den thorakolumbalen Übergang, die andere Hand liegt auf dem Os sacrum. Er bewegt das Becken so weit wie möglich nach ventral-kaudal (Flexion). Der P führt gegen den Widerstand des T eine isometrische Kontraktion in Richtung Extension der LWS aus.
Hinweis: Ist die LWS-Flexion bei gestrecktem Hüftgelenk eingeschränkt, muss eventuell der M. psoas major behandelt werden (▶ S. 82 f.).

ESTE/Stimulation der Antagonisten
Nachdem der P entspannt hat, bewegt der T das Becken über das Os sacrum weiter nach ventral-kaudal und bringt so die LWS verstärkt in Flexion. Durch schrittweises AS/ES geht er bis zum Bewegungsende und hält die Position. Ist die Dehnung beendet, bewegt der P das Becken gegen den Widerstand des T an beiden SIAS weiter in die maximal mögliche Flexion der LWS, indem er seine Symphyse nach ventral-kranial zieht.
Hinweis: Vor allem die multisegmentalen Rückenstrecker neigen zu Hypertonus und Verkürzung. Die kürzeren Muskeln hingegen schwächen eher ab (▣ Basics Lumbalregion, S. 89).

Eigendehnung

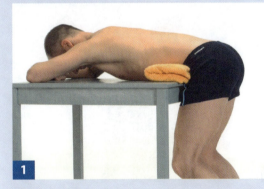

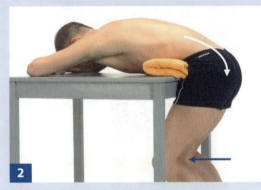

ASTE
Sie liegen in BL auf einem Tisch, das Becken außerhalb der Tischkante. Ein Handtuch stützt die vorderen Beckenknochen ab. Die Hüft- und Kniegelenke sind gebeugt, die Zehen stehen auf dem Boden. Senken Sie das Becken nach unten und beugen Sie dadurch die LWS so weit wie möglich nach vorn. Spannen Sie jetzt das Becken in Richtung Streckung der LWS, als ob Sie ein Hohlkreuz machen wollten. Achten Sie darauf, die LWS und das Becken nicht zu bewegen!
Hinweis: Während der Dehnung sollen auf keinen Fall Ausstrahlungen in das Gesäß oder in die Beine auftreten!

ESTE/Stimulation der Antagonisten
Entspannen Sie. Bewegen Sie die LWS weiter in die Beugung, indem Sie die Knie beugen und das Becken in Richtung Boden absenken. Durch schrittweises AS/ES kommen Sie in die maximale Dehnung, bis ein Dehngefühl im hinteren unteren Rumpf spürbar ist. Halten Sie die Position. Ist die Dehnung beendet, kippen Sie das Becken aktiv weiter nach unten und ziehen dabei den unteren Teil des Bauches nach oben in Richtung Nabel (die Lendenwirbelsäule maximal beugen).

3.3.4   Verbesserung der LWS-Lateralflexion

M. quadratus lumborum

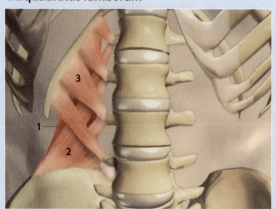

Anatomie

U: ▪ Pars iliocostalis (1, dorsaler Anteil): Crista iliaca, Lig. iliolumbale
▪ Pars iliovertebralis (2, mittlerer Anteil): Crista iliaca
▪ Pars costovertebralis (3, ventraler Anteil): 12. Rippe
A: ▪ Pars iliocostalis: 12. Rippe
▪ Pars iliovertebralis: Proc. costalis des 1. bis 4. LW
▪ Pars costovertebralis: Proc. costalis des 1. bis 4. LW
I: Plexus lumbalis: N. iliohypogastricus (T12–L1), N. ilioinguinalis (L1), direkte Rr. musculares (T12–L3), N. subcostalis (T12)

Besonderheiten

▪ Die unteren Fasern der Pars iliovertebralis haben den gleichen Verlauf wie das Lig. iliolumbale. Dieses zieht bei Frauen zum Proc. costalis des 4. und 5., bei Männern des 5. LW und hat eine wichtige stabilisierende Funktion für den lumbosakralen Übergang. Es hemmt vor allem Rotation und Lateralflexion.

Funktionen

▪ bei Punctum fixum am Ilium:
- einseitige Kontraktion: Lateralflexion der LWS zur gleichen Seite
- beidseitige Kontraktion: Stabilisation der LWS von lateral, Flexion (im Synergismus mit den Bauchmuskeln und nicht aus max. Lordose, also bei ventraler Lage zur Bewegungsachse); verschafft dem Diaphragma bei Inspiration ein Punctum fixum, indem er die Rippen (gemeinsam mit den anderen Bauchmuskeln und M. serratus posterior inferior) nach kaudal hält; zieht den Thorax bei forcierter Exspiration nach kaudal
▪ bei kranialem Punctum fixum:
- einseitige Kontraktion: Heben des gleichseitigen Beckens am Spielbein (Stabilisierung des Beckens gemeinsam mit den kleinen Glutealmuskeln des Standbeins)

Praxistipp/Pathologie

Deviation der LWS: zu einer Seite muss nicht auf eine Verkürzung des Muskels, sondern kann auf eine schmerzbedingte Schonhaltung, z. B. bei radikulärer Symptomatik, hinweisen (◘ Differenzialdiagnostik I, S. 90 f. sowie ▶ S. 94 f.).

Untersuchung

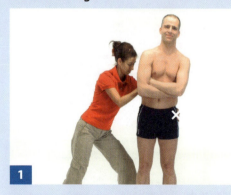

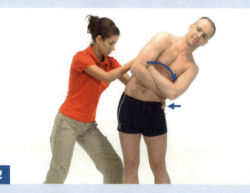

Längentest (ASTE)
P im Stand, er hat die Arme so verschränkt, dass seine Hände seitlich auf den unteren Rippen liegen. Der T fixiert das Becken des P, indem er es mit einer Hand am gegenseitigen Os ilium zu sich fixiert. Die andere Hand liegt im Bereich der unteren Rippen der zu testenden Seite.
Hinweis: Die LWS befindet sich in einer Mittelstellung zwischen Extension und Flexion oder in leichter Lordose. Je mehr Extension der LWS eingestellt wird, desto stärker werden auch die Mm. obliqui internus und externus abdominis verlängert.

Längentest (ESTE)
Der T versucht, die LWS in maximale Latflex zur Gegenseite zu bewegen, indem er das Becken in seine Richtung zieht und gleichzeitig in die Latflex bewegt. Der Muskel ist zu kurz, wenn die Bewegung eingeschränkt ist, das Endgefühl weich- bzw. fest-elastisch ist und im Verlauf ein Dehngefühl entsteht.
Hinweis: Bei Einfluss von Bewegungen des Hüftgelenkes auf das ROM wird nach Ausschluss einer neuralen Beteiligung (z. B. durch HWS-Flexion) der M. psoas auf Verkürzung untersucht (▶ S. 82 u. S. 72 f.). Während des Tests auftretende Ausstrahlungen sind eine Kontraindikation für eine Dehnung des Muskels (◘ Differenzialdiagnostik I, S. 90 f. sowie ▶ S. 94 f.).

Dehnung

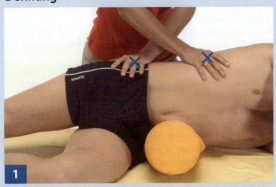

1

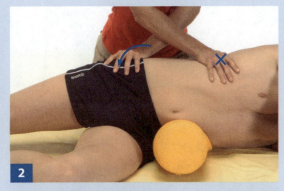

2

ASTE

P in SL links. Das obere Bein ist gestreckt, das untere Bein gebeugt. Die LWS befindet sich in Mittelstellung zwischen Extension und Flexion (je nach Testergebnis) und ist so weit wie möglich mit Hilfe einer festen Rolle in Lateralflexion nach links eingestellt. Der T stabilisiert die Stellung mit einer Hand auf den rechten unteren Rippen. Die andere Hand liegt auf dem Os ilium. Der P führt gegen den Widerstand des T eine isometrische Kontraktion in Richtung Lateralflexion nach rechts aus.

ESTE/Stimulation der Antagonisten

Nachdem der P entspannt hat, bewegt der T die LWS weiter in Lateralflexion nach links, indem er das Becken nach kaudal bewegt. Durch schrittweises AS/ES geht er bis zum Bewegungsende und hält die Position. Ist die Dehnung beendet, bewegt der P die LWS gegen den Widerstand des T am Becken weiter in die maximal mögliche Lateralflexion nach links.
Hinweis: Je mehr Extension eingestellt wird, desto stärker werden auch die Mm. obliqui internus und externus abdominis verlängert.

Eigendehnung

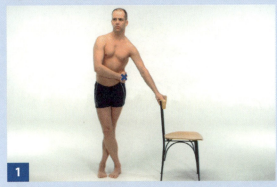

1

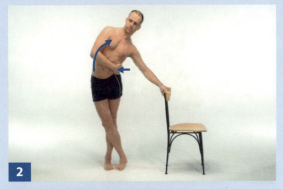

2

ASTE

Sie stehen neben einem Stuhl o. Ä. Das rechte Bein steht überkreuzt neben dem linken Bein. Die LWS ist leicht gestreckt (machen Sie kein maximales Hohlkreuz). Die rechte Hand liegt links im Bereich der Taille. Neigen Sie die LWS so weit wie möglich nach links und stützen Sie sich in dieser Position mit der linken Hand auf dem Stuhl ab. Achten Sie auf eine reine Seitneigung, ohne Beugung und Drehung des Rumpfes. Spannen Sie jetzt in Richtung Seitneigung nach rechts.
Hinweis: Während der Dehnung sollen auf keinen Fall Ausstrahlungen in das Gesäß oder in die Beine auftreten!

ESTE/Stimulation der Antagonisten

Entspannen Sie. Bewegen Sie die LWS weiter in die Seitneigung nach links, indem Sie mit der Hand die Taille nach rechts ziehen und das Gewicht mehr auf das linke Bein verlagern. Durch schrittweises AS/ES kommen Sie in die maximale Dehnung, bis ein Dehngefühl im seitlichen unteren Rumpf (rechtsseitig) spürbar ist. Halten Sie die Position. Ist die Dehnung beendet, bewegen Sie sich gegen den Widerstand der aufgestützten linken Hand aktiv weiter in die Seitneigung nach links. Beugen und drehen Sie sich dabei nicht.

3

3.3.5   Verbesserung der LWS-Extension

M. rectus abdominis (beidseits)

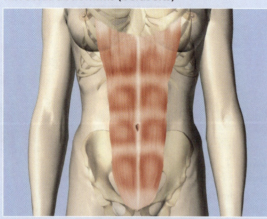

Anatomie
U: Außenfläche des 5. bis 7. Rippenknorpels, Proc. xiphoideus
A: Crista pubica, Symphysis pubica
I: Nn. intercostales (T5–T11), N. subcostalis (T12),
N. iliohypogastricus (T12–L1), N. ilioinguinalis (L1)
Hinweis: Ein kleinerer Anteil des Muskels verläuft vom
Os pubis zur Linea alba unterhalb des Bauchnabels, der so
genannte M. pyramidalis.

Besonderheiten
▪ Auf der Vorderseite des Muskels finden sich bindegewebige Intersektionen, die in das vordere Blatt der Rektusscheide einstrahlen.
▪ Die Linea alba ist ein zwischen beiden Mm. recti mittig verlaufender Sehnenstreifen. Sie entsteht durch die Aponeurosen der Mm. obliqui und der Mm. transversi abdominis.

Funktionen
▪ Flexion der LWS und BWS sowie Kippung des Beckens auf den Femurköpfen nach dorsal
▪ Stabilisation der LWS von ventral
▪ Bauchpresse (erforderlich z. B. beim Heben, bei der Geburt)
▪ verschaffen dem Diaphragma bei Inspiration ein Punctum fixum, indem sie die Rippen (gemeinsam mit den anderen Bauchmuskeln inklusive des M. quadratus lumborum sowie des M. serratus posterior inferior) nach kaudal halten
▪ ermöglichen forcierte Exspiration, z. B. aktives Husten
▪ kraniale Anteile: Feinregulation der Exspiration beim Sprechen

Praxistipp/Pathologie
Rektusdiastase: Auseinanderweichen der beiden Mm. recti abdominis bei Insuffizienz der schrägen Bauchmuskulatur.
Hypertonus: kann durch eine Pathologie eines Bauchorgans enstehen (▪ Untersuchung).
Verkürzung: entsteht unter anderem durch dauerhafte Fehlhaltung (z. B. sitzende Tätigkeit).

Untersuchung

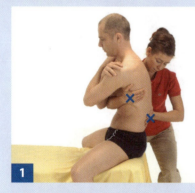

1

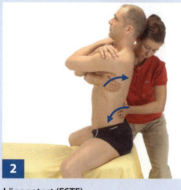

2

Längentest (ASTE)
Der P sitzt auf dem leicht hochgestellten Kopfteil der Bank (um die Bewegung zu erleichtern). Die Arme sind vor der Brust verschränkt. Der T umfasst mit einer Hand den Rippenbogen des P. Die andere Hand liegt flächig auf der LWS.
Hinweis: Ein Hypertonus der Bauchmuskulatur kann auch eine Problematik eines inneren Organs anzeigen. Bei einem so genannten akuten Abdomen (z. B. bei einer Wurmfortsatzentzündung) besteht typischerweise eine ausgeprägte Abwehrspannung dieser Muskeln. Patienten mit dieser Symptomatik gehören sofort in die ärztliche Diagnostik und Therapie!

Längentest (ESTE)
Der T versucht, die LWS in maximale Extension zu bewegen. Das Becken kippt dabei nach anterior. Die Mm. recti sind zu kurz, wenn die Bewegung eingeschränkt ist, das Endgefühl weich- bzw. fest-elastisch ist und im Verlauf ein Dehngefühl entsteht.
Hinweis: Präsentieren sich die Symptome eher auf der Dorsalseite der Region, deutet dies auf eine arthrogene Störung hin. Bei stark schmerzhaft eingeschränkter Extension muss auch an eine Bandscheibenproblematik gedacht werden. Ferner kann eine pseudoradikuläre oder ISG-Problematik symptomatisch werden. ▪ Differenzialdiagnostik Lumbalregion, S. 90 f. u. S. 94 f. sowie Differenzialdiagnostik Hüft- und Knieregion, S. 72 f.

Dehnung

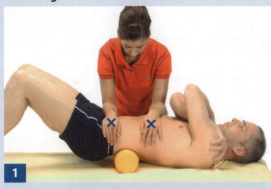

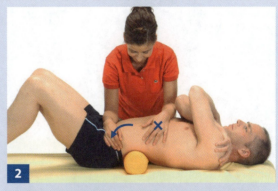

ASTE
P in RL, die Beine sind angestellt. Die LWS ist durch eine feste Rolle unterlagert. Der T fixiert mit einem Unterarm den unteren Bereich des Brustkorbs, der andere Unterarm liegt über dem Becken im Bereich beider SIAS. Er bewegt die LWS über das Becken so weit wie möglich in Extension. Der P führt gegen den Widerstand des T eine isometrische Kontraktion in Richtung Flexion der LWS aus.

ESTE/Stimulation der Antagonisten
Nachdem der P entspannt hat, bewegt der T die LWS durch Druck gegen die SIAS weiter in die Extension. Durch schrittweises AS/ES geht er bis zum Bewegungsende und hält die Position. Ist die Dehnung beendet, bewegt der P die LWS gegen den Widerstand des T an beiden Ossa ilii weiter in die maximal mögliche Extension.
Variante: Die Dehnung kann auch im Sitz auf der Bank gegen ein weit angestelltes Fußteil durchgeführt werden. Die LWS ist dabei ebenfalls durch eine feste Rolle unterlagert. Der T bewegt nach schrittweisem AS/ES den Rumpf nach dorsal.

Eigendehnung

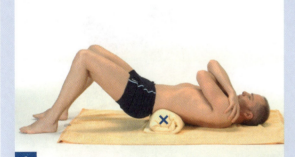

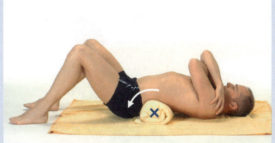

ASTE
Sie liegen in RL auf dem Boden. Die Beine sind angestellt. Die LWS ist durch eine feste Rolle, ein Kissen o. Ä. unterlagert. Senken Sie das Becken so weit wie möglich in Richtung Unterlage, so dass die LWS gestreckt wird (in Richtung Hohlkreuz). Spannen Sie jetzt die Bauchmuskeln an, das heißt in Richtung Beugung der LWS (als ob Sie das Becken wieder nach oben einrollen wollten). Achten Sie darauf, die LWS und das Becken dabei nicht zu bewegen.

ESTE/Stimulation der Antagonisten
Entspannen Sie. Bewegen Sie die LWS weiter in die Streckung, indem das Becken in Richtung Boden abgesenkt wird. Durch schrittweises AS/ES kommen Sie in die maximale Dehnung, bis ein Dehngefühl an der Vorderseite des Rumpfes spürbar ist. Halten Sie die Position. Ist die Dehnung beendet, bewegen Sie das Becken aktiv weiter in Richtung Unterlage. Versuchen Sie, ein „Hohlkreuz" zu machen.
Hinweis: Während der Dehnung sollen auf keinen Fall Probleme in der LWS oder Ausstrahlungen auftreten!

3

3.3.6 Verbesserung der Lateralflexion und Rotation in LWS-Extension

M. rectus abdominis, Mm. obliqui externus und internus abdominis und M. quadratus lumborum

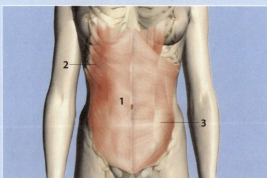

Anatomie

M. rectus abdominis (1)
U: Außenfläche des 5. bis 7. Rippenknorpels, Proc. xiphoideus
A: Crista pubica, Symphysis pubica
M. obliquus externus abdominis (2)
U: Außenfläche und kaudale Fläche der 5. bis 12. Rippe
A: Tuberculum pubicum, Crista pubica, Labium externum der Crista iliaca, Lig. inguinale, Linea alba
M. obliquus internus abdominis (3)
U: Lig. inguinale, Crista iliaca, Fascia thoracolumbalis
A: Crista pubica, Rippenknorpel der 9. bis 12. Rippe, Linea alba via Rectusscheide

I: aller drei Muskeln: Nn. intercostales (T5–T11), N. subcostalis (T12), N. iliohypogastricus (T12–L1), N. ilioinguinalis (L1)
M. quadratus lumborum: ◘ S. 98
Seitneiger und segmentale Rotatoren: ◘ S. 96

Besonderheiten
▪ Eine Abspaltung des M. obliquus internus abdominis ist der M. cremaster.
▪ Die Mm. obliqui externus und internus beidseits sowie die Mm. transversi abdominis bilden die Rektusscheide.

Funktionen

Alle Bauchmuskeln
▪ beidseitige Kontraktion: Flexion von LWS und BWS sowie Bauchpresse, Stabilisation der WS von ventral und lateral; bei Inspiration: Fixation der Rippen nach kaudal
M. rectus abdominis ◘ S. 100
M. obliquus externus abdominis
▪ Rotation des Rumpfes zur Gegenseite, Lateralflexion zur gleichen Seite
M. obliquus internus abdominis
▪ Rotation und Lateralflexion des Rumpfes zur gleichen Seite
▪ kraniale Anteile beider Mm. obliqui: können die untere Thoraxapertur verengen (Exspiration)

Praxistipp/Pathologie
Hypertonus der Bauchmuskulatur: kann auch eine Problematik eines Bauchorgans anzeigen, beispielsweise bei Appendizitis oder Peritonitis (Wurmfortsatz - oder Bauchfellentzündung).

Untersuchung

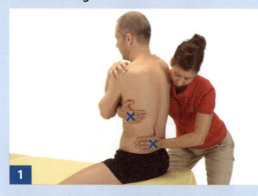

1

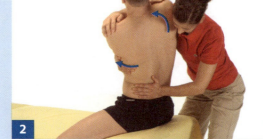

2

Längentest (ASTE)
P im Sitz rittlings auf dem leicht hochgestellten Kopfteil. Der T greift mit seiner rechten Hand unter den verschränkten Armen des P an den linken Rippenbogen, die Schulter des T liegt unter der gleichseitigen Achsel des P. Die linke Hand liegt flächig von dorsal auf den linken QFS der LWS.
Hinweis: LWS-Lateralflexion zur einen Seite mit Rotation zur Gegenseite (gegensinnig) ist die gekoppelte Bewegung der LWS in Extension. In Flexion findet die Kopplung gleichsinnig statt. Während des Tests auftretende Ausstrahlungen sind eine Kontraindikation für eine Dehnung der Muskeln.
◘ Differenzialdiagnostik I, S. 90 f. sowie ▶ S. 94 f.

Längentest (ESTE)
Der T versucht, die LWS in maximale Extension mit Lateralflexion nach links und Rotation nach rechts zu bewegen, indem er seine Knie streckt und sich etwas nach hinten um den P bewegt (Wechsel des Standbeins von rechts nach links). Die Muskeln sind zu kurz, wenn die Bewegung eingeschränkt ist, das Endgefühl weich- bzw. fest-elastisch ist und im Verlauf ein Dehngefühl entsteht.
Hinweis: Das Endgefühl ist bei einer kapsulären Bewegungseinschränkung oder strukturellen Verkürzung der Muskulatur im Seitenvergleich pathologisch fest-elastisch. Die Differenzierung erfolgt dann über die Testung des Gelenkspiels.

Dehnung

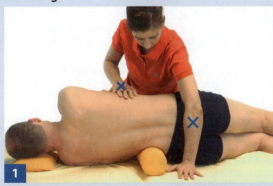

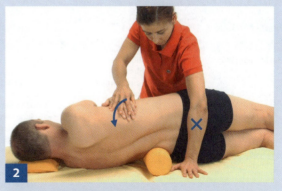

ASTE
P in SL links. Die LWS ist extendiert und durch eine Rolle im Bereich der LWS nach links geneigt. Der T stabilisiert das Becken, indem er seine Hand auf der Bank aufstützt. Mit der anderen Hand legt er die untere Hand des P von ventral gegen dessen Rippenbogen und bewegt die LWS darüber so weit wie möglich in Extension mit Lateralflexion nach links und Rotation nach rechts. Der P führt gegen den Widerstand des T eine isometrische Kontraktion in Richtung Lateralflexion nach rechts und Rotation nach links aus.

ESTE/Stimulation der Antagonisten
Nachdem der P entspannt hat, bewegt der T die LWS durch Schub nach dorsal und kranial weiter in Extension mit Lateralflexion nach links und Rotation nach rechts. Durch schrittweises AS/ES geht er bis zum Bewegungsende und hält die Position. Ist die Dehnung beendet, bewegt der P die extendierte LWS gegen den Widerstand des T weiter in die maximal mögliche Lateralflexion nach links und Rotation nach rechts. **Hinweis:** In diesem Fall werden durch die Rotation nach rechts u. a. der M. obliquus externus der rechten sowie der M. obliquus internus der linken Seite verlängert.

Eigendehnung

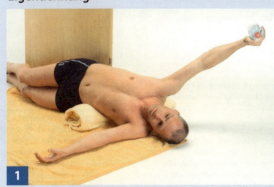

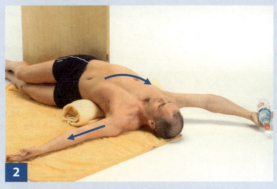

ASTE
Sie liegen in SL links, das Becken lehnt gegen einen Schrank o. Ä. Die Lendenwirbelsäule ist gestreckt (Richtung „Hohlkreuz") und im Bereich der Taille durch eine feste Rolle, ein festes Kissen o. Ä. unterlagert. Legen Sie den linken Arm gestreckt seitwärts ab. Strecken Sie den rechten Arm nach oben, in der Hand haben Sie ein kleines Gewicht. Drehen Sie den Oberkörper so weit wie möglich nach rechts (= hinten), dabei senken Sie den rechten Arm in Richtung Boden. Spannen Sie die Muskeln so an, als ob Sie die Wirbelsäule nach links drehen wollten. Dabei pressen Sie den linken Arm gegen den Boden.

ESTE/Stimulation der Antagonisten
Entspannen Sie. Drehen Sie die Lendenwirbelsäule weiter nach rechts, indem der linke Arm nach vorn schiebt und der rechte sich weiter in Richtung Boden senkt (keine Bewegung im Schultergelenk, sondern in der LWS). Schauen Sie dabei nach rechts. Durch schrittweises AS/ES kommen Sie in die maximale Dehnung, bis ein Dehngefühl im vorderen und seitlichen Rumpf spürbar ist. Halten Sie die Position. Ist die Dehnung beendet, schieben Sie den linken Arm weiter nach vorn und drehen den Oberkörper weiter nach rechts. **Hinweis:** Während der Dehnung sollen auf keinen Fall Probleme in der LWS oder Ausstrahlungen auftreten.

3

3.3.7 Übersicht

◼ Tab. 3.4. Muskulatur der Lumbalregion – Funktionen und Bewegungseinschränkungen bei Verkürzungen

Eingeschränkte Bewegung	Muskel	LWS und Becken	Atmung, Rippen

Flexion der LWS
▶ S. 96 f.
	M. iliocostalis lumborum und M. longissimus thoracis	▪ beidseitige Kontraktion:
		  - LWS-Extension bzw. Verstärkung der Lordose
		  - Kippung des Beckens nach ventral (auf den Femurköpfen)
		  - Stabilisation der LWS von dorsal
		▪ einseitige Kontraktion:
		  - bei kranialem Punctum fixum:
		    Anheben des Beckens auf der Spielbeinseite (bzw. verhindert das Absinken des Beckens), gemeinsam mit dem M. quadratus lumborum der gleichen Seite und den Mm. glutei medius und minimus sowie dem M. tensor fasciae latae der Standbeinseite
		  - bei Punctum fixum am Becken:
		    Lateralflexion zur gleichen Seite, wenig Rotation zur gleichen Seite
			▪ Exspiration:
			  Senken der Rippen

	M. multifidus lumborum	▪ segmentale Stabilisation der Lendenwirbel
		▪ beidseitige Kontraktion:
		  LWS-Extension
		▪ einseitige Kontraktion:
		  - kürzere Anteile: mehr Rotation
		  - längere Anteile: mehr Lateralflexion	

	Mm. intertransversarii laterales lumborum und Mm. intertransversarii mediales lumborum	▪ Stabilisation der Lendenwirbel:
		  verhindern segmental seitliches Abgleiten der Lendenwirbel
		▪ beidseitige Kontraktion:
		  LWS-Extension
		▪ einseitige Kontraktion:
		  Lateralflexion zur gleichen Seite	

	Mm. rotatores lumborum breves und longi	▪ segmentale Stabilisation der Lendenwirbel
		▪ beidseitige Kontraktion:
		  schwache LWS-Extension
		▪ einseitige Kontraktion:
		  Lateralflexion zur gleichen Seite und Rotation zur Gegenseite
		  - Mm. rotatores lumborum breves: mehr Rotation
		  - Mm. rotatores lumborum longi: mehr Lateralflexion	

Lateralflexion der LWS zur Gegenseite
▶ S. 98 f.
	M. quadratus lumborum	▪ einseitige Kontraktion:
		  - bei kranialem Punctum fixum:
		    Anheben des Beckens auf der Spielbeinseite (bzw. verhindert das Absinken des Beckens), gemeinsam mit dem M. longissimus und dem M. iliocostalis der Spielbeinseite sowie den kleinen Glutealmuskeln und dem M. tensor fasciae latae des Standbeins
		  - bei Punctum fixum am Ilium:
		    LWS-Lateralflexion zur gleichen Seite
		▪ beidseitige Kontraktion:
		  - LWS-Flexion bzw. Abflachung der Lendenlordose (im Synergismus mit den anderen Bauchmuskeln und nicht aus maximaler Lordose, also bei ventraler Lage zur Bewegungsachse)
		  - Stabilisation der LWS von lateral sowie der Ossa ilii nach medial (Inflare)
			▪ Bei Inspiration verschafft er dem Diaphragma ein Punctum fixum, indem er die Rippen (gemeinsam mit den anderen Bauchmuskeln und dem M. serratus posterior inferior) nach kaudal hält.
			▪ Bei forcierter Exspiration zieht er den Thorax nach kaudal.

◘ Tab. 3.4. Muskulatur der Lumbalregion – Funktionen und Bewegungseinschränkungen bei Verkürzungen (Fortsetzung)

Eingeschränkte Bewegung	Muskel	LWS und Becken	Atmung, Rippen
Extension der LWS ▶ S. 100 f.	**M. rectus abdominis**	▪ LWS- und BWS-Flexion ▪ Kippung des Beckens nach dorsal (auf den Femurköpfen) ▪ Bauchpresse (erforderlich z. B. beim Heben, bei der Geburt, ggf. bei Miktion und Defäkation) ▪ Stabilisation der LWS von ventral	▪ Bei Inspiration verschafft er dem Diaphragma ein Punctum fixum, indem er die Rippen (gemeinsam mit den anderen Bauchmuskeln und dem M. serratus posterior inferior) nach kaudal hält. ▪ forcierte Exspiration (z. B. aktives Husten) ▪ kranialer Anteil: Feinregulation der Exspiration beim Sprechen

Extension der LWS mit Lateralflexion und Rotation
▶ S. 102 f.
	M. obliquus externus abdominis	▪ einseitige Kontraktion:
		  - Rotation des Rumpfes zur Gegenseite
		  - Lateralflexion zur gleichen Seite
		Hinweis: Die Kontraktionen des linken M. obliquus externus und des rechten M. obliquus internus bewirken gemeinsam eine Rotation des Rumpfes nach rechts.
		▪ beidseitige Kontraktion:
		  - LWS- und BWS-Flexion
		  - Bauchpresse
		▪ Stabilisation der LWS von ventral und lateral
			▪ Bei Inspiration verschaffen sie dem Diaphragma ein Punctum fixum, indem sie die Rippen (gemeinsam mit den Mm. recti, dem M. quadratus lumborum und dem M. serratus posterior inferior) nach kaudal halten.
			▪ forcierte Exspiration (z. B. aktives Husten)

	M. obliquus internus abdominis	▪ einseitige Kontraktion:
		Rotation und Lateralflexion des Rumpfes zur gleichen Seite (◘ Hinweis oben)
		▪ beidseitige Kontraktion:
		  - LWS- und BWS-Flexion
		  - Bauchpresse
		▪ Stabilisation der LWS von ventral und lateral	

	M. transversus abdominis	▪ beidseitige Kontraktion: Bauchpresse (Erzeugung eines hohen intraabdominellen Druckes), damit **der** Stabilisator der LWS von ventral und lateral ▪ einseitige Kontraktion: Rotation des Thorax gegen das Becken zur gleichen Seite	

Flexion bzw. Entlordosierung der LWS sowie Extension und Innenrotation des Hüftgelenkes
▶ S. 82 f.
	M. iliopsoas	▪ bei distalem Punctum fixum:
		  - beidseitige Kontraktion:
		    · Extension, d. h. Lordosierung der LWS sowie ventrale Kippung des Beckens
		    · im Synergismus mit den Rückenstreckern und Bauchmuskeln auch Flexion und dorsale Kippung des Beckens möglich
		    · Balancieren des Rumpfes auf den Femurköpfen (bei fixiertem Femur: im Stand)
		  - einseitige Kontraktion:
		    LWS-Extension mit Lateralflexion zur gleichen Seite und Rotation zur Gegenseite
			▪ **Hüftgelenk:**
			  - Flexion/Außenrotation (in Extensions-Stellung)
			  - beugt das Spielbein, wenn maximale Kraft erforderlich ist
			  - ab 90° Flexion alleiniger Flexor

3.4   Thoraxregion

3.4.1   Basics

Bewegungen/ROM/Endgefühl/Kapselmuster

1. BWS
- **Extension/Flexion:** insgesamt ca. 70° Extension aus maximaler Flexion
  - T1–T9: 4–6°, T10: 9°, T11–T12: 12° (jeweils pro Segment)
  - Flexion:
    - obere und mittlere BWS: wenig
    - untere BWS: gut
  - insgesamt weniger Extension:
    - obere BWS: wenig
    - mittlere BWS: sehr wenig
    - untere BWS: gut
- **Lateralflexion:**
  - T1–T9: 5–6°, T10: 7°, T11–T12: 8–9° (jeweils pro Segment)
  - obere BWS: wenig
  - mittlere BWS: gut
  - untere BWS: sehr gut
- **Rotation:**
  - T1-T9: 5-9°, T10-12: 2° (jeweils pro Segment)
  - obere und mittlere BWS: gut
  - untere BWS: sehr wenig
- **Gekoppelte Bewegungen:**
  - Lateralflexion und Rotation finden **in Flexion gleichsinnig** statt (d. h. in Flexion → z. B. Lateralflexion nach rechts mit Rotation nach rechts).
  - Lateralflexion und Rotation finden **in Extension gegensinnig** statt (d. h. in Extension → z. B. Lateralflexion nach rechts mit Rotation nach links).
  - Inspiration → Rippenhebung mit BWS-Extension
  - Exspiration → Rippensenkung mit BWS-Flexion
- **Endgefühl:** fest-elastisch (für alle Bewegungsrichtungen), in Extension auch hart-elastisch
- **Kapselmuster:** Rotation in beide Richtungen deutlich eingeschränkt

2. Rippen (Artt. costotransversaria der 1.–10., Artt. capitis costae der 1.–12., Artt. sternocostales der 1.–7. und Artt. interchondrales der 8.–10. Rippe)
- **Inspiration:**
  - 1.–6. Rippe: gleichmäßige **Vergrößerung** der Interkostalräume (insbesondere im **ventralen** Bereich)

- 7.–12. Rippe: gleichmäßige **Vergrößerung** der Interkostalräume (insbesondere im **lateralen** Bereich)
- **Exspiration:**
  - 1.–6. Rippe: gleichmäßige **Verkleinerung** der Interkostalräume (insbesondere im **ventralen** Bereich)
  - 7.–12. Rippe: gleichmäßige **Verkleinerung** der Interkostalräume (insbesondere im **lateralen** Bereich)

MEMO

Die oberen Rippen bewegen sich aufgrund ihrer Aufhängung an der BWS (Ausrichtung der Querfortsätze) mehr in der Sagittalebene und vergrößern bei Inspiration vor allem den sagittalen Durchmesser des Thorax. Im Gegensatz dazu bewegen sich die unteren Rippen mehr in der Frontalebene und vergrößern dadurch den frontalen Thoraxdurchmesser.

- **Endgefühl:** fest-elastisch (für alle Bewegungsrichtungen)
- **Kapselmuster:** nicht beschrieben

Vegetatives Ursprungsgebiet der Thoraxregion: C8–L2

Gleiten

1. BWS (Artt. zygapophysiales)
- **Flexion:** Bei Flexion gleiten die unteren Gelenkfacetten (Procc. articulares inferiores) des oben liegenden Wirbels nach ventral-kranial. Dies entspricht einem Auseinanderweichen der Facetten (Divergenz). Dabei findet eine Kippung nach ventral statt, so dass kaudal ein Klaffen zwischen beiden Gelenkfacetten entsteht.
- **Extension:** Bei Extension gleiten die unteren Gelenkfacetten des oben liegenden Wirbels nach dorsal-kaudal. Dies entspricht einem Ineinanderschieben der Facetten (Konvergenz, ▢ Abb. 3.2). Dabei entsteht ein minimales Klaffen im kranialen Anteil der Facettengelenke.
- **Lateralflexion/Rotation:** Bei einer Lateralflexion oder Rotation nach rechts gleiten die unteren Gelenkfacetten des oben liegenden Wirbels der rechten Seite nach dorsal-kaudal (Extensionsgleiten), die der linken Seite nach ventral-kranial (Flexionsgleiten).

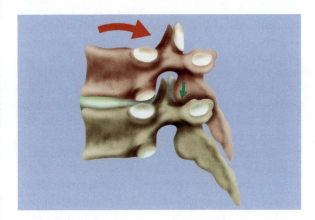

Abb. 3.2. BWS-Extension: Gleiten der Facetten nach dorsal-kaudal

2. Rippen

▬ **Inspiration/Exspiration:**
  ▪ **Artt. capitis costae und costotransversaria:** Bei Inspiration rotiert das Rippenköpfchen nach dorsal, synchron gleitet es nach kaudal. Das Tuberculum costae der 1.–6. Rippe gleitet entlang des Proc. transversus ebenfalls nach kaudal. In den kostotransversalen Gelenken der 7.–10. Rippe gleitet das Tuberculum costae nach kranial-dorsal. Bei Exspiration bewegen sich die Rippen in ihre Ausgangsposition zurück.
  ▪ **Artt. sternocostales:** Während des Einatmens findet ein kaudales Gleiten statt. Gleichzeitig ist der Rippenknorpel einer starken Verdrehung ausgesetzt, die sich in der Ausatmung wieder neutralisiert.

Pathologie

Brustwirbelsäule und Rippen nehmen aus mechanischer und reflektorischer Sicht eine wichtige Position ein. Veränderungen ihrer Beweglichkeit wirken sich nicht nur auf die Atmung und die BWS selbst, sondern auch auf angrenzende Bereiche aus. Insbesondere bei einer Einschränkung der Extensions- und Rotationsfähigkeit der BWS können sich kompensatorische Hypermobilitäten der unteren LWS- und HWS-Segmente sowie der Schulter entwickeln (▶ siehe S. 89 sowie S. 172 f. u. S. 120 f.). Durch die verstärkte Kyphose verlagert sich die Wirbelsäule in der Sagittalebene und es entstehen entsprechende Muskeldysbalancen.

Von C8 bis L2 verlaufen in direkter Nähe zu den Rippenköpfchen die 10–11 paarigen Grenzstrangganglien, die aus den Seitenhörnern des Rückenmarks gespeist werden. Die Ganglia trunci sympathici sind sowohl untereinander als auch mit ihrem Versorgungsgebiet (innere Organe, Bewegungssystem, ▫ Tab. 3.5) und den Spinalnerven verbunden. Aus diesem Grund können sich Störungen innerer Organe sowie des gesamten Körpers in der Brustwirbelsäule repräsentieren und umgekehrt reflektorische Auswirkungen auf diese Gebiete haben.

Eine erhöhte sympathische Reflexaktivität äußert sich u. a. in einer Herabsetzung der Reizschwelle der peripheren Sensoren, einer Verminderung der Durchblutung und einer damit verbundenen Abnahme der Belastbarkeit des Gewebes. Außerdem kommt es zu einer Steigerung der Gamma-Motoneuronenaktivität mit Erhöhung des Muskeltonus sowie einer Erhöhung der Konzentration von Schmerzmediatoren. Störungen im Bewegungssystem können dadurch sowohl ausgelöst als auch weiter unterhalten werden. Andererseits erhöhen Irritationen des Bewegungssystems selbst die Aktivität des Sympathikus im entsprechenden Ursprungsgebiet und schalten diesen Bereich hypomobil. Dieser Pathomechanismus ist bei der Diagnostik und Therapie zu beachten.

Spezielle Techniken (z. B. Massage, Wärmeanwendungen und Oszillationen) können eine Senkung der Sympathikusaktivität bewirken. Sie stimulieren dickfaserige

▫ **Tab. 3.5.** Sympathische Innervation	
Rückenmarksegmente	**Versorgungsgebiet**
C8–T4	▪ Kopf, Hals, Nacken, zervikothorakaler Übergang ▪ Schulter (teilweise)
T1–T6	▪ innere Organe: Herz, Aorta, Lunge und Bronchien
T2–T8	▪ obere Extremität, mittlere BWS
T4–T10	▪ innere Organe: Ösophagus, Magen, Duodenum, Dünndarm, Leber und Gallenblase, Milz und Pankreas
T10–L2	▪ thorakolumbaler Übergang, LWS, ISG, untere Extremität ▪ innere Organe: Dickdarm bis Rektum, Urogenitalorgane

3

Afferenzen in der Haut und Unterhaut, den Muskeln und Gelenken und werden sowohl im sympathischen Ursprungsgebiet als auch direkt in der betroffenen Region angewandt. Sie dürfen keinen Schmerz verursachen. Dies hat einerseits einen positiven Einfluss auf die Beweglichkeit der BWS und somit positive mechanische Auswirkungen für andere Bereiche, andererseits führt dies auf reflektorischem Weg z. B. zur Schmerzlinderung, Verbesserung der Durchblutung und Abnahme des Muskeltonus im Versorgungsgebiet.

Eine Stimulation dick-myelinisierter Nervenfasern im peripher betroffenen Gebiet (z. B. des Ellenbogengelenkes bei einer Epicondylitis radialis humeri) bewirkt des Weiteren eine Hemmung der unmyelinisierten afferenten C-Schmerzfasern auf Rückenmarksebene. Dieser Mechanismus wurde als Gate control-Theorie von Melzack und Wall (1965, 1996) vorgestellt (◙ Schmerzhemmung, S. 27).

Bei strukturellen Bewegungseinschränkungen der Thoraxregion aufgrund länger bestehender Immobilisationen und Haltungsveränderungen sind regelmäßige endgradige Mobilisationsreize notwendig. Dadurch wird zum einen die Grundsubstanzsynthese verbessert, zum anderen setzen die Fibroblasten das Enzym Kollagenase frei, welches die pathologischen Crosslinks im Bindegewebe abbaut und somit die Beweglichkeit vergrößert.

Außerdem manifestieren sich spezielle Erkrankungen in dieser Region, z. B. Morbus Bechterew, Morbus Scheuermann, Skoliosen, Osteoporose, Herpes zoster oder Metastasen von Primärtumoren.

Bandscheibenprobleme im Bereich der BWS sind aufgrund der Stabilität des Thorax selten. Eine Kompression des Spinalnervs führt zu einer Interkostalneuralgie mit einer möglichen Abschwächung der entsprechenden Interkostal-, Bauch- und Rückenmuskulatur. Durch die anatomische Enge im thorakalen Spinalkanal kann ein Bandscheibenvorfall auch verheerende Folgen für das Rückenmark im Sinne einer Myelopathie haben (◙ Sicherheitschecks LWS/HWS, S. 90 f. u. S. 174 f. sowie Kontraindikationen und Besonderheiten, unten). Des Weiteren kann eine Interkostalneuralgie ihre Ursache in Bewegungsstörungen der BWS-Segmente und ihrer Rippengelenke haben.

Kontraindikationen und Besonderheiten

Rippen- oder Wirbelfrakturen/Metastasen

- **Anamnese:** Traumata bzw. prädisponierende Faktoren wie Osteoporose (z. B. durch lange Kortisongaben oder in der Menopause), schlechter Allgemeinzustand, nächtliche Beschwerden, progredienter Schmerz, Fieber
- **klinische Zeichen:**
  - u. U. unerträglicher Schmerz
  - oft alle Bewegungen schmerzhaft
  - positiver Klopftest

Präsentation innerer Organe (◙ Tab. 2.2., S. 39)

- **Anamnese:** Auffälligkeiten im Organstatus, möglicherweise auch stummer Verlauf
- **klinische Zeichen:**
  - selten mechanosensitiv
  - Beschwerden oft auf der jeweiligen Seite des betroffenen Organs
  - multisegmentale Bewegungseinschränkungen im vegetativen Ursprungsgebiet
  - Therapieresistenz

Myelopathie

- **klinische Zeichen** (◙ neurologische Untersuchung, S. 94 u. S. 182 f.):
  - pathologische Reflexe: Babinski und Fußklonus
  - gesteigerte physiologische Reflexe
  - motorische und sensible Ausfälle in mehreren Dermatomen (insbesondere untere Extremität)
  - spinale Spastik
  - Ataxie, Gleichgewichtsstörungen: z. B. positiver Unterbergscher Tretversuch
  - Blasen-/Darmlähmung, Störung der Sexualfunktion (in Kombination mit Reithosenanästhesie auch eine Cauda equina-Symptomatik denkbar)

Spezielle Erkrankungen, die sich in der Thoraxregion präsentieren

- Angina pectoris
- Herpes zoster
- Lungen-Ca
- Aortenaneurisma

Differenzialdiagnostik

Symptomatik bei Inspiration

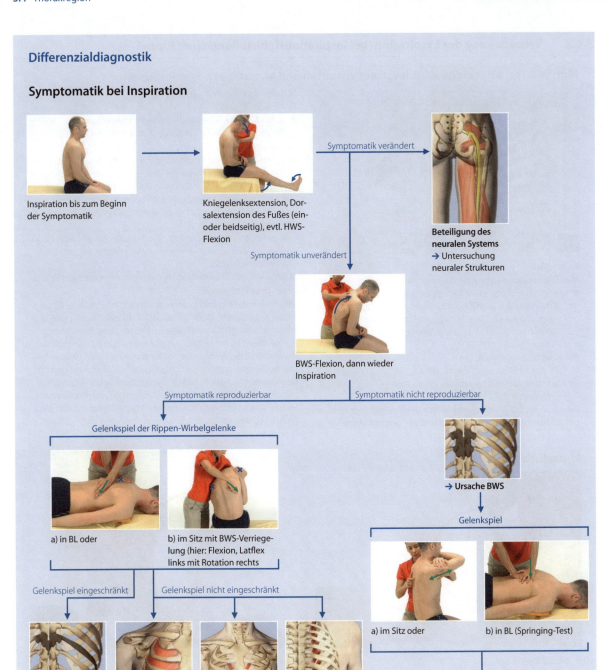

Inspiration bis zum Beginn der Symptomatik

Kniegelenksextension, Dorsalextension des Fußes (ein- oder beidseitig), evtl. HWS-Flexion

Symptomatik verändert

Beteiligung des neuralen Systems
→ Untersuchung neuraler Strukturen

Symptomatik unverändert

BWS-Flexion, dann wieder Inspiration

Symptomatik reproduzierbar

Symptomatik nicht reproduzierbar

Gelenkspiel der Rippen-Wirbelgelenke

a) in BL oder

b) im Sitz mit BWS-Verriegelung (hier: Flexion, Latflex links mit Rotation rechts

Gelenkspiel eingeschränkt

Gelenkspiel nicht eingeschränkt

Einschränkung der kostotransversalen und -vertebralen Gelenke
→ Mobilisieren

→ Abstand zur nächst höheren Rippe ist vergrößert, zur nächst tieferen verkleinert = **Exspirationsfehlstellung** aufgrund eines muskulären Hypertonus (selten strukturelle Verkürzung)
► S. 112 f.

→ Ursache BWS

Gelenkspiel

a) im Sitz oder

b) in BL (Springing-Test)

bei Hypomobilität → Mobilisieren ► S.114 f.

3.4.2 Verbesserung der Exspiration (bei Inspirationsfehlstellung einer Rippe)

Mm. intercostales externi, Mm. levatores costarum und M. serratus posterior superior

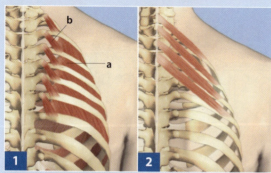

Anatomie

Mm. intercostales externi (1a)

U/A: verlaufen in den Zwischenrippenräumen: vom Tuberculum costae bis zum Rippenknorpel, ab dort bis zum Sternum: bindegewebige Membrana intercostalis externa; Verlauf von dorsal-kranial nach ventral-kaudal

I: Nn. intercostales (T1–T11)

Mm. levatores costarum (1b)

U: QFS des 7. HW sowie 1. bis 11. BW

A: nächster bzw. übernächster Angulus costae

I: Rr. dorsales (C7–T11)

Hinweis: In Abb. 1 sind exemplarisch die oberen 6 der Mm. intercostales externi und der Mm. levatores costarum dargestellt.

M. serratus posterior superior (2)

U: DFS des 6. und 7. HW sowie 1. und 2. BW

A: 2. bis 5. Rippe, jeweils lateral des Angulus costae

I: Rr. ventrales (C6–C7), Nn. intercostales (T1–T4)

Funktionen

- Inspiration: sie wird in erster Linie durch das Diaphragma initiiert, unterstützt durch die Mm. scaleni anteriores, medius und posteriores (▶ S. 192) sowie die Bauchmuskulatur. Letztere bieten dem Diaphragma ein Punctum fixum, indem sie die Rippen nach kaudal halten, ebenso wie einige Rückenmuskeln (◻ Tab. 3.4, S. 104 f.).
- Weitere Einatemhilfsmuskeln sind Mm. pectorales major und minor, M. sternocleidomastoideus, M. serratus anterior und M. latissimus dorsi.
- Mm. levatores costarum unterstützen die Rotation der WS.

Praxistipp/Pathologie

Inspirationsfehlstellung: bedeutet, dass die betroffene Rippe weiter kranial steht. Dadurch ist der Raum zwischen ihr und der nächst kranial gelegenen Rippe verkleinert, zwischen ihr und der kaudalen Rippe vergrößert. Vor einer Muskeldehnung wird die Mobilität der BWS sowie der kostotransversalen und -vertebralen Gelenke geprüft und gegebenenfalls wieder hergestellt.

Grenzstrangganglien: liegen unmittelbar vor den kostotransversalen Gelenken und haben Verbindungen zum Rückenmark. Eine mögliche Präsentation innerer Organe im Bereich der BWS ist zu beachten (◻ Tab. 3.5, S. 107).

Untersuchung

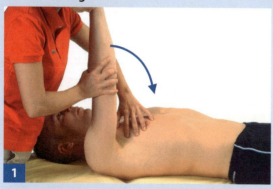
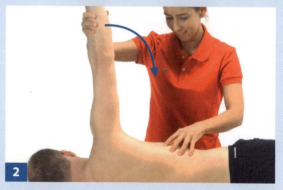

1. bis 6. Rippe

P in RL. Der T hält den Arm des P in ca. 90° Flexion, mit den Fingern der anderen Hand palpiert er von ventral in mehreren Interkostalräumen (ICR). Während der P forciert ausatmet, bringt der T den Arm passiv zurück in die Nullstellung. Er beurteilt währenddessen die Verengung der ICR. Verengt sich ein Raum deutlich weniger, deutet dies auf eine Bewegungseinschränkung einer Rippe hin. Ist der darunter liegende ICR erweitert, der darüber verengt, steht sie in Inspiration.

Hinweis: Die oberen Rippen bewegen sich aufgrund ihrer Aufhängung an der BWS mehr in der Sagittalebene, die unteren hingegen in der Frontalebene.

7. bis 12. Rippe

P in SL. Der T hält den Arm des P in ca. 90° Abduktion, mit den Fingern der anderen Hand palpiert er von lateral in mehreren Interkostalräumen. Während der P forciert ausatmet, adduziert der T den Arm des P passiv. Er beurteilt währenddessen die Verengung der ICR. Verengt sich ein Raum deutlich weniger, deutet dies auf eine Bewegungseinschränkung einer Rippe hin. Ist der darunter liegende ICR erweitert, der darüber verengt, steht sie in Inspiration.

Hinweis: Vor einer Muskeldehnung sollte die Mobilität der BWS sowie der Rippen-Wirbelgelenke überprüft werden (◻ Basics, S. 106 ff. sowie BWS-Mobilisation, S. 114 ff.).

Dehnung

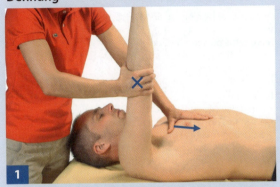

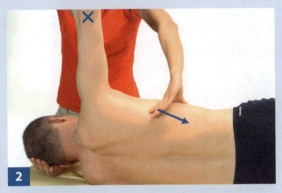

1. bis 6. Rippe
P in RL. Der T fixiert die betroffene Rippe von kranial. Mit der anderen Hand bewegt er den Arm des P so weit in Flexion, bis die Rippe weiter nach kranial ausweichen will. Während der Einatmung des P fixiert der T die Rippe. Während der P tief ausatmet, bewegt der T die betroffene Rippe nach kaudal und fixiert dabei den Arm. Er geht mit der Ausatmung schrittweise bis zum Bewegungsende und hält die Position. Ist die Dehnung beendet, legt der T seinen Daumen von kaudal gegen die betroffene Rippe. Der P soll gegen den Widerstand des T kräftig ausatmen.
Hinweis: Handfassung für die 1. Rippe ◘ TOK, S. 209

7. bis 12. Rippe
P in SL. Der T fixiert die betroffene Rippe von kranial. Mit der anderen Hand bewegt er den Arm des P so weit in die Abduktion, bis die Rippe weiter nach kranial ausweichen will. Während der Einatmung des P fixiert der T die Rippe weiter. Während der P tief ausatmet, bewegt der T die betroffene Rippe nach kaudal und fixiert dabei den Arm. Er geht mit der Ausatmung schrittweise bis zum Bewegungsende und hält die Position. Ist die Dehnung beendet, legt der T seinen Daumen von kaudal gegen die betroffene Rippe. Der P soll gegen den Widerstand des T kräftig ausatmen.

Eigendehnung

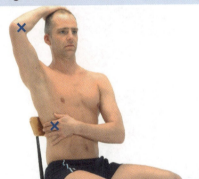

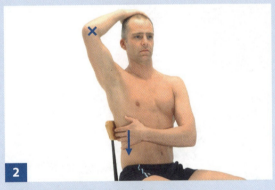

ASTE
Sie sitzen auf einem Stuhl und fixieren die betroffene Rippe mit der gegenseitigen Hand von oben. Heben Sie den gleichseitigen Arm so weit, bis die Rippe nach oben ausweichen will. Bei der Dehnung der Muskulatur der oberen Rippen heben Sie den Arm mehr über eine vordere, bei den unteren Rippen mehr über eine seitliche Schulterbewegung. Die Hand kann auf dem Kopf abgelegt werden. Halten Sie die Rippe während des Einatmens fest.
Hinweis: Bei der Dehnung der Muskulatur der oberen Rippen liegt die fixierende Hand mehr vorn, bei den unteren Rippen mehr seitlich an der jeweiligen Rippe.

ESTE/Stimulation der Antagonisten
Atmen Sie tief aus und bewegen Sie die Rippe nach unten. Sie kommen schrittweise mit der Ausatmung in die maximale Dehnung, bis ein Dehngefühl oberhalb der fixierten Rippe spürbar ist. Halten Sie die Position. Ist die Dehnung beendet, legen Sie die Hand von unten gegen die betroffene Rippe und atmen gegen diesen Widerstand kräftig aus.

3

3.4.3   Verbesserung der Inspiration (bei Exspirationsfehlstellung einer Rippe)

Mm. intercostales interni, Mm. subcostales, M. transversus thoracis und M. serratus posterior inferior

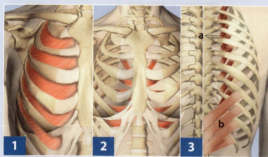

Anatomie
Mm. intercostales interni (1)
U/A: verlaufen in den Zwischenrippenräumen: Verlauf von
    dorsal-kaudal nach ventral-kranial; sehnige Fasern vom
    Angulus costae bis zur BWS: Membrana intercostalis ex-
    terna; im Bereich der Rippenknorpel werden sie Mm. in-
    tercartilaginei genannt
Mm. subcostales (3a)
U/A: verlaufen innen im Bereich der Anguli costarum; es sind
    Internusfasern, die über 2–3 Etagen ziehen
I: beider Muskeln: Nn. intercostales (T1–T11)
M. transversus thoracis (2)
U: Innenfläche des Proc. xiphoideus und des Corpus sterni
    (retrosternal)

A: nach lateral-kranial an den 2. bis 6. Rippenknorpel
I: Nn. intercostales (T2–T6)
M. serratus posterior inferior (3b)
U: Fascia thoracolumbalis i. B. des 12. BW und 1. bis 3. LW
A: mit vier Zacken zur 9. bis 12. Rippe
I: Nn. intercostales (T9–T12)
Funktionen
- Exspiration (sie erfolgt hauptsächlich passiv)
- M. serratus posterior inferior unterstützt des Weiteren die
  Inspiration, indem er die unteren Rippen kaudal stabilisiert
  und so dem Diaphragma ein Punctum fixum bietet. Den
  Mm. intercartilaginei wird ebenfalls eine inspiratorische
  Komponente zugeschrieben.
- Bei forcierter Ausatmung sind auch die Bauch- und einige
  Rückenmuskeln aktiv (◘ Tab. 3.4, S. 104 f.).

Praxistipp/Pathologie
Exspirationsfehlstellung: bedeutet, dass die betroffene Rippe
weiter kaudal steht. Dadurch ist der Abstand zur nächst kranialen Rippe vergrößert, zur kaudalen verkleinert. Die Inspiration
ist möglicherweise schmerzhaft. Vor einer Muskeldehnung wird
die Mobilität der BWS und der kostotransversalen sowie -verte-
bralen Gelenke geprüft und gegebenenfalls wieder hergestellt.
Grenzstrangganglien: liegen unmittelbar vor den
kostotransversalen Gelenken und haben Verbindungen zum
Rückenmark. Eine mögliche Präsentation innerer Organe im
Thoraxbereich ist zu beachten (◘ Tab. 3.5, S. 107).

Untersuchung

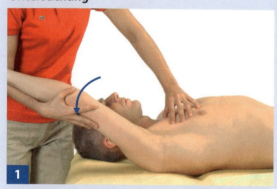

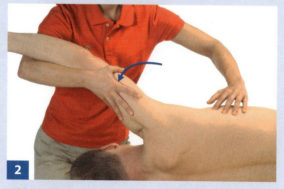

1. bis 6. Rippe
P in RL. Der T bewegt den Arm des P in Richtung Flexion, er
palpiert mit mehreren Fingern von ventral in den Interkostalräumen. Er unterstützt die forcierte Inspiration des P, indem er
den Arm passiv weiter in Richtung Flexionselevation bewegt.
Er beurteilt dabei die Vergrößerung der ICR. Weitet sich ein ICR
deutlich weniger, deutet dies auf eine Bewegungseinschränkung einer Rippe hin. Ist der darunter liegende ICR verengt,
der darüber erweitert, steht sie in Exspiration.
Hinweis: Die oberen Rippen bewegen sich aufgrund ihrer
Aufhängung an der BWS mehr in der Sagittalebene, die
unteren hingegen in der Frontalebene.

7. bis 12. Rippe
P in SL. Der T bewegt den Arm des P in Richtung Abduktion, er
palpiert mit mehreren Fingern von lateral in den Interkostalräumen. Der T unterstützt die forcierte Inspiration des P, indem er den Arm passiv weiter in Richtung Abduktionselevation bewegt. Er beurteilt dabei die Vergrößerung der ICR. Weitet sich ein ICR deutlich weniger, deutet dies auf eine Bewegungseinschränkung einer Rippe hin. Ist der darunter liegende ICR verengt, der darüber erweitert, steht sie in Exspiration.
Hinweis: Vor einer Muskeldehnung sollte die Mobilität der
BWS sowie der Rippen-Wirbelgelenke überprüft werden
(◘ Basics, S. 106 ff. sowie BWS-Mobilisation, S. 114 ff.).

Dehnung

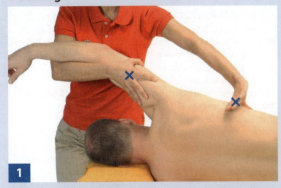

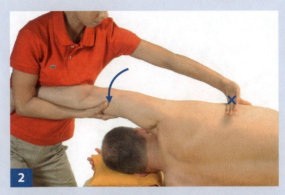

ASTE

P in SL. Der T fixiert die Rippe unterhalb der betroffenen Rippe von kranial und stabilisiert sie nach kaudal. Mit der anderen Hand bewegt er den Arm des P in Abduktionselevation und zieht so die betroffene Rippe so weit wie möglich nach kranial. Während der Ausatmung des P wird der Arm fixiert.
Hinweis: Mit der oben beschriebenen Technik kann die Muskulatur der 7. bis 12. Rippe gedehnt werden. Sind die oberen Rippen betroffen, wird die Technik in RL und über eine Flexionselevation des Arms ausgeführt.

ESTE/Stimulation der Antagonisten

Während der P tief einatmet, fixiert der T die unten liegende Rippe weiter nach kaudal und bewegt die betroffene Rippe über eine forcierte Bewegung des Arms in Richtung Abduktionselevation nach kranial. Über wiederholtes Aus- und Einatmen des P geht der T schrittweise bis zum Bewegungsende und hält die Position. Ist die Dehnung beendet, legt der T seinen Daumen von kranial gegen die betroffene Rippe. Der P soll gegen diesen Widerstand kräftig einatmen.

Eigendehnung

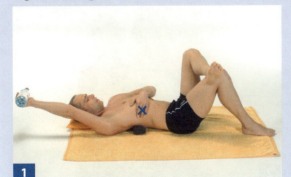

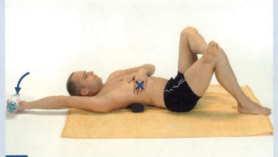

ASTE

Sie liegen in RL. Positionieren Sie ein festes Handtuch direkt unterhalb der steifen Rippe. Legen Sie den Knöchel auf das gegenseitige Knie („Viererzeichen"), um zu verhindern, dass Sie ins Hohlkreuz ausweichen. Halten Sie die Rippe (unterhalb der betroffenen Rippe) mit der Hand von seitlich-vorn fest. In der gleichseitigen Hand halten Sie ein kleines Gewicht. Bewegen Sie den Arm so weit wie möglich in Richtung Boden. Atmen Sie jetzt aus, halten Sie dabei die Rippe fest. Gleichzeitig spannen Sie den Arm so an, als ob Sie ihn zurück neben den Körper bewegen wollten.

ESTE/Stimulation der Antagonisten

Während Sie tief einatmen, senken Sie den Arm weiter in Richtung Boden und bewegen die unten liegende Rippe nach unten bzw. fixieren diese. Sie kommen schrittweise mit der Einatmung in die maximale Dehnung, bis ein Dehngefühl oberhalb der Rippe spürbar ist. Halten Sie die Position. Ist die Dehnung beendet, legen Sie den Daumen von oben gegen die betroffene Rippe und atmen gegen diesen Widerstand kräftig ein.
Hinweis: Bei Dehnung der Muskulatur der oberen Rippen liegt die Hand mehr von vorn, bei den unteren Rippen mehr seitlich an der Rippe.

3

3.4.4   Verbesserung der BWS-Extension

Brustwirbelsäule

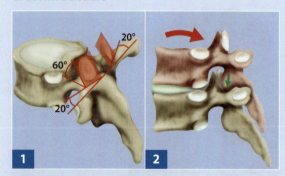

Anatomie

Gelenke: Artt. zygapophysiales, so genannte „Facettengelenke"
Gelenkflächen: An jedem Wirbel befinden sich jeweils zwei Procc. articulares superiores und inferiores mit entsprechenden Gelenkflächen. Diese sind plan. Die superioren Gelenkflächen zeigen nach dorsal-kranial-lateral (■ Abb. 1).

Biomechanik

Behandlungsebene: Gegenüber der Transversalebene (bezogen auf die Deckplatte des Wirbelkörpers) stehen die Gelenkflächen 60° geneigt sowie gegenüber der Frontalebene um 20° rotiert (■ Abb. 1).

Extension: Die Procc. articulares inferiores gleiten gegenüber den Procc. articulares superiores des unten liegenden Wirbels

nach dorsal-kaudal (■ Abb. 2). Die Extension wird durch die Kapseln der Facettengelenke, die Bandscheiben, das Lig. longitudinale anterius und die Procc. spinosi begrenzt.

Flexion: Die Procc. articulares inferiores gleiten gegenüber den Procc. articulares superiores des unten liegenden Wirbels nach ventral-kranial.

Lateralflexion und Rotation: Der Proc. articularis inferior der einen Seite gleitet in Richtung Flexion, der Proc. articularis inferior der anderen Seite in Richtung Extension.

Rippen: begrenzen deutlich die Beweglichkeit der BWS.

Praxistipp/Pathologie

Eine Einschränkung der BWS-Extension ist häufig nicht das Resultat von Muskelverkürzungen, sondern primär durch eine Hypomobilität der Facettengelenke bedingt (eingeschränktes Gleiten nach dorsal-kaudal). Deshalb wird hier die Dehnung dieser Gelenke und ihrer Muskulatur durch eine Kombination aus Bewegung und Gleiten, sog. gebogenes Gleiten gezeigt. Bei Therapieresistenz kommen segmentale manualtherapeutische Techniken zur Anwendung (■ Dehnung, Varianten). Bei multisegmentalen Einschränkungen ist insbesondere zu bedenken, dass sich im Bereich der BWS auch Störungen innerer Organe repräsentieren und durch reflektorische Hypomobilitäten klinisch symptomatisch werden können (■ Tab. 3.5, S. 107).

Vorsicht: bei anamnestischen oder klinischen Hinweisen in Bezug auf Osteoporose, Frakturen, Tuberkulose, Metastasen oder Myelopathie (■ Kontraindikationen u. Besonderheiten, S. 108).

Untersuchung

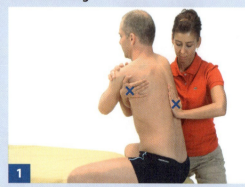

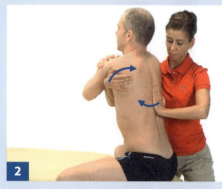

ASTE

P rittlings auf dem abgesenkten Kopfteil der Bank (zur Verriegelung der LWS in Flexion, die Füße können alternativ dazu erhöht auf einem Hocker o. Ä. stehen). Der T greift mit seiner Hand unter den verschränkten Armen des P hindurch und legt sie auf die gegenüberliegende Skapula. Die andere Hand liegt flächig auf mehreren Dornfortsätzen der BWS.

Hinweis: Ausstrahlungen aus der HWS-Region können ausgeschlossen werden, wenn diese dabei in Flexion bewegt wird. Eine eingeschränkte BWS-Extension kann Probleme in der Zervikal- und Kieferregion, im Bereich der Schulter sowie der LWS hervorrufen und/oder unterhalten.

ESTE

Der T versucht, die BWS in maximale Extension zu bewegen. Dazu übt er mit dem von vorn kommenden Arm einen Schub und mit der hinten liegenden Hand einen Druck auf die BWS aus. Das Endgefühl ist bei einer muskulären Verspannung weich-elastisch, bei einer kapsulären Hypomobilität der Facettengelenke und strukturell verkürzter Muskulatur pathologisch fest-elastisch. Die Differenzierung erfolgt in diesem Fall durch Testung des Gelenkspiels (■ Differenzialdiagnostik, S. 109).

Hinweis: Im Spätstadium der rheumatischen Erkrankung Morbus Bechterew ist die BWS arthrogen versteift und nicht mehr mobilisierbar!

Dehnung

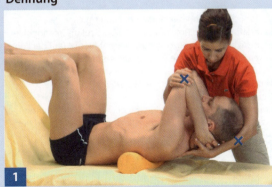

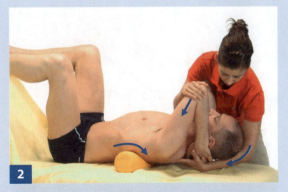

ASTE
P in RL. Der eingeschränkte Abschnitt der BWS ist durch eine
Rolle unterlagert. Die Beine sind am hochgestellten Fußteil
der Bank angestellt, so dass die LWS in Flexion verriegelt ist.
Der P hat die Hände im Nacken gefaltet. Mit einer Hand und
dem Unterarm stützt der T den Kopf des P. Er umgreift die
Arme des P und bewegt die BWS so weit wie möglich in Extension. Der P führt gegen den Widerstand des T eine isometrische Kontraktion in Richtung Flexion der BWS aus.
Hinweis: Bei einer mono-segmentalen Einschränkung kann
die Mobilisation noch spezifischer über einen Keil (Fixierung
des kaudalen Wirbels) erfolgen.

ESTE/Stimulation der Antagonisten
Nachdem der P entspannt hat, bewegt der T die BWS mit Druck
in Richtung Rolle nach dorsal-kranial weiter in Richtung Extension (gebogenes Gleiten). Durch schrittweises AS/ES geht er
bis zum Bewegungsende und hält die Position. Ist die Dehnung beendet, bewegt der P die BWS gegen den Widerstand
des T von kranial weiter in die maximal mögliche Extension.
Varianten: Segmentale Mobilisationstechniken mit dem Keil:
- Facettengelenkstraktion → Schub nach dorsal-kranial (recht-
  winklig zur Behandlungsebene)
- Extensionsgleiten → Schub nach dorsal-kaudal (parallel zur
  Behandlungsebene)

Eigendehnung

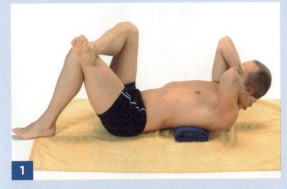

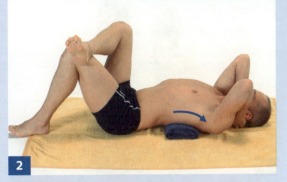

ASTE
Sie liegen in RL mit angestellten Beinen an einer Wand oder
mit dem Knöchel auf dem gegenseitigen Knie um das Hohl-
kreuz auszugleichen und zu verhindern, dass die Bewegung in
die LWS weiterläuft. Unter dem eingeschränkten Bereich der
BWS liegt ein fest zusammengerolltes Handtuch. Die Hände
falten sich im Nacken und stützen so die HWS und den Kopf.
Strecken Sie die BWS so weit wie möglich. Schauen Sie jetzt in
Richtung Bauchnabel und spannen Sie den Rumpf in Richtung
Beugung, ohne den Kontakt zum Handtuch zu verlieren.
Variante: Statt des Handtuchs können Sie auch zwei Tennisbäl-
le in einem Strumpf rechts und links neben die WS platzieren.

ESTE/Stimulation der Antagonisten
Atmen Sie aus und entspannen Sie. Bringen Sie die BWS weiter in die Streckung, indem Sie eine Bewegung nach hinten in
Richtung Boden machen, ohne den Kontakt zum Handtuch zu
verlieren. Ziehen sie dabei das Kinn ein („Doppelkinn"). Durch
schrittweises AS/ES kommen Sie in die maximale Dehnung,
bis ein Dehngefühl in dem Bereich der BWS spürbar ist, der
auf dem Handtuch liegt. Halten Sie die Position. Ist die Dehnung beendet, bewegen Sie die BWS mit Kontakt zum Handtuch aktiv weiter in Richtung Streckung. Achten Sie darauf, dabei kein Hohlkreuz zu machen!

3

3.4.5 Verbesserung der Lateralflexion und Rotation in BWS-Extension

Brustwirbelsäule

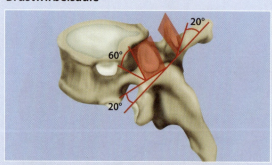

Anatomie
Gelenke: Artt. zygapophysiales, so genannte „Facettengelenke"
Gelenkflächen: An jedem Wirbel befinden sich jeweils zwei Procc. articulares superiores und inferiores. Die superioren Gelenkflächen zeigen nach dorsal-kranial-lateral (◘ Abb.).
Biomechanik
Behandlungsebene: Gegenüber der Transversalebene (bezogen auf die Deckplatte des Wirbelkörpers) stehen die Gelenkflächen 60° geneigt sowie gegenüber der Frontalebene um 20° rotiert (◘ Abb.).
Extension: Die Procc. articulares inferiores gleiten gegenüber den Procc. articulares superiores des unten liegenden Wirbels nach dorsal-kaudal. Die Extension wird durch die Gelenkkapseln, die Bandscheiben, das Lig. longitudinale anterius und

die Procc. spinosi begrenzt (◘ Abb. 2, S. 114).
Lateralflexion und Rotation: Ein Proc. articularis inferior gleitet in Richtung Flexion, d. h. nach ventral-kranial (auf der konvexen Seite). Der andere Proc. articularis inferior gleitet in Richtung Extension, d. h. nach dorsal-kaudal (auf der konkaven Seite bzw. der Seite, zu der rotiert wird).
Gekoppelte Bewegungen
- in Extension → Lateralflexion mit gegensinniger Rotation (z. B. BWS-Extension mit Lateralflexion nach rechts und Rotation nach links)
- in Flexion → Lateralflexion mit gleichsinniger Rotation (z. B. Flexion mit Lateralflexion und Rotation nach rechts)

Praxistipp/Pathologie
Bewegungskopplung: Viele Menschen erreichen die Extension der BWS nicht, dementsprechend findet auch keine gegensinnige Bewegungskopplung statt. Gründe dafür können neben dem individuellen Bau der Wirbel auch Einschränkungen der Beweglichkeit sein. Letztere sind struktureller (z. B. kapsuloligamentäre Hypomobilität) oder reflektorischer Natur (z. B. bei vegetativer Präsentation der inneren Organe oder des somatischen Systems). Dies muss in der klinischen Diagnostik und Therapie differenziert werden (◘ Basics, S. 107 f.).
Vorsicht: bei anamnestischen oder klinischen Hinweisen in Bezug auf Osteoporose, Frakturen, Tuberkulose, Metastasen oder Myelopathie (◘ Kontraindikationen u. Besonderheiten, S. 108).

Untersuchung

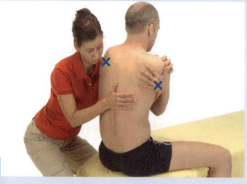

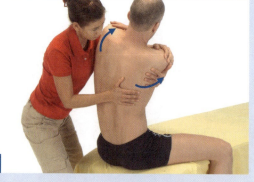

ASTE
P rittlings auf der Bank, die Arme sind verschränkt und die LWS ist in Flexion stabilisiert (durch das abgesenkte Kopfteil, die Füße können alternativ dazu erhöht auf einem Hocker o. Ä. stehen). Der T greift mit seiner Hand unter den Armen des P hindurch und legt sie auf die gegenüberliegende Skapula. Die Schulter des T liegt unter der gleichseitigen Achsel des P.
Hinweis: Erreicht der P die Extension nicht, so entsteht bei diesem Test eine **nicht gekoppelte** Bewegung (= gegensinnige Latflex und ROT in BWS-Flexion). Das ROM ist dann kleiner und das Endgefühl hart-elastisch. In diesem Fall sollte zunächst die Extension (▸ S. 114 f.) wieder hergestellt werden.

ESTE
Der T versucht, die BWS in maximale Extension mit Lateralflexion nach rechts und Rotation nach links zu bewegen, indem er die linke Schulter des P nach dorsal-kranial bewegt, seine Knie streckt und sich etwas nach hinten um den P dreht. Dazu wechselt er das Standbein von links nach rechts.
Das Endgefühl ist bei einem muskulären Hypertonus weich-elastisch und bei einer kapsulären Bewegungseinschränkung sowie strukturell verkürzter Muskulatur im Seitenvergleich pathologisch fest-elastisch. Im letzteren Fall wird über das Gelenkspiel differenziert. Ist es nicht eingeschränkt, deutet dies auf die Muskulatur als bewegungsbegrenzenden Faktor hin.

Dehnung

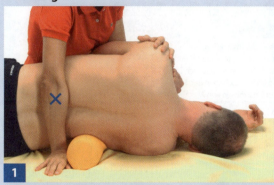

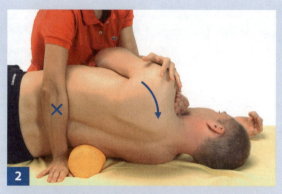

ASTE

P in SL rechts. Die BWS ist extendiert und durch eine Rolle nach rechts geneigt. Der T fixiert die LWS, indem er seine Hand auf der Bank aufstützt. Die andere Hand liegt auf der oberen Schulter des P, sein Unterarm stabilisiert dabei den Arm des P an dessen Thorax (Stabilisation des Schultergürtels). Er bewegt die BWS so weit wie möglich in Extension mit Latflex nach rechts und Rotation nach links. Der P führt eine isometrische Kontraktion in Richtung Flexion, Latflex nach links und Rechtsrotation aus.
Hinweis: Zur Verbesserung der Extension mit Lateralflexion nach links und Rotation nach rechts wird die Dehnung seitenverkehrt durchgeführt.

ESTE/Stimulation der Antagonisten

Nachdem der P entspannt hat, bewegt der T die BWS weiter in Extension mit Lateralflexion nach rechts und Rotation nach links, indem er die obere Schulter des P weiter nach dorsal und kranial schiebt. Durch schrittweises AS/ES geht er bis zum Bewegungsende und hält die Position. Ist die Dehnung beendet, bewegt der P die extendierte BWS gegen den Widerstand des T weiter in die maximal mögliche Lateralflexion nach rechts und Rotation nach links.
Hinweis: Die LWS kann auch „nicht-manuell" stabilisiert werden, sie wird dann in Lateralflexion nach links (Hochstellen des Fußteils, auf dem das Becken liegt) oder in Flexion eingestellt.

Eigendehnung

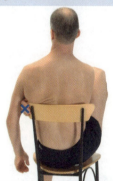

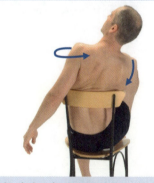

ASTE

Sie sitzen auf einem Stuhl. Stellen Sie das rechte Bein auf die Sitzfläche. Dadurch gleichen Sie das Hohlkreuz aus und verhindern ein Weiterlaufen der Bewegung in die LWS. Der steife Teil der BWS befindet sich direkt oberhalb der Rückenlehne. Umfassen Sie mit der rechten Hand die Rückenlehne links, den linken Arm lassen Sie frei hängen. Strecken Sie die BWS oberhalb der Lehne so weit wie möglich nach hinten und neigen Sie sie nach rechts. Gleichzeitig drehen Sie sich nach links. Spannen Sie den Rücken jetzt in Richtung Rechtsdrehung (mit der rechten Hand gegenhalten).

ESTE/Stimulation der Antagonisten

Entspannen Sie. Senken Sie die rechte Schulter (BWS-Seitneigung nach rechts) und strecken Sie die BWS weiter nach hinten. Drehen Sie gleichzeitig den Rücken oberhalb der Lehne nach links, die rechte Hand unterstützt dies durch Ziehen. Durch schrittweises AS/ES kommen Sie in die maximale Dehnung, bis ein Dehngefühl im Bereich der BWS oberhalb der Lehne spürbar ist. Halten Sie die Position. Ist die Dehnung beendet, bewegen Sie die BWS aktiv weiter in Richtung Streckung, neigen sie nach rechts und drehen sie gleichzeitig nach links. Die rechte Hand stemmt sich dabei gegen die Stuhllehne.

3.4.6   Übersicht

□ **Tab. 3.6.** Muskulatur der Thoraxregion – Funktionen und Bewegungseinschränkungen bei Verkürzungen			
Eingeschränkte Bewegung	**Muskel**	**Rippen, Atmung**	**Wirbelsäule**
	Diaphragma	• Hauptmuskel der Inspiration: Senken des Centrum tendineum und damit Weiten des Thorax, dadurch Druckabsenkung im Thorax und in den Pleurahöhlen und Einströmen von Atemluft	
Exspiration ▸ S. 110 f.	Mm. intercostales externi	• Inspiration: Weiten der Interkostalräume und damit der Pleurahöhlen, Heben der Rippen (Rotation der Rippen um die Achse des Collum costae)	
	Mm. levatores costarum	• Inspiration: Heben der Rippen, v. a. dorsal	• kann bei Punctum fixum an den Rippen BWS-Rotation und -Extension unterstützen
	M. serratus posterior superior	• Inspiration: Heben der Rippen (Rotation der Rippen um die Achse des Collum costae)	• kann bei Punctum fixum an den Rippen bei Rotation und Extension des 6. HW bis 2. BW helfen
	Mm. scaleni anterior, medius und posterior	• bei Punctum fixum an der HWS: Heben der 1. und 2. Rippe bei Inspiration	▸ S. 192 f. und □ Tab. 3.10, S. 199
Inspiration ▸ S. 112 f.	Mm. intercostales interni	• Exspiration: Senken der ventralen Rippen (Rotation der Rippen um die Achse des Collum costae) • Der Anteil zwischen den Rippenknorpeln (Mm. intercartilaginei) unterstützt die Inspiration.	
	Mm. subcostales	• Exspiration: Senken der Rippen (Rotation der Rippen um die Achse des Collum costae)	
	M. transversus thoracis	• Exspiration: Verlagerung des Rippenknorpels nach kaudal	
	M. serratus posterior inferior	• Exspiration: Senken der Rippen • Stabilisierung der unteren Rippen nach kaudal und dorsal, bietet so dem Diaphragma ein Punctum fixum bei der Inspiration	

Beachte

Weitere Einatemhilfsmuskeln:

- M. sternocleidomastoideus
- hyoidale Muskulatur
- M. pectoralis minor
- M. pectoralis major
- M. latissimus dorsi
- M. serratus anterior

Muskeln, die ebenfalls an der Atmung beteiligt sein können:

- M. quadratus lumborum inklusive der übrigen Bauchmuskulatur □ Tab. 3.4, S. 104 f.
- M. iliocostalis lumborum, M. longissimus thoracis
- M. iliocostalis cervicis

3.5   Schulterregion

3.5.1   Basics

Bewegungen/ROM/Endgefühl/Kapselmuster

1. Schultergelenk (Art. glenohumeralis und subakromiales Nebengelenk)
- **Flexion/Extension:** 80°/0°/30°
- **Abduktion/Adduktion:** 90°/0°/20°
- **Außenrotation/Innenrotation:**
  - in Nullstellung: 60°/0°/100°
  - in 90° Abduktion: 80°/0°/40°
- **horizontale Abduktion/horizontale Adduktion:**
  - aus 90° Flexion: 120°/0°/40°
- **Endgefühl:** fest-elastisch (für alle Bewegungsrichtungen)
- **Kapselmuster:** Außenrotation > Abduktion > Innenrotation

2. Schultergürtel (Art. acromioclavicularis, Art. sternoclavicularis und skapulothorakales Gleitlager)
- **Protraktion/Retraktion:** 10 cm/0 cm/3 cm (akromiales Ende der Klavikula) = insgesamt 45° zwischen Klavikula und Spina scapulae
- **Elevation/Depression:** 30°/0°/10°
- **Gesamtrotation der Klavikula:** 30°
- **Innenrotation/Außenrotation der Skapula:** 25°/0°/25°
- **Endgefühl:** fest- bis weich-elastisch (für alle Bewegungsrichtungen)
- **Kapselmuster:** nicht beschrieben

3. Schultergelenk und Schultergürtel
- **Flexionselevation/Extension:** 170°/0°/45°
- **Abduktionselevation/Adduktion:** 180°/0°/40°
- **Endgefühl:** fest- bis weich-elastisch (für alle Bewegungsrichtungen)

Vegetatives Ursprungsgebiet der Schulterregion: T2–T8

Gleiten

1. Schultergelenk
- **Flexion/Extension:** Bei Flexion gleitet der kraniale Anteil des Caput humeri nach posterior, bei Extension nach anterior.
- **Abduktion/Adduktion:** Bei Abduktion gleitet das Caput humeri nach kaudal, bei Adduktion nach kranial.
- **Außenrotation/Innenrotation:** Bei Außenrotation gleitet das Caput humeri nach anterior, bei Innenrotation nach posterior.

PRAXISTIPP

Zentrierungstest
Bei einer Außenrotationseinschränkung des Glenohumerlagelenkes muss vor dem Mobilisieren des Caput humeri nach anterior dessen Position im Verhältnis zur Cavitas glenoidalis überprüft werden. Steht der Humeruskopf schon anterior (z. B. bei einer anterioren Instabilität), kann er nicht noch weiter nach anterior gleiten und präsentiert sich als Einschränkung der Außenrotation.
Klinische Testausführung: Gleiten des Caput humeri nach posterior (= Zentrierung) und unter Beibehaltung der Zentrierung erneute Prüfung der Außenrotation. Hat diese jetzt deutlich mehr ROM, ist die oben genannte Pathomechanik bestätigt (■ Differenzialdiagnostik, S. 122 f.).
Therapie: Kein anteriores, sondern posteriores Gleiten! Des Weiteren ist eine Dehnung der verkürzten Muskulatur, beispielsweise des M. pectoralis major und des M. teres major, erforderlich. Zur Stabilisierung der vorderen Kapselanteile sollte die abgeschwächte Muskulatur, insbesondere die Rotatorenmanschette, gekräftigt werden. Zur Rotatorenmanschette gehören M. supraspinatus und M. infraspinatus, M. subscapularis und M. teres minor.

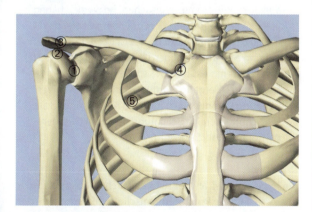

Abb. 3.3. Gelenkkomplex der Schulter
① Art. glenohumeralis ② subakromiales Nebengelenk
③ Art. acromioclavicularis ④ Art. sternoclavicularis
⑤ skapulothorakales Gleitlager

2. Schultergürtel

- **Protraktion/Retraktion:** Bei Protraktion gleitet die Klavikula im SCG und ACG nach ventral, bei Retraktion gleitet sie nach dorsal. Die Skapula gleitet bei Protraktion auf dem Thorax nach lateral, bei Retraktion nach medial.
- **Elevation/Depression:** Es entsteht vor allem ein Gleiten im Sternoklavikulargelenk → bei Elevation gleitet die Klavikula nach kaudal, bei Depression nach kranial. Die Skapula gleitet bei Elevation auf dem Thorax nach kranial, bei Depression nach kaudal.

3. Schultergelenk und Schultergürtel

- **Flexionselevation:** Es erfolgt eine ellipsoide Bewegung der Klavikula im Sternoklavikulargelenk → zuerst bewegt sie sich nach ventral, dann nach kaudal, im Weiteren nach kranial. Im Glenohumeralgelenk gleitet das Caput humeri bis ca. 90° Flexion nach posterior, um 90° nach kaudal und endgradig entsteht ein Gleiten nach anterior.
- **Abduktions- und Flexionselevation:** Das Verhältnis der Bewegung des Glenohumeralgelenkes zum Schultergürtel beträgt 2:1 (ab dem Ausmaß, an dem sich die Skapula mitbewegt, d. h. ab ca. 40° bei Abduktionselevation und sofort bei Flexionselevation). Die Skapula rotiert dabei nach außen. Die Bewegung wird endgradig durch eine Streck- und Rotationsbewegung der Wirbelsäule komplettiert.

Pathologie

Bei einer Längenminderung der Muskulatur sollten generell die BWS und der zervikothorakale Übergang auf ihre Beweglichkeit überprüft werden. Eine Hypomobilität dieses Bereichs (insbesondere für Extension und Rotation) bzw. eine kyphosierte Haltung translatiert die HWS nach ventral und extendiert die Kopfgelenke. Dies begünstigt oder produziert Verkürzungen der HWS-Muskulatur. Die Schulter befindet sich infolgedessen in Protraktion und Innenrotation. Dadurch kann sich beispielsweise ein Thoracic outlet-Kompressionssyndrom entwickeln (◘ TOK, S. 209). Die drei Engpassstellen für den Plexus brachialis und die A. subclavia sind die hintere Skalenuslücke zwischen M. scalenus anterior und M. scalenus medius, die kostoklavikuläre Pforte zwischen 1. Rippe und Klavikula und der Raum zwischen Thorax und M. pectoralis minor. Bei einer anterioren Instabilität des Glenohumeralgelenkes kann auch der Humeruskopf die Nerven des Plexus brachialis komprimieren.

VORSICHT

Der Plexus brachialis kann auch im Bereich des Thoracic inlet durch einen Pancoast-Tumor (Lungenspitzenprozess) komprimiert werden. Wenn der Pancoast-Tumor das Ganglion stellatum erreicht, kann das zu weiteren klinischen Zeichen, dem sogenannten Horner-Trias, führen:
- Ptosis: hängendes Augenlid
- Miosis: Pupillenverengung
- Enophthalmus: Zurücksinken des Augapfels
Differenzialdiagnostik: Schilddrüsenkarzinom, dann wahrscheinlich ohne Beteiligung des Plexus brachialis

PRAXISTIPP

Im Schulterbereich können sich Irritationen aus der Zervikalregion ‚insbesondere C3/C4 und C4/C5 (4. und 5. Spinalnerv), repräsentieren.
Das Haupt-Ursprungsgebiet des N. phrenicus ist das Segment C3/C4. Eingehende Afferenzen aus seinem Innervationsgebiet (z. B. Perikard, Diaphragma, innere Organe) können zu einer reflektorischen Hypomobilität des Segments C3/C4 und ausstrahlenden Irritationen im Schultergebiet führen. Sie zeigen sich vor allem auf der Schulter, im Bereich von Pars descendens des M. trapezius und des ACG. Das Segment C4/C5 kann aufgrund der mechanischen Überbeanspruchung zur Hypermobilität neigen und radikuläre oder pseudoradikuläre Symptome verursachen. Sie werden häufig direkt im Schultergelenk bzw. über dem Gebiet des M. deltoideus symptomatisch. Dies ist bei der Untersuchung zu berücksichtigen (◘ Zervikalregion, S. 172 ff.). Des Weiteren muss der BWS sowie dem zerviko-thorakalen Übergang aufgrund der vegetativen Verschaltung und der mechanischen Auswirkungen auf den Schulterbereich Beachtung geschenkt werden (◘ Thoraxregion, S. 107 f.).

Ein hypertoner M. levator scapulae dreht die Skapula nach innen, so dass die Rotatorenmanschette, insbesondere der M. supraspinatus, mechanisch insuffizient wird (◘ Abb. 3.4 sowie M. levator scapulae, S. 190). Auch dieser Mechanismus wirkt sich begünstigend auf Verkürzungen der Schultermuskeln wie z. B. den M. pectoralis major aus.

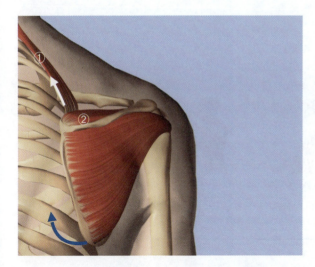

Abb. 3.4. Skapula-Innenrotation (= Angulus inferior nach kranial-medial) durch Hypertonus/Verkürzung des M. levator scapulae ① bei Insuffizienz u. a. des M. serratus anterior, dadurch Horizontalisierung des M. supraspinatus ② und Verlust seiner zentrierenden (= kaudalisierenden) Wirkung auf den Humeruskopf

Eine vermehrte Innenrotationsstellung des Humerus verhindert zusätzlich die kaudalisierende Wirkung der langen Bizepssehne auf das Caput humeri, was beispielsweise zu subakromialen Überlastungen oder einer Tendopathie führen kann.

Bei Schmerzen und Pathologie reagiert die Rotatorenmanschette zudem mit Inhibition. Dies führt in der Konsequenz zum Verlust ihrer zentrierenden Funktion in Bezug auf den Humeruskopf. In der Folge können Hypermobilität des Gelenkes und Überlastungssymptome wie eine Impingementproblematik (z. B. der Bursa subacromiodeltoidea oder des M. supraspinatus) auftreten.

Der M. sternocleidomastoideus verhindert bei Hypertonus die Startbewegung der Klavikula nach kaudal. Der Schultergürtel erreicht demnach bei Flexionselevation schneller das Bewegungsende, woraus sich ebenfalls Hypermobilität und Irritationen der Strukturen um das Glenohumeralgelenk entwickeln können.

Bewegungseinschränkungen der BWS und/oder Haltungsverfall müssen aus diesen Gründen unbedingt primär behandelt werden. Bei multisegmentalen, therapieresistenten Hypomobilitäten im Thorax-Bereich sollte ebenso an die Repräsentation innerer Organe gedacht werden (◘ Thoraxregion, S. 107 ff.).

Eine Dysbalance, vor allem mit Schmerzen im Bereich der Schulter, löst umgekehrt durch die vegetative Verschaltung eine reflektorische Hypomobilität des Gebietes von T2–T8 aus. Diese kann einen Hypertonus der HWS- und Schultermuskulatur vegetativ weiter unterhalten. Um die sympathische Reflexaktivität zu senken, können spezielle Techniken im zervikothorakalen Übergang und in der Schulterregion selbst angewandt werden (z. B. Weichteiltechniken und Wärmeanwendungen).

> **MEMO**
>
> 1. Über einen längeren Zeitraum bestehende reflektorische Bewegungseinschränkungen führen zur strukturellen Verkürzung der Gelenkkapsel und der Muskulatur.
> 2. Eine Verklebung des Recessus axillaris kann effektiv mit der Dehntechnik des M. teres major behandelt werden (◘ M. teres major, S. 129).

Muskeln, die zur hypertonen Längenminderung oder strukturellen Verkürzung neigen:
- M. pectoralis minor
- M. pectoralis major
- M. teres major
- M. latissimus dorsi
- M. subscapularis
- M. triceps brachii, Caput longum
- M. biceps brachii
- M. trapezius, Pars descendens
- M. levator scapulae
- M. sternocleidomastoideus

Muskeln, die zur Abschwächung neigen:
- Rotatorenmanschette (neigt auch zu Irritationen):
  1. M. supraspinatus
  2. M. infraspinatus
  3. M. subscapularis
  4. M. teres minor
- M. trapezius, Partes ascendens und transversa
- Mm. rhomboidei major und minor
- M. serratus anterior

3

Differenzialdiagnostik

Symptomatik bei Außenrotation der Schulter

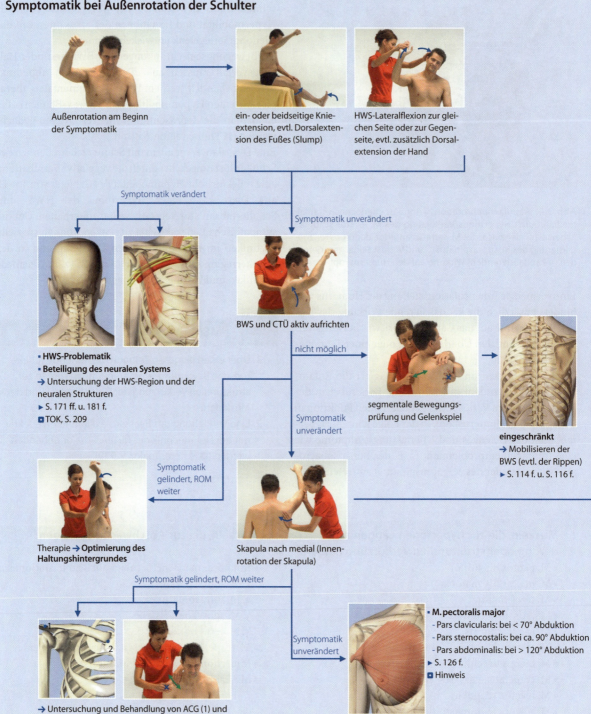

Außenrotation am Beginn der Symptomatik

ein- oder beidseitige Knie-extension, evtl. Dorsalexten-sion des Fußes (Slump)

HWS-Lateralflexion zur glei-chen Seite oder zur Gegen-seite, evtl. zusätzlich Dorsal-extension der Hand

Symptomatik verändert

Symptomatik unverändert

- **HWS-Problematik**
- **Beteiligung des neuralen Systems**
→ Untersuchung der HWS-Region und der neuralen Strukturen
▶ S. 171 ff. u. 181 f.
▫ TOK, S. 209

BWS und CTÜ aktiv aufrichten

nicht möglich

segmentale Bewegungs-prüfung und Gelenkspiel

eingeschränkt
→ Mobilisieren der BWS (evtl. der Rippen)
▶ S. 114 f. u. S. 116 f.

Symptomatik unverändert

Symptomatik gelindert, ROM weiter

Therapie → **Optimierung des Haltungshintergrundes**

Skapula nach medial (Innen-rotation der Skapula)

Symptomatik gelindert, ROM weiter

Symptomatik unverändert

- **M. pectoralis major**
  - Pars clavicularis: bei < 70° Abduktion
  - Pars sternocostalis: bei ca. 90° Abduktion
  - Pars abdominalis: bei > 120° Abduktion
▶ S. 126 f.
▫ Hinweis

→ Untersuchung und Behandlung von ACG (1) und SCG (2)

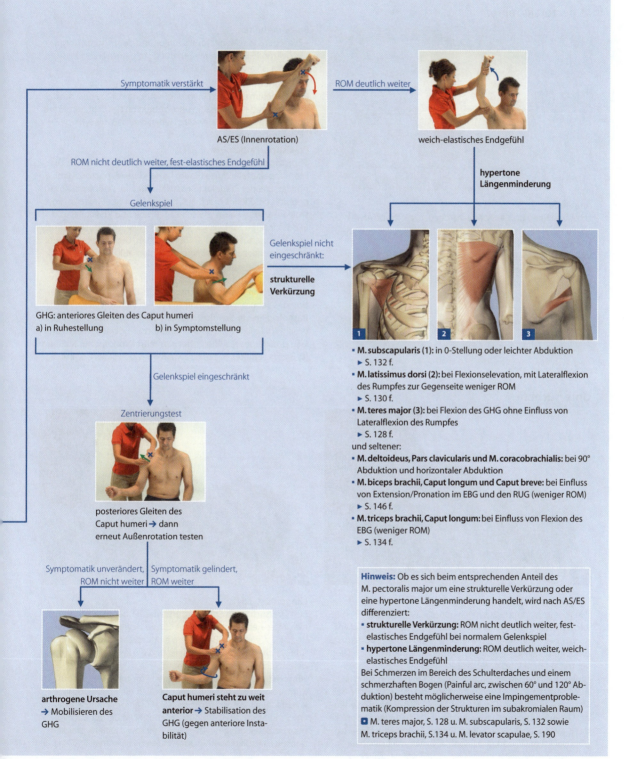

Symptomatik verstärkt

ROM deutlich weiter

AS/ES (Innenrotation)

weich-elastisches Endgefühl

ROM nicht deutlich weiter, fest-elastisches Endgefühl

hypertone Längenminderung

Gelenkspiel

Gelenkspiel nicht eingeschränkt:

strukturelle Verkürzung

GHG: anteriores Gleiten des Caput humeri
a) in Ruhestellung   b) in Symptomstellung

- **M. subscapularis (1):** in 0-Stellung oder leichter Abduktion
  ▶ S. 132 f.
- **M. latissimus dorsi (2):** bei Flexionselevation, mit Lateralflexion des Rumpfes zur Gegenseite weniger ROM
  ▶ S. 130 f.
- **M. teres major (3):** bei Flexion des GHG ohne Einfluss von Lateralflexion des Rumpfes
  ▶ S. 128 f.
und seltener:
- **M. deltoideus, Pars clavicularis und M. coracobrachialis:** bei 90° Abduktion und horizontaler Abduktion
- **M. biceps brachii, Caput longum und Caput breve:** bei Einfluss von Extension/Pronation im EBG und den RUG (weniger ROM)
  ▶ S. 146 f.
- **M. triceps brachii, Caput longum:** bei Einfluss von Flexion des EBG (weniger ROM)
  ▶ S. 134 f.

Gelenkspiel eingeschränkt

Zentrierungstest

posteriores Gleiten des
Caput humeri → dann
erneut Außenrotation testen

Symptomatik unverändert,
ROM nicht weiter

Symptomatik gelindert,
ROM weiter

arthrogene Ursache
→ Mobilisieren des
GHG

**Caput humeri steht zu weit
anterior** → Stabilisation des
GHG (gegen anteriore Instabilität)

Hinweis: Ob es sich beim entsprechenden Anteil des
M. pectoralis major um eine strukturelle Verkürzung oder
eine hypertone Längenminderung handelt, wird nach AS/ES
differenziert:
- **strukturelle Verkürzung:** ROM nicht deutlich weiter, fest-
  elastisches Endgefühl bei normalem Gelenkspiel
- **hypertone Längenminderung:** ROM deutlich weiter, weich-
  elastisches Endgefühl
Bei Schmerzen im Bereich des Schulterdaches und einem
schmerzhaften Bogen (Painful arc, zwischen 60° und 120° Abduktion) besteht möglicherweise eine Impingementproblematik (Kompression der Strukturen im subakromialen Raum)
▣ M. teres major, S. 128 u. M. subscapularis, S. 132 sowie
M. triceps brachii, S.134 u. M. levator scapulae, S. 190

3.5.2   Verbesserung der Retraktion und Elevation des Schultergürtels

M. pectoralis minor

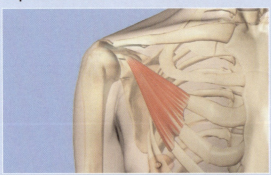

Anatomie
U: oberer Rand und Außenfläche der 3. bis 5. Rippe etwas lateral der Knochen-Knorpelgrenze, Faszien der entsprechenden Interkostalmuskeln
Variation: gelegentlich Ursprung von der 2. bis 4. Rippe
A: Proc. coracoideus scapulae
I: Nn. pectorales medialis und lateralis (C6–C8)

Besonderheiten
- Zwischen dem M. pectoralis minor und dem Thorax (thorakopektorale Pforte) verlaufen der distale Anteil des Plexus brachialis sowie die V. und A. subclavia.

Funktionen
- bei Punctum fixum am Ursprung: Kippung der Skapula nach ventral-kaudal, Depression und Protraktion des Schultergürtels
- bei Punctum fixum am Ansatz: Heben der (2.) 3. bis 5. Rippe → Einatemhilfsmuskel

Praxistipp/Pathologie
Thoracic outlet-Kompressionssyndrom (■ TOK, S. 209): Die thorakopektorale Pforte (Raum hinter dem M. pectoralis minor) ist eine der Prädelektionsstellen für eine periphere Kompression des Plexus brachialis. Kranial kann der Plexus im kostoklavikulären Raum (zwischen 1. Rippe und Klavikula) und in der hinteren Skalenuslücke (zwischen M. scalenus anterior und M. scalenus medius) irritiert werden. Die Symptome sind im Gegensatz zur Bandscheibenproblematik pseudoradikulär und multisegmental (■ Zervikalregion, S. 174 ff.).
Flexion der Schulter: Diese ist bei einer Längenminderung des M. pectoralis minor ebenso wie die Retraktion und Elevation des Schultergürtels eingeschränkt.
Pathologien der Schulter: werden begünstigt durch eine eingeschränkte Extensions- und Rotationsfähigkeit von BWS und CTÜ und daraus resultierender vermehrt kyphotischer Stellung (■ Basics Schulter, S. 120 f. sowie BWS-Mobilisation, S. 114 ff.).

Untersuchung

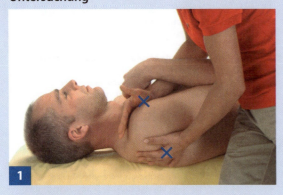

1

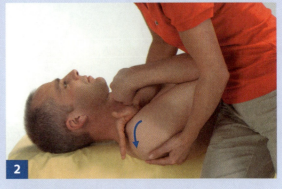

2

Längentest (ASTE)
P in RL, die Skapula ragt seitlich über die Bank. Das GHG ist leicht flektiert, das EBG flektiert und der Ellenbogen wird am Körper des T abgestützt. Die laterale Hand umfasst von dorsal die Schulter einschließlich der Skapula, die mediale Hand liegt ventral auf dem Proc. coracoideus.
Hinweis: Ein negativer Einfluss von EBG-Extension auf das ROM deutet auf eine Längenminderung des Caput breve des M. biceps brachii hin. Der M. subclavius wird ebenfalls verlängert (Hauptfunktion: Stabilisierung des SCG, daneben Senken der Klavikula bzw. Heben der 1. Rippe). Er neigt zur Hypertrophie bei Atemwegserkrankungen, z. B. Asthma bronchiale.

Längentest (ESTE)
Der T versucht, den Schultergürtel des P über die Skapula in maximale Retraktion und Elevation zu bewegen. Der Muskel ist zu kurz, wenn die Bewegung eingeschränkt ist, das Endgefühl weich- bzw. fest-elastisch ist und ein Dehngefühl im vorderen Schulterbereich entsteht.
Hinweis: In den Arm ausstrahlende Symptome deuten auf Kompression im Thoracic outlet-Bereich hin (insbes. des Plexus brachialis unter dem M. pectoralis minor). Einfluss von HWS- oder Handbewegungen auf das ROM deutet auf eine neurale Beteiligung hin (■ TOK, S. 209 sowie Differenzialdiagnostik zu Radikulopathie oder anderen Strukturen, S. 174 f.).

Dehnung

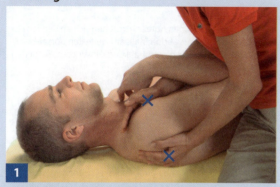

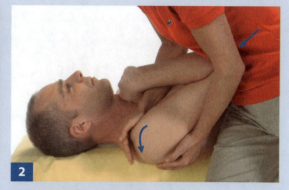

ASTE

P in RL, die Skapula ragt seitlich über die Bank. Der Arm des P ist im GHG leicht flektiert, im EBG flektiert und der Ellenbogen wird am Körper des T abgestützt. Die laterale Hand umfasst die Schulter einschließlich der Skapula von dorsal, die mediale Hand liegt von ventral auf dem Proc. coracoideus. Der T bewegt den Schultergürtel des P über die Skapula so weit wie möglich in Retraktion und Elevation. Der P führt gegen den Widerstand des T eine isometrische Kontraktion in Richtung Protraktion und Depression aus.

ESTE/Stimulation der Antagonisten

Nachdem der P entspannt hat, bewegt der T den Schultergürtel über die Skapula weiter in Retraktion und Elevation. Er unterstützt die Bewegung durch einen Schub über den Ellenbogen des P. Durch schrittweises AS/ES geht er bis zum Bewegungsende und hält die Position. Ist die Dehnung beendet, bewegt der P den Schultergürtel gegen den Widerstand des T weiter in die maximal mögliche Retraktion und Elevation.

Hinweis: Eine vorab eingestellte Lateralflexion der HWS zur gleichen Seite kann das neurale System entlasten. Es wird schon durch die Elevation angenähert, möglicherweise aber durch die Dehnung des M. pectoralis minor belastet.

Eigendehnung

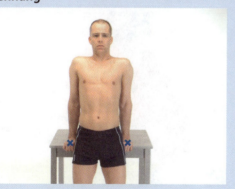

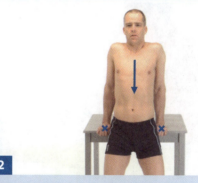

ASTE

Sie stehen mit dem Rücken zu einem stabilen Tisch o. Ä. Umfassen Sie die Tischkante mit den Händen in Schulterbreite, die Arme sind gestreckt. Das Kinn ist eingezogen und die Bauchmuskeln verhindern durch Anspannung ein Hohlkreuz. Die Füße stehen mindestens 2 Fußlängen vom Tisch entfernt, die Beine sind entsprechend gebeugt. Bewegen Sie beide Schultern nach hinten und lassen Sie den Körper so weit wie möglich nach unten sinken. Drücken Sie jetzt die Hände auf den Tisch als ob Sie den Körper wieder heben wollten. Die Schultern spannen dabei nach vorn und unten.

ESTE/Stimulation der Antagonisten

Entspannen Sie und lassen Sie den Körper zwischen den Schultern weiter nach unten sinken. Die Arme bleiben dabei gestreckt. Spannen Sie gleichzeitig die Schultern zurück. Machen Sie kein Hohlkreuz! Durch schrittweises AS/ES kommen Sie in die maximale Dehnung, bis ein Dehngefühl im oberen seitlichen Brustbereich spürbar ist. Halten Sie die Position. Ist die Dehnung beendet, bewegen Sie beide Schultern aktiv weiter nach oben und hinten. Stellen Sie Ihre Füße zurück und versuchen Sie, den Druck auf Ihren Händen zu verringern, jedoch ohne sie abzuheben.

3

3.5.3   Verbesserung der Abduktion bzw. Flexion und Außenrotation

M. pectoralis major

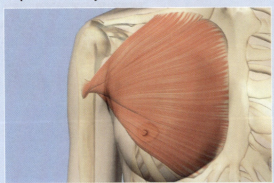

Anatomie
U: ▪ Pars clavicularis: mediale Hälfte der Klavikula (Vorderfläche)
    ▪ Pars sternocostalis: Membrana sterni (ventrale Fläche des Sternum) und Knorpel der 1. bis 6. (evtl. 7.) Rippe, Aponeurose des M. obliquus externus abdominis (vorderes Blatt der Rektusscheide), zusätzlich tiefe Ursprünge vom 3. bis 5. Rippenknorpel
    ▪ Pars abdominalis: vorderes Blatt der Rektusscheide
A: Crista tuberculi majoris humeri
I: Nn. pectorales lateralis und medialis (C5–T1)

Besonderheiten
▪ Die Fasern der einzelnen Anteile verdrehen sich im Bereich der Axilla, so dass die Pars abdominalis am weitesten dorsal-kranial und die Pars clavicularis ventral-kaudal inserieren. Sie bilden gemeinsam die vordere Achselfalte.

Funktionen
▪ Adduktion und Innenrotation des Glenohumeralgelenkes
▪ Pars clavicularis unterstützt Flexion, Partes sternocostalis und abdominalis senken den flektierten Arm gegen Widerstand
▪ alle Anteile: Protraktion des Schultergürtels
▪ Pars clavicularis mit Punctum fixum am Arm: Depression
▪ Partes sternocostalis und abdominalis mit Punctum fixum am Arm: Heben des Thorax zur Inspiration → Einatemhilfsmuskel

Praxistipp/Pathologie
Hypertonus oder Verkürzung: Der Muskel reagiert bei Pathologie und Schmerz in der Region mit reflektorischem Hypertonus. Eine strukturelle Verkürzung ist oft die Folge zentralneurologischer Bemusterung oder langfristig eingeschränkter Extension der BWS bzw. des zervikothorakalen Übergangs (◪ BWS-Mobilisation, S. 114 ff.). Aus diesem Grund ist die Beweglichkeit dieses Bereichs unbedingt wiederherzustellen, bevor der M. pectoralis major gedehnt wird. Sonst besteht die Gefahr, eine anteriore Hypermobilität des Glenohumeralgelenkes zu unterstützen.

Untersuchung

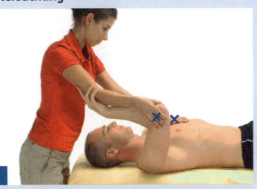

1

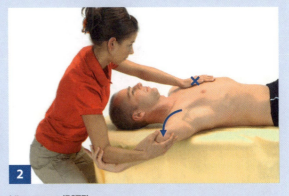

2

Längentest (ASTE)
P in RL, die Beine sind angestellt. Der T fixiert mit einer Hand das Sternum (Pars sternocostalis, ◪ Foto), die Klavikula (Pars clavicularis) oder den Rippenbogen (Pars abdominalis, ◪ Dehnung). Die andere Hand umfasst den Arm.
Hinweis: Haben Bewegungen der HWS oder der Hand Einfluss auf das ROM, deutet dies auf eine neurale Beteiligung hin (◪ Zervikalregion, S. 174 f. u. S. 181 ff.). Verstärken sich die Symptome bei EBG-Extension, muss auch an den M. biceps brachii gedacht werden (▶ S. 146).
◪ Differenzialdiagnostik zu neuralen, arthrogenen und anderen muskulären Strukturen der Schulterregion, S. 122 f.

Längentest (ESTE)
Der T versucht, den Arm bei Retraktion und Elevation des Schultergürtels in maximale horizontale Abduktion und Außenrotation zu bewegen.
Differenzierung der drei Anteile durch horizontale Abduktion und Außenrotation:
▪ bei weniger als 70° Abduktion → Pars clavicularis
▪ bei ca. 90° Abduktion → Pars sternocostalis
▪ bei mehr als 120° Flexion/Abduktion → Pars abdominalis
Der entsprechende Anteil ist zu kurz, wenn die Bewegung eingeschränkt ist, das Endgefühl weich- bzw. fest-elastisch ist und im Verlauf ein Dehngefühl entsteht.

Dehnung

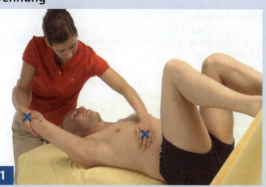

1

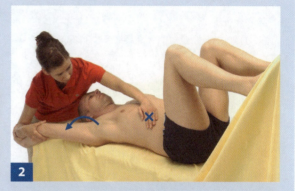

2

ASTE

P in RL, die Beine sind gebeugt, um die LWS zu stabilisieren. Der T fixiert mit einer Hand den Rippenbogen (Pars abdominalis, ◻ Foto). Er stellt den Arm so weit wie möglich in Flexion, Abduktion und Außenrotation ein. Der Schultergürtel befindet sich in Retraktion und Elevation. Betonung der Anteile:

- Pars clavicularis: horizontale ABD und AR in weniger als 70° ABD (bei Fixation der Klavikula)
- Pars sternocostalis: horizontale ABD und AR in ca. 90° ABD (bei Fixation des Sternums, ◻ Untersuchung)

Der P führt gegen den Widerstand des T eine isometrische Kontraktion in Richtung horizontale Adduktion und IR aus.

ESTE/Stimulation der Antagonisten

Nachdem der P entspannt hat, bewegt der T den Arm weiter in Flexion, Abduktion und Außenrotation (Partes clavicularis und sternocostalis: horizontale ABD und AR). Durch schrittweises AS/ES geht er bis zum Bewegungsende und hält die Position. Ist die Dehnung beendet, bewegt der P den Arm gegen den Widerstand des T weiter in die maximal mögliche Flexion, Abduktion und AR (Partes clavicularis und sternocostalis: horizontale ABD und AR).

Hinweis: Die BWS ist für eine bessere Skapulabewegung evtl. zu unterlagern. Eine vorab eingestellte HWS-Latflex zur gleichen Seite oder ca. 90° EBG-Flexion entlastet das neurale System.

Eigendehnung

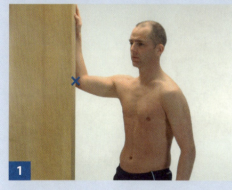

1

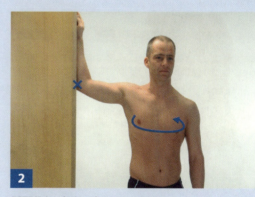

2

ASTE

Sie stehen aufrecht. Machen Sie kein Hohlkreuz (dazu die Bauchmuskeln anspannen). Beugen Sie den rechten Arm im Ellenbogengelenk ca. 90° und spreizen Sie ihn ca. 90° vom Körper ab (für den mittleren Anteil: ◻ Foto, für den oberen: ca. 45° abspreizen, für den unteren: den Arm weit nach oben heben) und drehen Sie ihn nach außen. Nehmen Sie mit dem Ellenbogen und dem Unterarm Kontakt zu einem Türrahmen o. Ä. auf. Spannen Sie jetzt gegen den Türrahmen, als ob Sie den Arm nach vorn bewegen und nach innen drehen wollten.

Hinweis: Während der Dehnung sollen auf keinen Fall Ausstrahlungen in den Arm auftreten!

ESTE/Stimulation der Antagonisten

Entspannen Sie. Der rechte Arm hat weiter Kontakt zum Türrahmen. Drehen Sie den Körper jetzt insgesamt nach links. Durch schrittweises AS/ES kommen Sie in die maximale Dehnung, bis ein Dehngefühl im vorderen rechten Brustbereich spürbar ist. Halten Sie die Position. Ist die Dehnung beendet, bewegen Sie den rechten, nach außen gedrehten Arm aktiv weiter nach hinten, ohne den Körper nach rechts zu drehen oder ein Hohlkreuz zu machen.

Hinweis: Bei einer vorderen Hypermobilität bzw. Instabilität der Schulter sollte diese Dehnung nicht ausgeführt werden, da sie die Problematik verstärken kann.

3

3.5.4 Verbesserung der Flexion und Außenrotation des Glenohumeralgelenkes

M. teres major

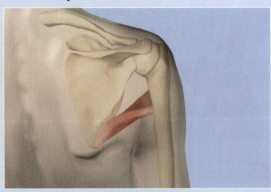

Anatomie
U: dorsale Fläche des Angulus inferior scapulae und angrenzender Teil der Margo lateralis scapulae
A: Crista tuberculi minoris humeri
I: N. thoracodorsalis (C5–C7)
Variation: Der M. teres major kann mit dem M. latissimus dorsi verwachsen sein bzw. komplett fehlen.

Besonderheiten
- Die Fasern des M. teres major torsionieren nahe der Insertion. Sein Ansatz liegt direkt posterior vom Ansatz des M. latissimus dorsi.
- Der Muskel strahlt nicht in die Schultergelenkskapsel ein und gehört demnach nicht zur Rotatorenmanschette. Dieser werden folgende Muskeln zugeordnet: M. subscapularis, M. teres minor, M. infraspinatus und M. supraspinatus.

Funktionen
- Extension, Adduktion und Innenrotation des Glenohumeralgelenkes
- bei Punctum fixum am Arm: Außenrotation der Skapula

Praxistipp/Pathologie
Hypertone Längenminderung oder strukturelle Verkürzung: Hierdurch bewegt sich bei Abduktions- oder Flexionselevation der Schulter der Angulus inferior der Skapula zu früh in der Bewegung nach außen. Des Weiteren kommt es durch eine fehlende Außenrotation des Humerus zu einer Einschränkung der Abduktionselevation → das Tuberculum majus stößt in diesem Fall gegen das Schulterdach. Eine Impingementproblematik kann die Folge sein (▶ S. 132 ff. u. S. 190).
Spastische Bemusterung: des M. teres major tritt insbesondere in der zentralen Neurologie auf.
Verklebung des Recessus axillaris: Die in der Axilla gelegene Kapselfalte kann nach Immobilisation Verklebungen aufweisen und sehr effektiv mit dieser Dehnung behandelt werden.

Untersuchung

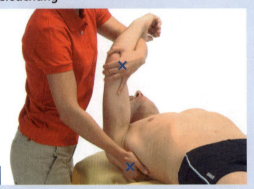

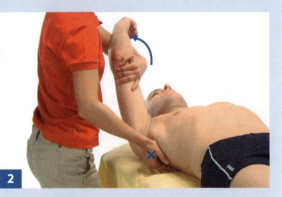

Längentest (ASTE)
P in RL. Eine Hand fixiert die Margo lateralis scapulae von ventral-lateral (◘ Hinweis unter Dehnung). Die andere umfasst den Ellenbogen des P und stützt dessen Unterarm. Das Ellenbogengelenk ist ca. 90° flektiert.
Hinweis: Verändert sich das ROM bei Lateralflexion der Wirbelsäule, und wird das Dehngefühl im hinteren und seitlichen Rumpfbereich verspürt, limitiert wahrscheinlich der M. latissimus dorsi die Bewegung (▶ S. 130).
Haben Bewegungen der HWS oder der Hand Einfluss auf das ROM, deutet dies auf eine neurale Beteiligung hin (◘ Differenzialdiagnostik Zervikalregion, S. 174 f. u. S. 181 ff.).

Längentest (ESTE)
Der T versucht, den Arm im Glenohumeralgelenk in maximale Flexion und Außenrotation zu bewegen. Der Muskel ist zu kurz, wenn die Bewegung eingeschränkt ist, das Endgefühl weich- bzw. fest-elastisch ist und im Verlauf des M. teres major ein Dehngefühl entsteht.
Variante: Das Punctum fixum und Punctum mobile können auch umgekehrt werden: bei fixiertem Oberarm versucht der T dann, die Skapula nach dorsal-medial in Innenrotation zu bewegen.
Hinweis: ◘ Differenzialdiagnostik zu neuralen, arthrogenen und anderen muskulären Strukturen der Schulterregion, S. 122 f.

Dehnung

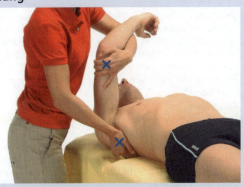

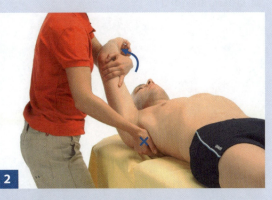

ASTE

P in RL. Der T fixiert die Margo lateralis scapulae von ventral-lateral. Er umfasst mit der anderen Hand den Ellenbogen/distalen Oberarm des P und stützt dessen Unterarm. Das EBG ist ca. 90° flektiert. Der T bewegt das Glenohumeralgelenk so weit wie möglich in Flexion und Außenrotation. Der P führt gegen den Widerstand des T eine isometrische Kontraktion in Extension und Innenrotation aus.

Hinweis: Zum Auffinden der Margo lateralis kann es notwendig sein, die Schulter zunächst in Flexion und Außenrotation zu bewegen. Nach dem Fixieren geht man wieder etwas aus dieser Stellung zurück.

ESTE/Stimulation der Antagonisten

Nachdem der P entspannt hat, bewegt der T den Arm weiter in Flexion und Außenrotation. Durch schrittweises AS/ES geht er bis zum Bewegungsende und hält die Position. Ist die Dehnung beendet, bewegt der P den Arm gegen den Widerstand des T weiter in die maximal mögliche Flexion und Außenrotation des Glenohumeralgelenkes.

Variante: Das Punctum fixum und Punctum mobile können auch umgekehrt werden → bei fixiertem Oberarm wird in diesem Fall die Skapula nach dorsal-medial in Innenrotation bewegt. Auf die gleiche Weise wird die Kapsel des Glenohumeralgelenkes gedehnt.

Eigendehnung

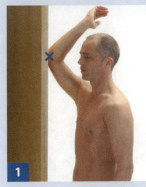

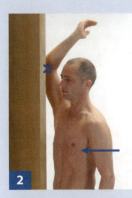

ASTE

Sie stehen in Schrittstellung (linkes Bein vorn) aufrecht neben einem Türrahmen o. Ä. Machen Sie kein Hohlkreuz, dazu spannen Sie die Bauchmuskeln an. Heben Sie den rechten Arm mit gebeugtem Ellenbogen nach oben und drehen Sie ihn, so dass die Hand nach hinten zeigt. Lehnen Sie den Ellenbogen an den Türrahmen. Spannen Sie jetzt den Ellenbogen gegen den Türrahmen, als ob Sie den Arm nach unten bewegen und nach innen drehen wollten.

Hinweis: Während der Dehnung sollen auf keinen Fall Ausstrahlungen in den Arm auftreten!

ESTE/Stimulation der Antagonisten

Entspannen Sie. Bewegen Sie den Körper nach vorn, indem Sie das Gewicht auf das linke Bein verlagern, wodurch mehr Armhebung und Außendrehung entsteht. Der rechte Ellenbogen bewegt sich dabei am Türrahmen weiter nach oben. Durch schrittweises AS/ES kommen Sie in die maximale Dehnung, bis ein Dehngefühl im seitlichen unteren Schulterbereich spürbar ist. Halten sie die Position. Ist die Dehnung beendet, bewegen Sie den rechten, nach außen gedrehten Arm aktiv weiter nach oben, ohne dabei ein Hohlkreuz zu machen.

3.5.5 Verbesserung der Flexionselevation und Außenrotation bei Latflex des Rumpfes

M. latissimus dorsi

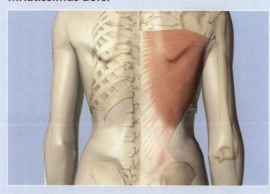

Anatomie
U: ▪ Pars scapularis: Angulus inferior scapulae
▪ Pars vertebralis: Dornfortsätze und Ligg. supraspinalia des 7. bis 12. Brustwirbels
▪ Pars costalis: 9. bis 12. Rippe
▪ Pars iliaca: Fascia thoracolumbalis, hinteres Drittel der Crista iliaca
A: Crista tuberculi minoris humeri, einige Fasern überspannen den Sulcus intertubercularis
I: N. thoracodorsalis (C6–C8)
Variation: Einige Muskelfasern ziehen in diesem Fall als „Achselbogen" durch die Axilla zum M. pectoralis major.

Besonderheiten
▪ Die Fasern verdrehen sich nahe des Ansatzes, so dass die Pars iliaca am weitesten ventral-kranial inseriert. Der Ansatz befindet sich direkt anterior vom Ansatz des M. teres major.
▪ Der M. latissimus dorsi konfiguriert die hintere Achselfalte.
▪ Durch den Sulcus intertubercularis zieht die Sehne des langen Bizepskopfes.

Funktionen
▪ Adduktion/Extension/Innenrotation im Glenohumeralgelenk
▪ Kaudalisierung des Caput humeri
▪ bei Punctum fixum am Humerus: Außenrotation der Skapula durch die Pars scapularis; Pars costalis hilft bei der Inspiration, beim Husten oder bei forcierter Exspiration stellt er die Rippen als Fixpunkt für das Diaphragma fest
▪ bei bilateraler Aktivität: Extension des Rumpfes (dadurch LWS-Lordosierung) und – je nach Lage zur Bewegungsachse und im Synergismus mit den Bauchmuskeln – auch Flexion
▪ bei einseitiger Kontraktion: Lateralflexion des Rumpfes zur gleichen Seite
▪ alle Anteile: unterstützen indirekt die Depression des Schultergürtels

Praxistipp/Pathologie
Kompression des Plexus brachialis: wird bei kongenitalen Strangverbindungen vom M. latissimus zum M. pectoralis major durch die Axilla beobachtet.
Hypertonus/Verkürzung: ▪ M. teres major, S. 128

Untersuchung

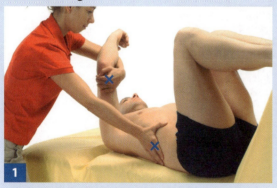
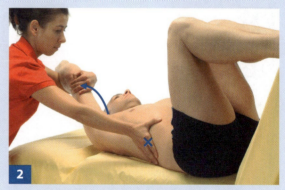

Längentest (ASTE)
P in RL. Die Wirbelsäule ist im LWS-Bereich durch Hüftflexion gebeugt und wird zusätzlich in Lateralflexion nach links eingestellt. Eine Hand des T liegt lateral auf dem unteren Rippenbogen (bei Betonung der Pars scapularis an der Margo lateralis scapulae) und fixiert dort. Die andere Hand des T umfasst den Ellenbogen, mit seinem Unterarm stützt er den Unterarm des P.
Hinweis: Haben Bewegungen der HWS oder der Hand Einfluss auf das ROM, deutet dies auf eine neurale Beteiligung hin (▪ Zervikalregion, S. 174 f. u. S. 181 ff.).
▪ Differenzialdiagnostik zu neuralen, arthrogenen und anderen muskulären Strukturen der Schulterregion, S. 122 f.

Längentest (ESTE)
Der T versucht, den Arm in maximale Flexionselevation und Außenrotation zu bewegen. Der Muskel ist zu kurz, wenn dies bei unveränderter WS-Stellung eingeschränkt ist (d. h. die Lateralflexion oder Flexion aufgehoben werden muss, damit eine endgradige Bewegung möglich ist), das Endgefühl weich- bzw. fest-elastisch ist und im Verlauf ein Dehngefühl entsteht.
Hinweis: Hat die Bewegung der Wirbelsäule keinen Einfluss auf das ROM, und wird das Dehngefühl auch im hinteren Bereich verspürt, limitiert wahrscheinlich der M. teres major die Bewegung (▶ S. 128).

Dehnung

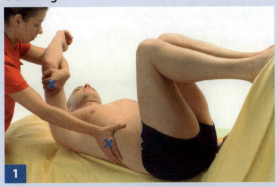

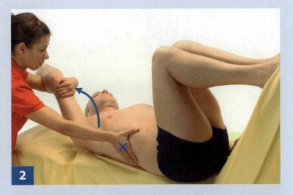

ASTE
P in RL. Die Wirbelsäule ist im LWS-Bereich über Hüftflexion gebeugt und wird zusätzlich in Lateralflexion nach links eingestellt. Eine Hand des T liegt lateral auf dem unteren Rippenbogen (bei Betonung der Pars scapularis an der Margo lateralis scapulae, Handfassung ▫ M. teres major, S. 128) und fixiert dort. Die andere Hand des T umfasst den Ellenbogen des P, mit seinem Unterarm stützt er den Unterarm des P. Der Arm wird so weit wie möglich in Flexionselevation und Außenrotation bewegt. Der P führt gegen den Widerstand des T eine isometrische Kontraktion in Richtung Extension und Innenrotation aus.

ESTE/Stimulation der Antagonisten
Nachdem der P entspannt hat, bewegt der T den Arm weiter in Flexionselevation und Außenrotation. Durch schrittweises AS/ES geht er bis zum Bewegungsende und hält die Position. Während der Verlängerung kann zusätzlich ein Zug in Längsrichtung des Oberarms ausgeübt werden. Ist die Dehnung beendet, bewegt der P den Arm gegen den Widerstand des T weiter in die maximal mögliche Flexionselevation und Außenrotation.
Hinweis: Eine vorab eingestellte Lateralflexion der HWS zur gleichen Seite bzw. das in ca. 90° Flexion eingestellte Ellenbogengelenk kann das neurale System entlasten.

Eigendehnung

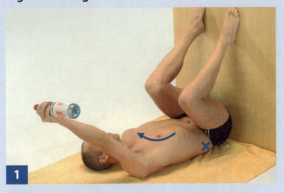

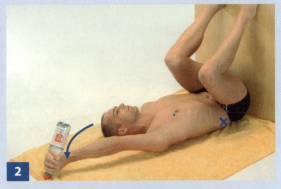

ASTE
Sie liegen in RL, mit dem Gesäß nahe an einer Wand o. Ä. Die Füße stehen an der Wand, dadurch sind die Hüften maximal gebeugt und die LWS kann nicht ins Hohlkreuz ausweichen. Der Rumpf wird nun zur linken Seite geneigt. In der rechten Hand befindet sich ein kleines Gewicht. Bewegen Sie den rechten Arm so weit wie möglich über den Kopf in Richtung Boden. Drehen Sie ihn dabei so weit wie möglich nach außen, d. h. den Daumen zum Boden. Spannen Sie jetzt den Arm an, als ob Sie ihn in Richtung Wand bewegen und nach innen drehen wollten.
Hinweis: Falls die LWS doch ins Hohlkreuz ausweicht, sollten Sie die Beine zusätzlich ins Viererzeichen (▶ S. 113) bringen.

ESTE/Stimulation der Antagonisten
Entspannen Sie. Bewegen Sie den rechten Arm weiter nach hinten-oben und in die Drehung nach außen (Daumen Richtung Boden). Durch schrittweises AS/ES kommen Sie in die maximale Dehnung, bis ein Dehngefühl im seitlichen unteren Schulterbereich und an der rechten Rumpfseite spürbar ist. Halten Sie die Position. Ist die Dehnung beendet, bewegen Sie den Arm ohne Gewicht aktiv weiter mit dem Daumen in Richtung Boden.
Hinweis: Während der Dehnung sollen auf keinen Fall Ausstrahlungen in den Arm auftreten!

3

3.5.6   Verbesserung der Außenrotation des Glenohumeralgelenkes

M. subscapularis

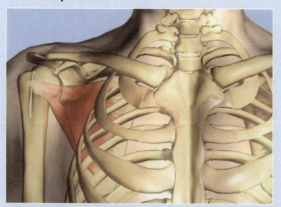

Anatomie
U: Fossa subscapularis
A: Tuberculum minus humeri, oberer Anteil der Crista tuber-
culi minoris, überspannt mit seinen oberen Fasern den
Sulcus intertubercularis, strahlt in die anteriore Kapsel des
Glenohumeralgelenkes ein
I: N. subscapularis (C5–C7)

Besonderheiten
- Zwischen dem Ansatzbereich des M. subscapularis und der
Kapsel des Glenohumeralgelenkes befindet sich eine Bursa.

- Der M. subscapularis ist neben den Mm. supraspinatus, infraspinatus und teres minor ein Muskel der so genannten Rotatorenmanschette der Schulter.

Funktionen
- Innenrotation des Glenohumeralgelenkes und Stabilisierung
des Humeruskopfes gegen anteriore Luxation
- Die oberen Fasern kaudalisieren das Caput humeri bei
Abduktion (etwas auch bei Flexion), sie wirken somit zentrie-
rend. Die unteren Fasern adduzieren den abduzierten Arm.
- bei Punctum fixum am Arm: Außenrotation der Skapula

Praxistipp/Pathologie
Anteriore Instabilität des Glenohumeralgelenkes: kann
durch eine kapsuloligamentäre Hypermobilität und fehlende
muskuläre Kontrolle (durch die Rotatorenmanschette sowie
den M. biceps, Caput longum) entstehen. Mögliche Folgen
sind Insertionstendopathien dieser Muskulatur und die Luxation des Caput humeri nach anterior.
Subakromiale Impingementproblematik: Kompression zwischen Humeruskopf und Akromion/Lig. coracoacromiale mit
Schmerzen, insbesondere bei Abduktion oder horizontaler
Flexion mit IR. Häufig betroffene Strukturen sind das Caput
longum des M. biceps brachii, die Bursa subacromiodeltoidea
und der M. supraspinatus. ▶ S. 134 u. S. 190
Hypomobilitäten der BWS und des CTÜ: begünstigen die
oben genannten Entwicklungen (▶ S. 114 ff.). Sie provozieren
zudem eine Verkürzung des M. subscapularis.

Untersuchung

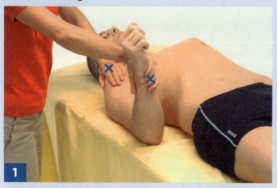

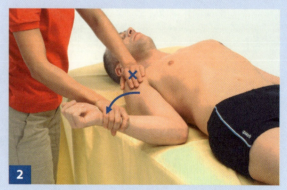

Längentest (ASTE)
P in RL. Der T umgreift den Unterarm des P. Die andere Hand
liegt flächig stabilisierend von anterior auf dem Glenohumeralgelenk, ohne die Bewegung zu behindern.
Hinweis: Zur vorwiegenden Testung der unteren Fasern wird
in der ASTE im Glenohumeralgelenk bis zu 90° Abduktion eingestellt und die Skapula nach medial fixiert.
Haben Bewegungen der HWS oder der Hand Einfluss auf das
ROM, deutet dies auf eine neurale Beteiligung hin (▢ Zervikalregion, S. 174 f. u. S. 181 ff.).
▢ Differenzialdiagnostik zu neuralen, arthrogenen und anderen muskulären Strukturen der Schulterregion, S. 122 f.

Längentest (ESTE)
Der T versucht, den Arm des P in maximale Außenrotation zu
bewegen. Der M. subscapularis ist zu kurz, wenn die Bewegung eingeschränkt ist, das Endgefühl weich- bzw. fest-elastisch ist und im Verlauf des Muskels ein Dehngefühl entsteht.
Hinweis: Bei einem positiven Test sollte die Haltung des P und
die Mobilität der BWS und des CTÜ (v. a. für Extension) überprüft werden, da eine kyphotische Einstellung eine Längenminderung verursachen kann.
Bei auftretenden Problemen im Bereich des Ellenbogens kann
alternativ über den distalen Humerus bewegt werden.

Dehnung

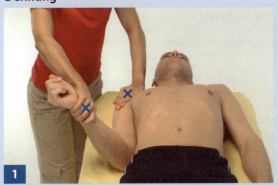

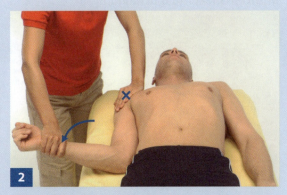

ASTE

Der T umfasst den distalen Unterarm des P und stellt das Glenohumeralgelenk in Nullstellung (oder etwas Abduktion) so weit wie möglich in Außenrotation ein. Die andere Hand liegt flächig stabilisierend von anterior auf dem GHG, ohne die Bewegung zu behindern. Der P führt gegen den Widerstand des T eine isometrische Kontraktion in Richtung Innenrotation aus.

Hinweis: Für eine hauptsächliche Verlängerung der unteren Fasern wird im Glenohumeralgelenk bis zu 90° Abduktion eingestellt. Die Skapula wird in diesem Fall nach medial (z. B. durch einen Gurt) fixiert. Das neurale System kann durch eine Lateralflexion der HWS zur gleichen Seite entlastet werden.

ESTE/Stimulation der Antagonisten

Nachdem der P entspannt hat, bewegt der T den Arm weiter in Außenrotation. Durch schrittweises AS/ES geht er bis zum Bewegungsende und hält die Position. Ist die Dehnung beendet, bewegt der P den Arm gegen den Widerstand des T weiter in die maximal mögliche Außenrotation.

Hinweis: Bei einer extremen Verkürzung der oberen Fasern muss ebenfalls die Margo lateralis scapulae nach medial (z. B. durch einen Gurt) fixiert werden, da ansonsten die Skapula in Außenrotation gezogen wird. Zum Schutz vor vorderer Subluxation muss auch dabei die anteriore Stabilisierung des Caput humeri beibehalten werden.

Eigendehnung

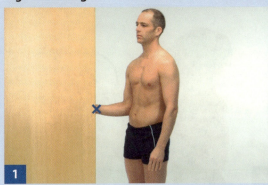

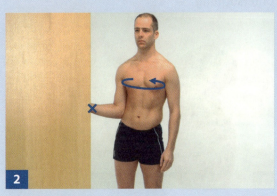

ASTE

Sie stehen aufrecht mit dem Gesicht zu einem Türrahmen o. Ä. Der rechte Arm befindet sich am Körper, der Ellenbogen ist ca. 90° gebeugt. Legen Sie die Innenseite der Hand und den unteren Abschnitt des Unterarms an den Türrahmen. Drehen Sie den Körper so weit wie möglich nach links, so dass der Arm im Schultergelenk nach außen gedreht wird. Belassen Sie dabei den Ellenbogen am Körper. Spannen Sie jetzt den Unterarm gegen den Türrahmen in Richtung Innendrehung.

Hinweis: Die linke Hand kann das Schultergelenk von vorn stabilisieren.

ESTE/Stimulation der Antagonisten

Entspannen Sie. Drehen Sie den Körper weiter nach links, der Oberarm macht dadurch eine verstärkte Drehung nach außen. Der untere Teil des Unterarms hat weiter Kontakt zum Türrahmen, der Ellenbogen bleibt am Körper. Kippen Sie die Schulter nicht nach vorn. Machen Sie kein Hohlkreuz, spannen Sie dazu die Bauchmuskulatur an. Durch schrittweises AS/ES kommen Sie in die maximale Dehnung, bis ein Dehngefühl im vorderen Schultergelenksbereich bzw. unter dem Schulterblatt spürbar ist. Halten Sie die Position. Ist die Dehnung beendet, drehen Sie den rechten Arm aktiv weiter nach außen (vom Türrahmen weg).

3

3.5.7   Verbesserung der Flexions- und Abduktionselevation der Schulter bei EBG-Flexion

M. triceps brachii (Caput longum)

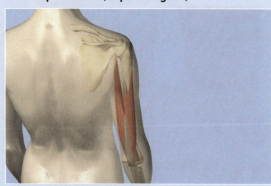

Anatomie

U: ▪ Caput longum: Tuberculum infraglenoidale scapulae (extra-artikulär)
  ▪ Caput mediale: medial des Sulcus nervi radialis am posterioren Humerus (distale zwei Drittel), Septum intermusculare mediale und laterale
  ▪ Caput laterale: proximal und lateral des Sulcus nervi radialis, posterolaterale Humerusfläche
A: als gemeinsame Endsehne am Olecranon ulnae, posteriore Kapsel des Ellenbogengelenkes und Fascia antebrachii
I: N. radialis (C6–C8)
! Der M. triceps brachii ist Kennmuskel für das Segment C7.

Besonderheiten

▪ Die drei Köpfe bilden im Bereich des distalen Oberarms eine Aponeurose, die in die Endsehne übergeht.
▪ Einige wenige Fasern des Caput longum strahlen in die Kapsel des Glenohumeralgelenkes ein. Es zieht hinter dem M. latissimus dorsi und dem M. teres major und vor dem M. teres minor nach distal.
▪ Caput mediale, Caput laterale und der Sulcus nervi radialis formen gemeinsam den Canalis radialis, in dem der N. radialis verläuft.

Funktionen

▪ Caput longum: Extension und Adduktion des Glenohumeralgelenkes, zieht außerdem das Caput humeri nach kranial gegen das Schulterdach
▪ alle drei Köpfe: Extension des Ellenbogengelenkes

Praxistipp/Pathologie

Subakromiale Impingementproblematik: Durch die Funktion des Caput longum (Kranialisieren des Caput humeri) kann bei dieser Pathologie der Widerstandstest gegen die Extension des Ellenbogengelenkes positiv sein. Der subakromiale Raum wird dadurch verengt. Der Widerstand gegen die Extension und Adduktion des Glenohumeralgelenkes hingegen ist negativ, denn die Mitaktivierung des M. latissimus dorsi führt zu einem Kaudalgleiten und damit zu einer Entlastung der subakromialen Strukturen (◘ Pathologie, S. 132 sowie M. levator scapulae, S. 190).

Untersuchung

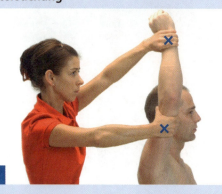

1

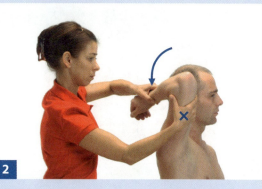

2

Längentest (ASTE)
Der T stellt die Schulter des P in maximale Flexions- und Abduktionselevation ein. Er stabilisiert diese Position mit der Hand am Oberarm. Die andere Hand umfasst den distalen Unterarm des P.
Hinweis: Haben Bewegungen der HWS, der Hand oder der unteren Extremität Einfluss auf das ROM, deutet dies auf eine neurale Beteiligung hin (◘ Zervikalregion, S. 174 f. u. S. 181 ff.). ◘ Differenzialdiagnostik zu neuralen, arthrogenen und anderen muskulären Strukturen der Schulterregion, S. 122 f.

Längentest (ESTE)
Der T versucht, das EBG in maximale Flexion zu bewegen. Das Caput longum ist zu kurz, wenn dies unter Beibehaltung der Schulterstellung eingeschränkt ist (d. h. die Flexions- bzw. Abduktionselevation aufgehoben werden muss, um das EBG maximal zu flektieren), das Endgefühl weich- bzw. fest-elastisch ist und im Verlauf ein Dehngefühl entsteht.
Hinweis: Ist die Schulter ohne Einfluss der EBG-Bewegung in Flexions- bzw. Abduktionselevation eingeschränkt, kommen vor allem folgende Muskeln als Ursache in Frage: M. teres major, M. latissimus dorsi, M. subscapularis sowie Mm. pectorales major und minor (◘ Tab. 3.7, S. 136 f.).

Dehnung

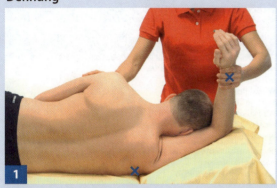

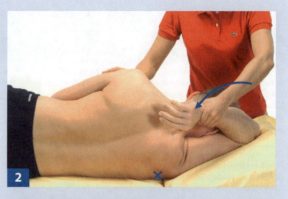

ASTE

P in SL auf der zu dehnenden Seite. Die Schulter ist in maximale Flexions- und Abduktionselevation eingestellt. Die Skapula wird lateral durch die Bank fixiert. Der T stellt das Ellenbogengelenk so weit wie möglich in Flexion ein. Der P führt gegen den Widerstand des T eine isometrische Kontraktion in Richtung Extension des Ellenbogengelenkes aus.

Hinweis: Eine vorab eingestellte Lateralflexion der HWS zur gleichen Seite sowie eine gestreckte Wirbelsäule und gestreckte Beine können das neurale System entlasten (hierbei insbesondere den N. ulnaris).

ESTE/Stimulation der Antagonisten

Nachdem der P entspannt hat, bewegt der T das Ellenbogengelenk weiter in Richtung Flexion. Durch schrittweises AS/ES geht er bis zum Bewegungsende und hält die Position. Ist die Dehnung beendet, bewegt der P den Unterarm gegen den Widerstand des T weiter in die maximal mögliche Flexion des Ellenbogengelenkes bei Flexions- bzw. Abduktionselevation der Schulter.

Hinweis: In dieser Position kann vor allem der N. ulnaris reagieren und Parästhesien im Kleinfingerbereich verursachen. Möglicherweise kann er in diesem Fall durch eine Flexion von Hand und Fingern entlastet werden.

Eigendehnung

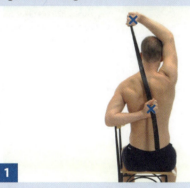

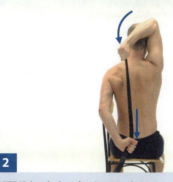

ASTE

Sie sitzen aufrecht. In der rechten Hand halten Sie einen Gürtel o. Ä. Bewegen Sie den rechten Arm zum Ohr, so dass der Oberarm ungefähr zur Decke zeigt. Mit der linken Hand umfassen Sie nun den Gürtel. Mit Hilfe des Gürtels beugen Sie den rechten Ellenbogen so weit wie möglich. Spannen Sie jetzt gegen den Widerstand des Gürtels (durch Zug der linken Hand) den rechten Ellenbogen in Richtung Streckung. Machen Sie dabei kein Hohlkreuz, spannen Sie dazu die Bauchmuskulatur an!

Hinweis: Während der Dehnung sollen auf keinen Fall Ausstrahlungen in den Arm auftreten!

ESTE/Stimulation der Antagonisten

Entspannen Sie. Ziehen Sie den Gürtel mit der linken Hand nach unten und beugen Sie dadurch den Ellenbogen weiter. Achten Sie darauf, kein Hohlkreuz zu machen oder den Oberkörper zur Seite zu neigen! Lassen Sie den Kopf aufgerichtet. Durch schrittweises AS/ES kommen Sie in die maximale Dehnung, bis ein Dehngefühl im Bereich des hinteren Oberarms spürbar ist. Halten Sie die Position. Ist die Dehnung beendet, bewegen Sie aktiv weiter in die Beugung des Ellenbogengelenkes, die linke Hand gibt dazu einen Widerstand am rechten Unterarm. Bewegen Sie gleichzeitig den Oberarm weiter in Richtung Ohr.

3

3.5.8   Übersicht

▪ Tab. 3.7. Muskulatur der Schulterregion – Funktionen und Bewegungseinschränkungen bei Verkürzungen

Eingeschränkte Bewegung	Muskel	Wirbelsäule	Rippen, Atmung
Depression und Retraktion des Schultergürtels und Innenrotation der Skapula sowie HWS-Flexion mit Lateralflexion zur Gegenseite und Rotation zur gleichen Seite ▶ S. 188 f.	**M. trapezius, Pars descendens**	▪ bei Punctum fixum am Schultergürtel: - beidseitige Kontraktion: HWS-Extension (inklusive C0/C1) - einseitige Kontraktion: HWS-Extension mit Lateralflexion zur gleichen Seite und Rotation zur Gegenseite	
Depression und Retraktion des Schultergürtels und Außenrotation der Skapula sowie HWS-Flexion mit Lateralflexion und Rotation zur Gegenseite ▶ S. 190 f.	**M. levator scapulae**	▪ bei Punctum fixum an der Skapula: - beidseitige Kontraktion: HWS-Extension (außer C0/C1) - einseitige Kontraktion: HWS-Extension mit Lateralflexion und Rotation zur gleichen Seite	
Retraktion und Elevation des Schultergürtels, dadurch auch Flexionselevation der Schulter ▶ S. 124 f.	**M. pectoralis minor**		▪ bei Punctum fixum an der Skapula: Einatemhilfsmuskel, hebt die (2.) 3. bis 5. Rippe
Abduktion bzw. Flexion und Außenrotation des Glenohumeralgelenkes und des Schultergürtels ▶ S. 126 f.	**M. pectoralis major, Pars clavicularis**		
	M. pectoralis major, Pars sternocostalis		▪ bei Punctum fixum am Arm: Einatemhilfsmuskel, beide Partes heben Thorax zur Inspiration
	M. pectoralis major, Pars abdominalis		
Flexion und Außenrotation des Glenohumeralgelenkes sowie Innenrotation der Skapula ▶ S. 128 f.	**M. teres major**		
Flexion und Außenrotation der Schulter bei Lateralflexion des Rumpfes zur Gegenseite ▶ S. 130 f.	**M. latissimus dorsi**	▪ beidseitige Kontraktion: WS-Extension (insbesondere Verstärkung der LWS-Lordose)/bzw. Flexion (je nach Lage zur Bewegungsachse und im Synergismus mit den Bauchmuskeln) ▪ einseitige Kontraktion: Lateralflexion zur gleichen Seite	▪ Pars costalis: hilft bei tiefer Inspiration und stellt beim Husten oder forcierter Exspiration die Rippen als Fixpunkt für das Diaphragma fest
Außenrotation des Glenohumeralgelenkes ▶ S. 132 f.	**M. subscapularis**		
Flexion und Abduktion der Schulter bei Flexion des Ellenbogengelenkes ▶ S. 134 f.	**M. triceps brachii, Caput longum**		
Extension/Adduktion/Außenrotation des GHG bei Extension/Pronation der Ellenbogen- und Radioulnargelenke ▶ S. 146 f.	**M. biceps brachii, Caput longum**		
Extension/Adduktion/Außenrotation des GHG bei Extension/Pronation der Ellenbogen- und Radioulnargelenke ▶ S. 146 f.	**M. biceps brachii, Caput breve**		

...pula	Schultergürtel	Glenohumeralgelenk	Ellenbogengelenk und Radioulnargelenke
Punctum fixum an der HWS: ...ßenrotation der Skapula (Akro-...on nach kranial-medial: dies stellt ...Cavitas glenoidalis nach kranial-...eral)	• bei Punctum fixum an der HWS: Elevation und Protraktion des Schultergürtels		
Punctum fixum an der HWS: ...enrotation der Skapula (Angulus ...erior nach kranial-medial: dies ...lt die Cavitas glenoidalis nach ...dal)			
Punctum fixum an den Rippen: ...pung nach kaudal und ventral	• bei Punctum fixum an den Rippen: Protraktion und Depression		
	• bei Punctum fixum an den Rippen: Protraktion und Depression	• Adduktion/Innenrotation/Flexion	
	• bei Punctum fixum an den Rippen: Protraktion	• Adduktion/Innenrotation • Extension des erhobenen (flektierten) Arms gegen Widerstand	
Punctum fixum am Humerus: ...ßenrotation		• Extension aus Flexion bis zur Neutralstellung und gegen Widerstand • Adduktion/Innenrotation	
...udal-Verschiebung ...s scapularis: Außenrotation	• indirekt: Depression	• Extension/Adduktion/Innenrotation • Kaudalisierung des Caput humeri	

Punctum fixum am Humerus: ...ßenrotation		• Stabilisation des Caput humeri gegen anteriore Luxation
		• Innenrotation
		• obere Fasern: Kaudalisieren des Caput humeri bei Abduktion (wenig auch bei Flexion)
		• untere Fasern: Adduktion aus Abduktion
		• alle Anteile:
		  - aus maximaler Flexion: Extension
		  - aus maximaler horizontaler Abduktion: horizontale Adduktion	

		• Caput longum:
		  - Extension/Adduktion bei abduziertem Arm
		  - Kranialisierung des Caput humeri
			• alle drei Köpfe: Extension

		• Flexion/Abduktion/Innenrotation • Kaudalgleiten des Caput humeri (insbesondere in Außenrotations- und Mittelstellung, in Innenrotationsstellung nur gering)	• Flexion • Supination (vor allem bei 90° EBG-Flexion)
...distalem Punctum fixum: ...pung nach kaudal und ventral		• Flexion/Adduktion/Innenrotation	

3

3.6   Ellenbogen- und Handregion

3.6.1   Basics

Bewegungen/ROM/Endgefühl/Kapselmuster

1. Ellenbogengelenk (Art. humeroulnaris und Art. humeroradialis) und Radioulnargelenke (Artt. radioulnares proximalis und distalis)
- **Flexion/Extension:** 150°/0°/5°
- **Supination/Pronation:** 90°/0°/80°
- **Endgefühl:**
  - EBG: hart-elastisch (in Flexion auch fest-elastisch)
  - RUG: fest-elastisch (bei Pronation auch hart-elastisch)
- **Kapselmuster:**
  - EBG: Flexion > Extension
  - RUG: gleichmäßige Einschränkung der Pronation und Supination, wenn die Einschränkung des EBG in Flexion und Extension stark ist

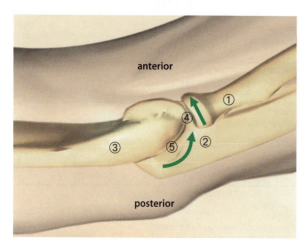

Abb. 3.5. Ellenbogengelenk: Gleiten bei Flexion
① Radius ② Ulna ③ Humerus ④ Art. humeroradialis
⑤ Art. humeroulnaris

2. Handgelenk (Art. radiocarpalis und Art. mediocarpalis)
- **Volarflexion/Dorsalextension:** 50°–90°/0°/35°–90°
- **Radialabduktion/Ulnarabduktion:** 25°/0°/35°
- **Endgefühl:** fest-elastisch (für alle Bewegungsrichtungen)
- **Kapselmuster:** gleichmäßige Einschränkung in alle Bewegungsrichtungen

3. Mittelhand
- **Artt. intermetacarpales und carpometacarpales II–V:**
  - Bewegungsmöglichkeit: Hohlhand/Flachhand
  - Endgefühl: fest-elastisch
  - Kapselmuster: gleichmäßige Einschränkung in beide Bewegungsrichtungen
- **Daumensattelgelenk (Art. carpometacarpalis pollicis):**
  - Flexion/Extension: 20°/0°/40°
  - Abduktion/Adduktion: 30°/0°/20°
  - Endgefühl: fest-elastisch (für alle Bewegungsrichtungen)
  - Kapselmuster: Abduktion > Extension

4. Fingergelenke (Artt. metacarpophalangeae II–V sowie interphalangeae proximales und distales II–V) inklusive Daumen (Art. metacarpophalangea I und Art. interphalangea)
- **2.–5. Finger:**
  - Flexion/Extension
    - MCPG II–V: 90°/0°/35°
    - PIPG II–V: 100°/0°/5°
    - DIPG II–V: 90°/0°/10°
  - Abduktion/Adduktion
    - MCPG II–V: 15°/0°/15°
- **Daumen:**
  - Flexion/Extension
    - MCPG I: 50°/0°/5°
    - IPG: 80°/0°/15°
  - Abduktion/Adduktion
    - MCPG I: 20°/0°/5°

Für alle Fingergelenke sowie das MCPG und IPG des Daumens gilt:
- **Endgefühl:** fest-elastisch (für alle Bewegungsrichtungen)
- **Kapselmuster:** Einschränkung in alle Bewegungsrichtungen, insbesondere Flexion

Vegetatives Ursprungsgebiet der Ellenbogen- und Handregion: T2–T8

Gleiten

1. Ellenbogengelenk und Radioulnargelenke
- **Flexion:**
  - Humeroradialgelenk: Die Fovea articularis capitis radii gleitet gegenüber dem Capitulum humeri nach anterior (◻ Abb. 3.5).

- Humeroulnargelenk: Die Fossa olecrani gleitet gegenüber der Trochlea humeri nach anterior (▫ Abb. 3.5).

PRAXISTIPP

Aufgrund der großen Kongruenz der Art. humeroulnaris wird bei einer Einschränkung von Flexion oder Extension in der Diagnostik nicht das Gleiten, sondern die Traktion überprüft (▫ Differenzialdiagnostik I, S. 142 f.).

— **Extension:**
- Humeroradialgelenk: Die Fovea articularis capitis radii gleitet gegenüber dem Capitulum humeri nach posterior.
- Humeroulnargelenk: Die Fossa olecrani gleitet gegenüber der Trochlea humeri nach posterior.

MEMO

Aufgrund des Verlaufs der Achse für Flexion/Extension findet bei Extension des Ellenbogengelenkes gleichzeitig eine Abduktion (= Valgusstellung des Unterarms) statt, die sich bei Flexion wieder neutralisiert. In maximaler Extension mit Supination beträgt ein normaler Valguswinkel bei Frauen zwischen 10° und 15°, bei Männern ca. 5°. Das dafür erforderliche Gleiten geschieht im Humeroulnargelenk. Bei Extension mit Valgusstellung gleitet die Ulna dabei nach ulnar. Bei Flexion verhält es sich umgekehrt.

— **Supination und Pronation:**
- Proximales Radioulnargelenk: Bei Supination gleitet die Circumferentia articularis radii gegenüber der Ulna nach anterior, bei Pronation gleitet sie nach posterior.
- Distales Radioulnargelenk: Bei Supination gleitet die Incisura ulnaris radii gegenüber der Circumferentia articularis ulnae nach dorsal, bei Pronation gleitet sie nach volar.

2. Handgelenk
— **Dorsalextension:** Die proximale Handwurzelreihe (Os scaphoideum, Os lunatum und Os triquetrum) gleitet gegenüber dem Unterarm nach volar. Die

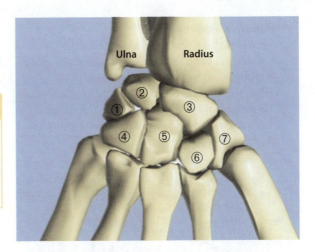

Abb. 3.6. Die Handwurzelknochen
① Os triquetrum (mit hier nicht sichtbarem Os pisiforme)
② Os lunatum ③ Os scaphoideum ④ Os hamatum
⑤ Os capitatum ⑥ Os trapezoideum ⑦ Os trapezium

Ossa capitatum und hamatum der distalen Handwurzelreihe gleiten gegenüber der proximalen Reihe (Ossa lunatum und triquetrum) ebenfalls nach volar. Die Ossa trapezium und trapezoideum gleiten jedoch auf dem Skaphoid nach dorsal.

— **Volarflexion:** Die proximale Handwurzelreihe gleitet gegenüber dem Unterarm nach dorsal. Die Ossa capitatum und hamatum der distalen Handwurzelreihe gleiten ebenfalls nach dorsal. Eine Ausnahme bilden die Ossa trapezi. Sie gleiten auf dem Os scaphoideum nach volar (Konkav-Regel).

— **Radialabduktion:** Die proximale Handwurzelreihe (Hauptanteil der Bewegung) und die Ossa capitatum und hamatum gleiten nach ulnar. Die Ossa trapezii gleiten nach dorsal.

— **Ulnarabduktion:** Die proximale Handwurzelreihe (Hauptanteil der Bewegung) und die Ossa capitatum und hamatum gleiten nach radial. Die Ossa trapezii gleiten nach volar.

3. Mittelhand inklusive Daumensattelgelenk
— **Mittelhand:**
- Hohlhand/Flachhand: Die Mittelhandknochen bewegen sich bei Hohlhandformung um den 3. Strahl nach volar, bei Flachhand nach dorsal.
- Dorsalextension/Volarflexion: Die Ossa metacarpi II–V gleiten bei Dorsalextension der Hand gegenüber der distalen Handwurzelreihe geringfügig nach dorsal. Bei Volarflexion findet eine Gleitbewegung nach volar statt.

3

- **Daumensattelgelenk:**
  - Flexion/Extension: Bei Flexion gleitet das Os metacarpi I auf dem Os trapezium nach ulnar, bei Extension nach radial (Konkav-Regel).
  - Abduktion/Adduktion: Bei Abduktion gleitet das Os metacarpi I gegenüber dem Os trapezium nach dorsal, bei Adduktion nach volar (Konvex-Regel ◘ Abb. 3.7).

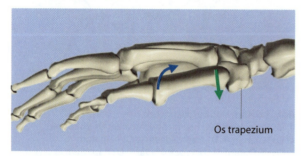

Os trapezium

Abb. 3.7. Daumensattelgelenk: volares Gleiten des Os metacarpi gegenüber dem Os trapezium bei Adduktion.

4. Fingergelenke inklusive Daumen

- **Flexion/Extension:** Bei Flexion gleitet die jeweils distale Phalanx im MCPG, PIPG, DIPG (oder IPG des Daumens) nach volar. Bei Extension gleiten die Phalangen entsprechend nach dorsal.
- **Abduktion/Adduktion:**
  - MCPG: Es findet ein Gleiten entsprechend der Bewegung der Phalanx proximalis im Raum nach radial und ulnar statt. Alle Bewegungen vom Mittelfinger weg werden als Abduktion, alle Bewegungen zum Mittelfinger hin als Adduktion bezeichnet.

Pathologie

In der Ellenbogen- und Handregion können sich Probleme aus dem HWS- und Schulterbereich repräsentieren. Insbesondere bei Parästhesien und Kraftminderung muss an eine ausstrahlende Problematik der Segmente C5/C6, C6/C7 und C7/T1 oder ein Thoracic outlet-Kompressionssyndrom gedacht werden.

Im Bereich der HWS-Segmente C5/C6 und C6/C7 kommen häufig radikuläre und pseudoradikuläre Symptomatiken vor, die sich in der Ellenbogen- und Hand-Region zeigen können (◘ Zervikalregion, Differenzialdiagnostik S. 174 f. u. S.181 ff.). Bei der klinischen Untersuchung fällt auf, dass die Symptome mit Bewegungen der HWS zusammenhängen bzw. dadurch auslösbar sind (deutliche neurale Komponente). Der Thoracic outlet-Be-

reich umfasst die hintere Skalenuslücke, den kostoklavikulären Raum und das Gebiet zwischen dem M. pectoralis minor und dem Thorax. Hier können Anteile des Plexus brachialis komprimiert werden. Im Unterschied zu ausstrahlenden Beschwerden aus der HWS selbst beklagt der Patient eher multisegmentale Beschwerden, auch im Bereich des Dermatoms C8 (◘ TOK, S. 209).

Des Weiteren können die peripheren Nerven im Bereich folgender Strukturen komprimiert werden:
- **N. medianus:** M. pronator teres, Karpaltunnel (◘ Pronator teres-Syndrom, S. 210 u. KTS, S. 211)
- **N. radialis:** im Sulcus nervi radialis am Oberarm, M. supinator (▶ S. 148), M. extensor carpi radialis brevis (▶ S. 152)
- **N. ulnaris:** Sulcus nervi ulnaris am Epicondylus ulnaris humeri, M. flexor carpi ulnaris (▶ S. 158), Loge de Guyon

Affektionen der Schulter können ebenfalls nach distal ausstrahlen, so z. B. eine Tendopathie des M. supraspinatus in den radialen Ellenbogenbereich. In diesen Fällen hängen die Symptome mit Bewegungen und Haltungen der jeweiligen Region zusammen.

Einige Erkrankungen sind zusätzlich altersabhängig. So ist die am häufigsten am Ellenbogengelenk vorkommende Osteochondrosis dissecans meist zwischen dem 15. und 20. Lebensjahr anzutreffen. Freie Gelenkkörper können dann plötzliche Blockierungen des Gelenkes hervorrufen. Die Epicondylitis radialis humeri tritt oft belastungsabhängig zwischen dem 30. und 65. Lebensjahr (▶ S. 213) und eine Lunatummalazie (avaskuläre Knochennekrose) im frühen Adoleszentenalter auf. Viele Pathologien sind belastungsabhängig, z. B. ein Handgelenksganglion, Tendopathien und Tendovaginitiden.

Je distaler Beschwerden an der oberen Extremität auftreten, desto häufiger stimmt die Lokalisation der Symptomatik mit der Ursache überein. Ligamentäre Läsionen sind bei der rotatorischen Bewegungsprüfung und den Stabilitätstests erkennbar. Frakturen, freie Gelenkkörper oder Luxationen sind meist durch ein entsprechendes Trauma und starke Schmerzen oder Blockierung bei Bewegung gekennzeichnet.

Bei Symptomen insbesondere im Bereich der Hand und Finger sowie eventueller morgendlicher Beschwerden, auch in anderen Gelenken, sollte auch an das Bestehen einer Systemerkrankung wie z. B. der rheumatoiden Arthritis gedacht werden.

Schmerzen aufgrund von Irritationen der gesamten oberen Extremität lösen durch die vegetative Verschaltung eine reflektorische Hypomobilität des Gebietes von T2 bis T8 (vegetatives Ursprungsgebiet) aus. Durch die Steigerung der sympathischen Reflexaktivität kann somit eine Schmerzproblematik und Hypertonus der Muskulatur vegetativ unterhalten werden. In diesem Fall werden im Bereich der BWS spezielle Techniken angewandt (z. B. Massagetechniken und Wärmeanwendungen), die die Sympathikusaktivität senken, um die Muskulatur im Ellenbogen- und Handbereich entspannen zu können. Eine gesteigerte sympathische Reflexaktivität in diesem Gebiet kann selbstverständlich auch andere Ursachen haben, beispielsweise Irritationen der HWS oder innerer Organe, die sich hier präsentieren. Auswirkungen können sich dann im Ellenbogen-Handbereich beispielsweise in Form von Durchblutungsstörungen bemerkbar machen und dort eine Problematik weiter unterhalten (◘ Thoraxregion, S. 107 f.).

PRAXISTIPP

Eine Palpation der Strecksehnenfächer, eventuell unter spezifischer Dehnung der einzelnen Muskeln, ist bei einer Sehnenscheidenentzündung schmerzhaft. Von radial nach ulnar sind dies:
1. Sehnenfach: M. abductor pollicis longus und M. extensor pollicis brevis
2. Sehnenfach: M. extensor carpi radialis longus und M. extensor carpi radialis brevis
3. Sehnenfach: M. extensor pollicis longus
4. Sehnenfach: M. extensor digitorum und M. extensor indicis
5. Sehnenfach: M. extensor digiti minimi
6. Sehnenfach: M. extensor carpi ulnaris

Muskeln, die zur hypertonen Längenminderung oder strukturellen Verkürzung neigen:

- M. biceps brachii
- M. brachioradialis
- M. brachialis
- M. pronator teres
- M. flexor carpi ulnaris
- M. flexor carpi radialis
- M. palmaris longus
- M. flexor digitorum superficialis
- M. flexor digitorum profundus
- M. flexor pollicis longus
- Mm. lumbricales

Muskeln, die zur Abschwächung neigen:

- M. abductor pollicis brevis
- M. abductor digiti minimi
- M. adductor pollicis
- M. opponens pollicis
- M. opponens digiti minimi

Muskeln, die zu Irritationen/Überlastungen neigen:

- M. biceps brachii
  → Tendopathie oder Sehnenruptur ► S. 146
- M. supinator
  → Supinator-Syndrom: Kompression des N. radialis ► S. 148
- Mm. extensores carpi radialis longus und brevis, M. extensor digitorum
  → Epicondylitis radialis humeri, so genannter „Tennisellenbogen" ► S. 213
- M. abductor pollicis longus und M. extensor pollicis brevis
  → De Quervain-Syndrom ► S. 156
- M. flexor carpi radialis, M. flexor carpi ulnaris, M. palmaris longus, M. flexor digitorum superficialis, M. pronator teres
  → Epicondylitis ulnaris humeri ► S. 214
  → Kompression des N. ulnaris im M. flexor carpi ulnaris ► S. 158
  → Tendovaginitis der Fingerflexoren ► S. 160 sowie ◘ KTS, S. 211
  → Pronator teres-Syndrom: Kompression des N. medianus ► S. 210 u. S. 150

3

Differenzialdiagnostik I

Symptomatik bei Extension und Pronation des EBG und der RUG (Symptome anterior)

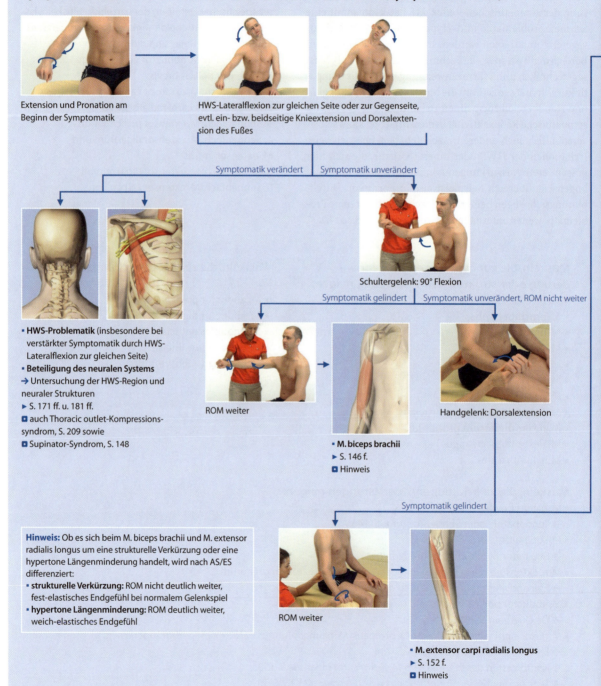

Extension und Pronation am
Beginn der Symptomatik

HWS-Lateralflexion zur gleichen Seite oder zur Gegenseite,
evtl. ein- bzw. beidseitige Knieextension und Dorsalextension des Fußes

Symptomatik verändert   Symptomatik unverändert

Schultergelenk: 90° Flexion

Symptomatik gelindert   Symptomatik unverändert, ROM nicht weiter

- **HWS-Problematik** (insbesondere bei
  verstärkter Symptomatik durch HWS-
  Lateralflexion zur gleichen Seite)
- **Beteiligung des neuralen Systems**
→ Untersuchung der HWS-Region und
  neuraler Strukturen
► S. 171 ff. u. 181 ff.
◘ auch Thoracic outlet-Kompressions-
  syndrom, S. 209 sowie
◘ Supinator-Syndrom, S. 148

ROM weiter

- **M. biceps brachii**
  ► S. 146 f.
  ◘ Hinweis

Handgelenk: Dorsalextension

Symptomatik gelindert

Hinweis: Ob es sich beim M. biceps brachii und M. extensor
radialis longus um eine strukturelle Verkürzung oder eine
hypertone Längenminderung handelt, wird nach AS/ES
differenziert:
- **strukturelle Verkürzung:** ROM nicht deutlich weiter,
  fest-elastisches Endgefühl bei normalem Gelenkspiel
- **hypertone Längenminderung:** ROM deutlich weiter,
  weich-elastisches Endgefühl

ROM weiter

- **M. extensor carpi radialis longus**
  ► S. 152 f.
  ◘ Hinweis

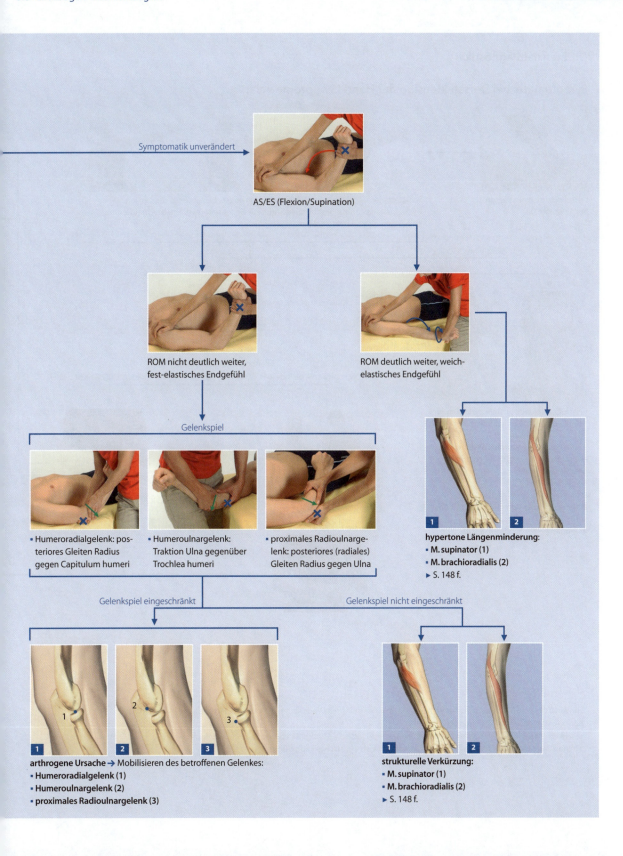

Symptomatik unverändert

AS/ES (Flexion/Supination)

ROM nicht deutlich weiter,
fest-elastisches Endgefühl

ROM deutlich weiter, weich-
elastisches Endgefühl

Gelenkspiel

- Humeroradialgelenk: posteriores Gleiten Radius
gegen Capitulum humeri

- Humeroulnargelenk:
Traktion Ulna gegenüber
Trochlea humeri

- proximales Radioulnargelenk: posteriores (radiales)
Gleiten Radius gegen Ulna

hypertone Längenminderung:
- **M. supinator (1)**
- **M. brachioradialis (2)**
- ▶ S. 148 f.

Gelenkspiel eingeschränkt

Gelenkspiel nicht eingeschränkt

arthrogene Ursache → Mobilisieren des betroffenen Gelenkes:
- **Humeroradialgelenk (1)**
- **Humeroulnargelenk (2)**
- **proximales Radioulnargelenk (3)**

strukturelle Verkürzung:
- **M. supinator (1)**
- **M. brachioradialis (2)**
- ▶ S. 148 f.

Differenzialdiagnostik II

Symptomatik bei Dorsalextension der Hand (Symptome volar)

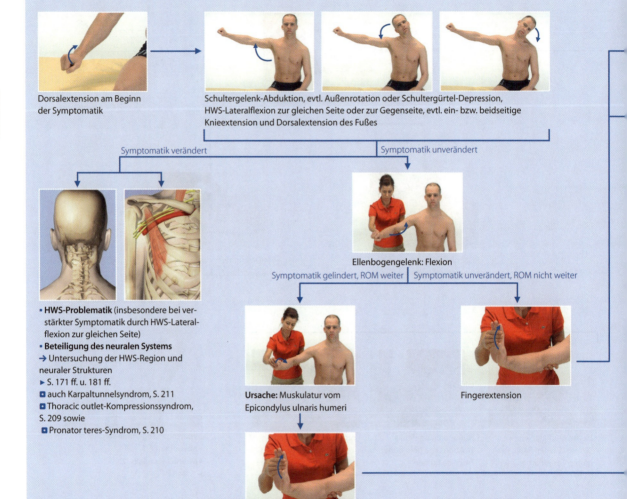

Dorsalextension am Beginn der Symptomatik

Schultergelenk-Abduktion, evtl. Außenrotation oder Schultergürtel-Depression, HWS-Lateralflexion zur gleichen Seite oder zur Gegenseite, evtl. ein- bzw. beidseitige Knieextension und Dorsalextension des Fußes

Symptomatik verändert

Symptomatik unverändert

- **HWS-Problematik** (insbesondere bei verstärkter Symptomatik durch HWS-Lateralflexion zur gleichen Seite)
- **Beteiligung des neuralen Systems**
→ Untersuchung der HWS-Region und neuraler Strukturen
► S. 171 ff. u. 181 ff.
▢ auch Karpaltunnelsyndrom, S. 211
▢ Thoracic outlet-Kompressionssyndrom, S. 209 sowie
▢ Pronator teres-Syndrom, S. 210

Ellenbogengelenk: Flexion

Symptomatik gelindert, ROM weiter | Symptomatik unverändert, ROM nicht weiter

Ursache: Muskulatur vom Epicondylus ulnaris humeri

Fingerextension

Fingerextension

Hinweis: Ob es sich bei den betroffenen Muskeln um eine strukturelle Verkürzung oder eine hypertone Längenminderung handelt, wird nach AS/ES differenziert:
- **strukturelle Verkürzung:** ROM nicht deutlich weiter, fest-elastisches Endgefühl bei normalem Gelenkspiel
- **hypertone Längenminderung:** ROM deutlich weiter, weich-elastisches Endgefühl

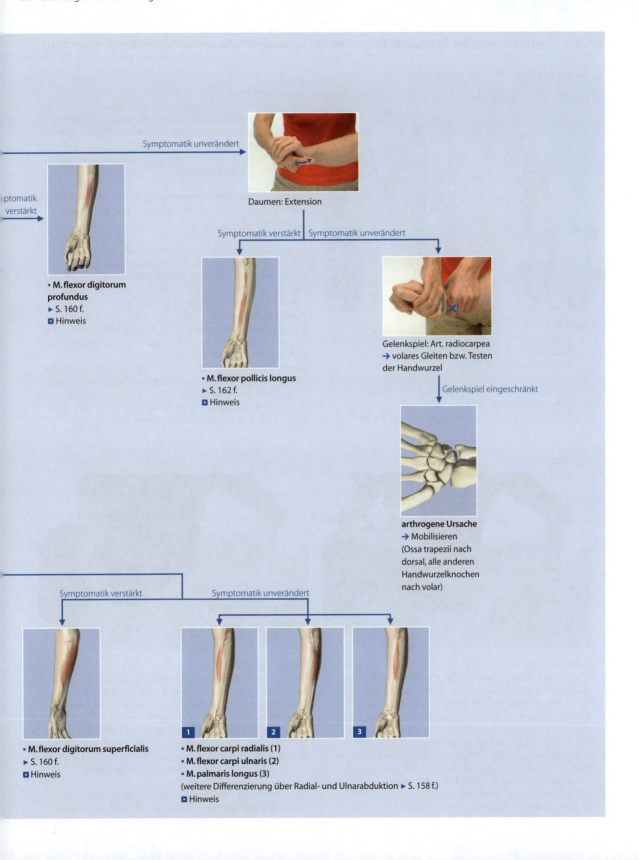

Symptomatik unverändert

ptomatik
verstärkt

Daumen: Extension

Symptomatik verstärkt | Symptomatik unverändert

- **M. flexor digitorum
  profundus**
  ▶ S. 160 f.
  ▣ Hinweis

- **M. flexor pollicis longus**
  ▶ S. 162 f.
  ▣ Hinweis

Gelenkspiel: Art. radiocarpea
→ volares Gleiten bzw. Testen
der Handwurzel

Gelenkspiel eingeschränkt

arthrogene Ursache
→ Mobilisieren
(Ossa trapezii nach
dorsal, alle anderen
Handwurzelknochen
nach volar)

Symptomatik verstärkt

Symptomatik unverändert

- **M. flexor digitorum superficialis**
  ▶ S. 160 f.
  ▣ Hinweis

1 2 3

- **M. flexor carpi radialis (1)**
- **M. flexor carpi ulnaris (2)**
- **M. palmaris longus (3)**
(weitere Differenzierung über Radial- und Ulnarabduktion ▶ S. 158 f.)
  ▣ Hinweis

3.6.2   Verbesserung der Extension/Pronation bei Extension/Adduktion/Außenrotation des GHG

M. biceps brachii (Caput longum)

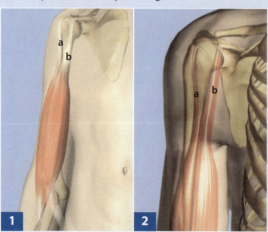

1   **2**

Anatomie

U: ▪ Caput longum (1a und 2a): Tuberculum supraglenoidale
  ▪ Caput breve (1b und 2b): Proc. coracoideus,
   Lig. coracoacromiale
A: Tuberositas radii sowie als Aponeurose in die Unterarm-
  faszie an der ulnaren Seite einstrahlend (Lacertus fibrosus)
I: N. musculocutaneus (C5–C6)
! Der M. biceps brachii ist Kennmuskel für das Segment C5.

Besonderheiten

▪ Die Sehne des Caput longum verläuft im Bereich des Schultergelenkes intrakapsulär, aber extrasynovial. Danach liegt
  sie im Sulcus intertubercularis, welcher vom Lig. transversum
  humeri überspannt wird.
▪ Die Sehne verläuft horizontal durch das Glenohumeralgelenk, ändert dann ihre Richtung um fast 90° und biegt in den
  Sulcus ein.
▪ In Innenrotation des Glenohumeralgelenkes ist die Wirkung
  bezüglich des Kaudalgleitens (Caput humeri) und der
  Abduktion gering.

Funktionen

▪ Caput longum: Flexion/Abduktion/Innenrotation des GHG,
  unterstützt außerdem das Kaudalgleiten des Caput humeri
▪ Caput breve: Flexion/Adduktion/Innenrotation des GHG
▪ beide Köpfe: Flexion und Supination (v. a. bei 90° Flexion)
  des EBG sowie der Radioulnargelenke

Praxistipp/Pathologie

Bizepssehnentendopathie: ist ein schmerzhafter Reizzustand
im Bereich des Sulcus intertubercularis. Der Widerstands- und
Dehnungstest ist schmerzhaft.
Ruptur: häufig an der Umlenkstelle, d. h. am Übergang in den
Sulcus intertubercularis. Hier ist auch die Prädelektionsstelle
für degenerative Veränderungen (z. B. Kalzifizierung der Seh-
ne). Folge: Kraftminderung der Abduktion um ca. 20 %, auf
Dauer jedoch von den anderen Muskeln kompensierbar.

Untersuchung

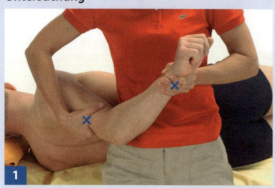

1

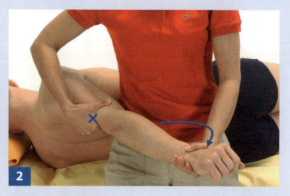

2

Längentest (ASTE)

P in SL. Der T stellt den Arm im Glenohumeralgelenk in die
maximal mögliche Extension, Adduktion und Außenrotation
ein und fixiert diese Position. Die andere Hand umfasst den
distalen Unterarm und stellt in Flexion des Ellenbogengelenkes eine maximale Pronation des Unterarms ein.
Hinweis: Zur isolierten Testung des Caput breve wird im
Schultergelenk ca. 90° Abduktion und Außenrotation eingestellt. Haben Bewegungen der HWS oder der unteren Extremität Einfluss auf das ROM, deutet dies auf eine Beteiligung
neuraler Strukturen hin (◘ Differenzialdiagnostik I, S. 142 f. sowie Zervikalregion, S. 174 f. u. S. 181 ff.).

Längentest (ESTE)

Der T versucht, das Ellenbogengelenk in maximale Extension
zu bewegen. Das Caput longum ist zu kurz, wenn die Bewegung eingeschränkt ist, das Endgefühl weich- bzw. fest-elastisch ist und im Verlauf ein Dehngefühl entsteht.
Hinweis: Die Mm. supinator und brachioradialis haben keinen
Einfluss auf das Glenohumeralgelenk. Bei deren Längenminderung ist in 90° Schulterflexion und Innenrotation die Extension des EBG mit Pronation eingeschränkt (◘ Differenzialdiagnostik I, S. 142 f. u. ▶ S. 148).
Bei vorderer Instabilität des Glenohumeralgelenkes ist eine
direkte Fixation des Caput humeri von anterior erforderlich.

Dehnung

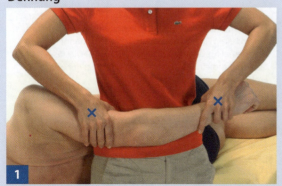

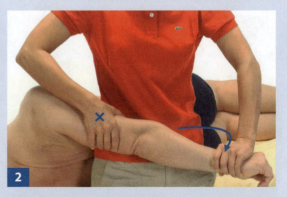

ASTE

P in SL. Der T stellt den Arm im Glenohumeralgelenk in die maximal mögliche Extension, Adduktion und Außenrotation ein und fixiert diese Position. Die andere Hand stellt bei flektiertem Ellenbogengelenk maximale Pronation des Unterarms ein und bewegt dann das Ellenbogengelenk so weit wie möglich in Extension. Der P führt gegen den Widerstand des T eine isometrische Kontraktion in Richtung Flexion des Ellenbogengelenkes und Supination des Unterarms aus.

Hinweis: Die Dehnung des Caput breve erfolgt in RL aus ca. 90° Abduktion und Außenrotation des Glenohumeralgelenkes.

ESTE/Stimulation der Antagonisten

Nachdem der P entspannt hat, bewegt der T das Ellenbogengelenk weiter in Richtung Extension. Durch schrittweises AS/ES geht er bis zum Bewegungsende und hält die Position. Ist die Dehnung beendet, bewegt der P den Unterarm gegen den Widerstand des T weiter in die maximal mögliche Extension und Pronation.

Hinweis: Bei vorderer Hypermobilität bzw. Instabilität des Glenohumeralgelenkes ist eine direkte Fixation des Caput humeri von anterior erforderlich.
Eine vorab eingestellte Lateralflexion der HWS zur gleichen Seite kann das neurale System entlasten.

Eigendehnung

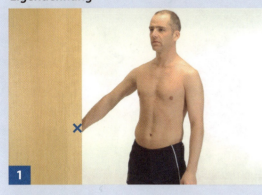

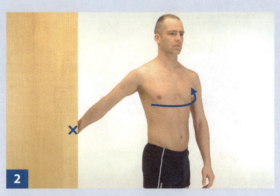

ASTE

Sie stehen aufrecht neben einem Türrahmen, Schrank o. Ä. Strecken Sie den rechten Arm im Ellenbogen aus. Bewegen Sie den Oberarm etwas zur Seite und drehen Sie ihn nach außen. Der Unterarm ist einwärts gedreht (Pronation), so dass er im unteren Bereich mit dem Handrücken und dem Unterarm am Türrahmen Kontakt hat. Spannen Sie jetzt gegen den Türrahmen in Richtung Beugung des Ellenbogengelenkes.

Hinweis: Während der Dehnung sollen auf keinen Fall Ausstrahlungen auftreten!

ESTE/Stimulation der Antagonisten

Entspannen Sie. Drehen Sie den Körper nach links. Machen Sie dabei kein Hohlkreuz! Durch schrittweises AS/ES kommen Sie in die maximale Dehnung, bis ein Dehngefühl im Bereich des vorderen Oberarms spürbar ist. Halten Sie die Position. Im Anschluss an die Dehnung spannen Sie (bei Einwärtsdrehung des Unterarms) in die Streckung des Ellenbogengelenkes und versuchen, gleichzeitig den Oberarm aktiv weiter nach hinten zu bewegen.

Hinweis: Bei vorderer Hypermobilität bzw. Instabilität des Schultergelenkes ist diese Technik kontraindiziert, weil sie das anteriore Gleiten des Caput humeri verstärkt.

3

3.6.3   Verbesserung der Pronation der Radioulnargelenke bei Extension des Ellenbogengelenkes

M. supinator und M. brachioradialis

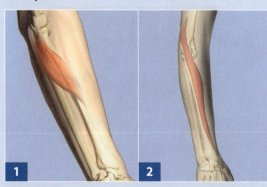

Anatomie
M. supinator (1)
U: Epicondylus radialis humeri, Crista musculi supinatoris ulnae, Lig. collaterale radiale, Lig. anulare radii
A: zwischen der Tuberositas radii und dem Ansatz des M. pronator teres am Radius, breitflächig
I: N. radialis, R. profundus (C5–C6)
M. brachioradialis (2)
U: Crista supracondylaris lateralis humeri, Septum intermusculare brachii laterale
A: Processus styloideus radii
I: N. radialis (C5–C6)

Besonderheiten
- Der M. supinator besteht aus einem oberflächlichen und einem tiefen Anteil, diese bilden den so genannten Supinatorkanal für den N. radialis. Die Pars superficialis hat am oberen Rand einen sehnigen Bogen, die so genannte Frohse-Arkade, an der der Nerv eintritt.

Funktionen
M. supinator
- Supination unabhängig von der Stellung des EBG (auch in Extension), Stabilisation des lateralen EBG durch Faserzüge zur Kapsel und zum Lig. collaterale radiale

M. brachioradialis
- Flexion des EBG, Supination aus maximaler Pronation, Pronation aus maximaler Supination (jeweils in die Mittelstellung)

Praxistipp/Pathologie
Supinator-Syndrom: Kompressionsneuropathie des N. radialis (R. profundus) im Bereich der Frohse-Arkade bzw. zwischen den Köpfen im Supinatorkanal bei Hypertonus des Muskels.
- Symptome: Schmerzen insbesondere bei Dehnungs- und Widerstandstest, bei starker Druckschädigung mit der Folge einer Fallhand.

Differenzialdiagnostik: Beschwerden aus der Zervikalregion (▶ S. 174 f.), Schädigung des N. radialis am Oberarm, Epicondylitis radialis humeri (▶ S. 213) oder Kompression des R. recurrens, eines kleinen sensiblen Astes aus dem R. profundus des N. radialis, der den radialen Epikondylus versorgt.

Untersuchung

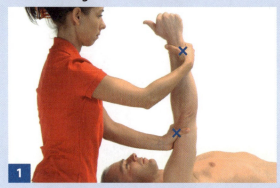

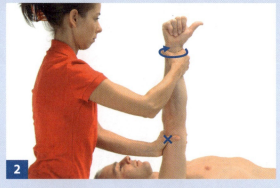

Längentest (ASTE)
Der T stellt eine maximale Extension im Ellenbogengelenk ein. Der Arm ist im Schultergelenk ca. 90° flektiert sowie maximal innenrotiert, um den M. biceps brachii anzunähern und damit auszuschließen (▶ Differenzialdiagnostik, S. 142 f. sowie S. 146). Das Handgelenk ist neutral oder in Dorsalextension eingestellt, um eine Verkürzung des M. extensor carpi radialis longus auszuschließen.
Hinweis: Haben Bewegungen der HWS Einfluss auf das ROM, deutet dies auf eine neurale Beteiligung hin, insbesondere des N. radialis (▶ Zervikalregion, S. 174 f. u. S. 181 ff.).

Längentest (ESTE)
Der T versucht, den Unterarm des P in maximale Pronation zu bewegen. Alternativ dazu kann der T versuchen, den Ellenbogen bei maximal proniertem Unterarm maximal zu strecken (▶ Dehnung). Der Muskel ist zu kurz, wenn die Pronation bzw. Extension des EBG eingeschränkt ist, das Endgefühl weich- bzw. fest-elastisch ist, die Stellung des Schultergelenkes keinen Einfluss auf die Einschränkung hat und im Verlauf des M. supinator ein Dehngefühl entsteht.
Hinweis: Bei einer Längenminderung des M. brachioradialis entsteht das Dehngefühl mehr radial. Meist ist er eher für eine endgradige Einschränkung verantwortlich.

Dehnung

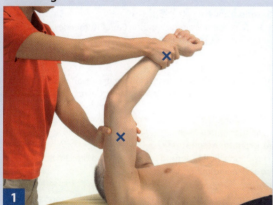

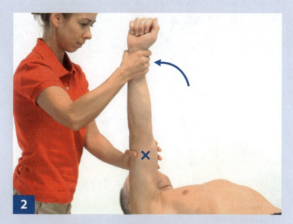

ASTE

Der Arm des P ist im Schultergelenk ca. 90° flektiert sowie maximal innenrotiert, um den M. biceps brachii anzunähern und die neuralen Strukturen zu entlasten. Das Handgelenk ist in Neutralstellung oder Dorsalextension. Der T stellt den Unterarm bei flektiertem Ellenbogengelenk in maximale Pronation ein und bewegt dann das Ellenbogengelenk so weit wie möglich in Extension. Der P führt gegen den Widerstand des T eine isometrische Kontraktion in Richtung Supination des Unterarms und Flexion des Ellenbogengelenkes aus.

ESTE/Stimulation der Antagonisten

Nachdem der P entspannt hat, bewegt der T den Ellenbogen weiter in Extension. Durch schrittweises AS/ES geht er bis zum Bewegungsende und hält die Position. Ist die Dehnung beendet, bewegt der P die Hand gegen den Widerstand des T weiter in die maximal mögliche Pronation bei gleichzeitiger Extension im Ellenbogengelenk.

Hinweis: Der M. brachioradialis wird dabei wahrscheinlich erst bei einer endgradigen Bewegungseinschränkung mitgedehnt, es sei denn er ist extrem verkürzt.

Eigendehnung

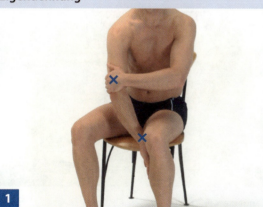

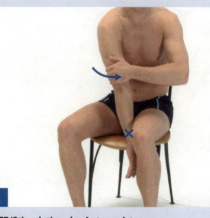

ASTE

Sie sitzen auf einem Stuhl. Stellen Sie den Unterarm bei gebeugtem Ellenbogen in die maximale Einwärtsdrehung (Pronation) ein. Strecken Sie den Ellenbogen so weit wie möglich und stabilisieren Sie das untere Ende des Unterarms an der Innenseite des gegenseitigen Oberschenkels. Die andere Hand umfasst die Außenseite des Ellenbogens. Geben Sie jetzt über den Oberschenkel einen Widerstand und spannen Sie in Richtung Auswärtsdrehung (Supination) und Beugung des Ellenbogens.

ESTE/Stimulation der Antagonisten

Entspannen Sie. Bewegen Sie den Ellenbogen mit Hilfe der anderen Hand weiter in Richtung Streckung. Durch schrittweises AS/ES kommen Sie in die maximale Dehnung, bis ein Dehngefühl an der Streckseite des Unterarms spürbar ist. Halten Sie die Position. Im Anschluss an die Dehnung geben Sie an der Innenseite des Unterarms einen Widerstand gegen die Einwärtsdrehung (Pronation). Bewegen Sie die gedehnte Seite bei gleichzeitiger Streckung des Ellenbogens aktiv weiter in die Pronation.

3.6.4   Verbesserung der Supination der Radioulnargelenke

M. pronator teres und M. pronator quadratus

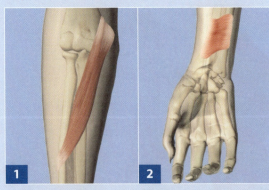

1

2

Anatomie
M. pronator teres (1)
U: ▪ Caput humerale: Epicondylus ulnaris humeri, Septum
    intermusculare mediale
   ▪ Caput ulnare (kann fehlen): Proc. coronoideus ulnae
A: Tuberositas pronatoria (Radiusmitte radial)
I: N. medianus (C6–C7), gelegentlich N. musculocutaneus
   (C5–C6)
M. pronator quadratus (2)
U: distales Viertel der Palmarfläche der Ulna
A: distales Viertel der Palmarfläche des Radius
I: N. medianus: N. interosseus palmaris (C6–C7)

Besonderheiten
▪ Der N. medianus zieht zwischen Caput humerale und Caput
ulnare des M. pronator teres hindurch.

Funktionen
M. pronator teres
▪ Pronation des Unterarms (vor allem in Flexion des Ellenbo-
gengelenkes; je größer die Streckung, desto geringer ist die
Kraftentfaltung)
▪ Nebenfunktion (Caput humerale): schwache Flexion des
Ellenbogengelenkes
M. pronator quadratus
▪ Pronation, Stabilisierung von Radius und Ulna im Bereich des
distalen Radioulnargelenkes

Praxistipp/Pathologie
Pronator teres-Syndrom: ist eine periphere Kompressionsneuropathie des N. medianus im Muskel (◘ S. 210). Deh-
nungs- und Widerstandstest ist symptomauslösend.
Volkmann-Kontraktur: Sie ist wahrscheinlich eine Form der
sympathischen Reflexdystrophie. Es entwickelt sich ischä-
misch bedingt eine narbige Kontraktur der Hand- und Finger-
beuger sowie des M. pronator teres mit der Folge erheblicher
Bewegungseinschränkungen. Mögliche Ursache ist eine Frag-
mentdislokation nach einer suprakondylären Humerusfraktur.
Epicondylitis ulnaris humeri: ist eine Insertionstendopathie
am gemeinsamen Ursprung der Flexoren (◘ S. 214). Eine Beteiligung des M. pronator teres ist möglich.

Untersuchung

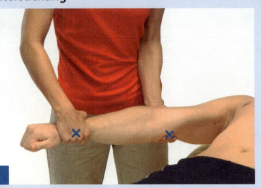

1

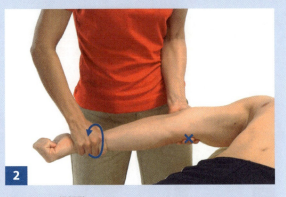

2

Längentest (ASTE)
Der T stellt eine maximale Extension im Ellenbogengelenk ein.
Das Handgelenk befindet sich, wie auch während der Dehnung,
in einer neutralen Position (keine Dorsalextension, da sonst der
pronierende M. flexor carpi radialis ebenfalls verlängert wird).
Hinweis: Auch der M. brachioradialis kann Ursache vor allem
einer endgradigen Supinationseinschränkung sein (▶ S. 148).
Haben Bewegungen der HWS, des GHG oder des Schultergürtels Einfluss auf das ROM, deutet dies auf eine neurale Beteiligung hin, insbesondere des N. medianus (◘ Zervikalregion, S.
174 f. u. S. 181 ff. sowie Pronator teres Syndrom, S. 210).

Längentest (ESTE)
Der T versucht, den Unterarm des P in maximale Supination
zu bewegen (Caput humerale). Als Variante für das Caput
humerale und den M. brachioradialis kann der T zuerst
Supination des Unterarms einstellen, dann das Ellenboge-
lenk strecken (◘ Dehnung). Das Caput humerale oder der M.
brachioradialis sind zu kurz, wenn die Bewegung eingeschränkt ist, das Endgefühl weich- bzw. fest-elastisch ist und
im Verlauf der Muskeln ein Dehngefühl entsteht.
Hinweis: Für eine isolierte Testung des Caput ulnare und des
M. pronator quadratus wird der Ellenbogen ca. 90° gebeugt
und der Unterarm dann maximal supiniert.

Dehnung

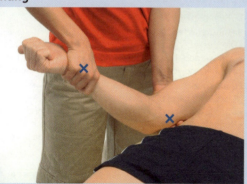

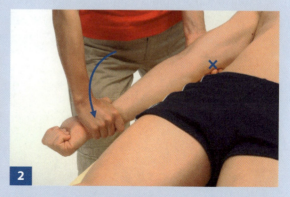

ASTE

Der T stellt den Unterarm des P bei flektiertem Ellenbogengelenk in maximale Supination ein und bewegt das Ellenbogengelenk dann so weit wie möglich in Extension. Der P führt
gegen den Widerstand des T eine isometrische Kontraktion in
Richtung Pronation des Unterarms und Flexion des Ellenbogengelenkes aus.

Hinweis: Diese ASTE ist zur Verlängerung des M. pronator
teres, Caput humerale und des M. brachioradialis notwendig.
Eine vorab eingestellte Adduktion oder Flexion des Schultergelenkes, Elevation des Schultergürtels bzw. Lateralflexion der
HWS zur gleichen Seite kann das neurale System entlasten.

ESTE/Stimulation der Antagonisten

Nachdem der P entspannt hat, bewegt der T das Ellenbogengelenk weiter in Extension. Durch schrittweises AS/ES geht er
bis zum Bewegungsende und hält die Position. Ist die Dehnung beendet, bewegt der P gegen den Widerstand des T
weiter in die maximal mögliche Supination bei gleichzeitiger
Extension des Ellenbogengelenkes.

Hinweis: Für die isolierte Dehnung des Caput ulnare und des
M. pronator quadratus ist keine Extension des Ellenbogengelenkes notwendig. Beide Muskeln werden aus 90° Flexion des
Ellenbogengelenkes über schrittweise vergrößerte Supination
verlängert.

Eigendehnung

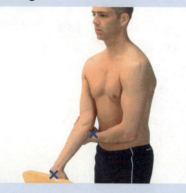

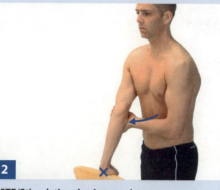

ASTE

Stellen Sie den Unterarm bei gebeugtem Ellenbogen in die
maximale Auswärtsdrehung (Supination) ein. Dann strecken Sie
den Ellenbogen so weit wie möglich und stützen sich z. B. an
einem Stuhl ab. Die andere Hand umfasst die Außenseite des
Ellenbogens. Spannen Sie jetzt in Richtung Einwärtsdrehung
(Pronation) des Unterarms und Beugung des Ellenbogens.

Hinweis: Bei stark eingestellter Handhebung werden die
Handgelenksflexoren mitgedehnt (Mm. flexores carpi radialis
und ulnaris sowie M. palmaris longus).
Die Dehnung der kurzen Einwärtsdreher erfolgt mit gebeugtem Ellenbogen durch eine schrittweise Auswärtsdrehung.

ESTE/Stimulation der Antagonisten

Entspannen Sie. Bewegen Sie den Ellenbogen mit Hilfe des
anderen Arms weiter in Richtung Streckung. Durch schrittweises AS/ES kommen Sie in die maximale Dehnung, bis ein
Dehngefühl im Unterarm (Beugeseite) spürbar ist. Halten Sie
die Position. Im Anschluss an die Dehnung greift die Hand auf
die Außenseite des Unterarms und gibt einen Widerstand
gegen die Auswärtsdrehung (Supination). Bewegen Sie die
gedehnte Seite bei gleichzeitiger Streckung des Ellenbogens
aktiv weiter in die Supination.

3.6.5   Verbesserung der Volarflexion und Ulnarabduktion der Hand bei Extension des EBG

M. extensor carpi radialis longus und M. extensor carpi radialis brevis

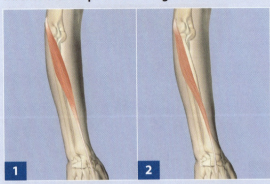

Anatomie
M. extensor carpi radialis longus (ECRL, 1)
U: direkt distal des M. brachioradialis von der Crista supracon-
dylaris lateralis humeri und dem Septum intermusculare
laterale bis zum Epicondylus radialis humeri
A: Dorsalfläche der Basis ossis metacarpi II
I: N. radialis (C6–C7)
M. extensor carpi radialis brevis (ECRB, 2)
U: Epicondylus radialis humeri, Lig. collaterale radiale und
Lig. anulare radii
A: Dorsalfläche der Basis ossis metacarpi III
I: N. radialis, R. profundus (C6–C7)

! Kennmuskeln für das Segment C6
Besonderheiten
▪ Die Muskeln ziehen gemeinsam durch das 2. Sehnenfach.
Dort werden sie von einer gemeinsamen Sehnenscheide
umhüllt und vom Retinaculum extensorum überspannt.

Funktionen
M. extensor carpi radialis longus
▪ Dorsalextension und radiale Abduktion des Handgelenkes
▪ Nebenfunktionen: Flexion im Ellenbogengelenk, Supination
bei gestrecktem EBG sowie schwache Pronation bei gebeug-
tem EBG und aus maximaler Supination
M. extensor carpi radialis brevis
▪ Dorsalextension des Handgelenkes
▪ Nebenfunktionen: sehr schwache radiale Abduktion im Hand-
gelenk sowie Flexion im Ellenbogengelenk

Praxistipp/Pathologie
Epicondylitis radialis humeri: so genannter „Tennisellenbogen" (◘ S. 213). Entzündliche und/oder degenerative Pathogenese nach Überlastung mit Schmerzen im radialen Bereich
des Ellenbogengelenkes. Häufig betroffen ist der ECRB in
Kombination mit dem M. extensor digitorum. Widerstands-
und Dehnungstests sind schmerzauslösend.
Differenzialdiagnostik: Kompressionsneuropathie des
N. radialis, insbesondere des R. recurrens (kleiner sensibler
Ast, versorgt den radialen Epicondylus) oder Ausstrahlungen
aus der Zervikalregion (◘ S. 172 ff.).

Untersuchung

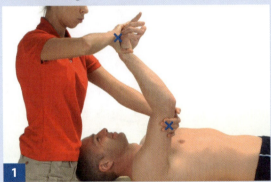

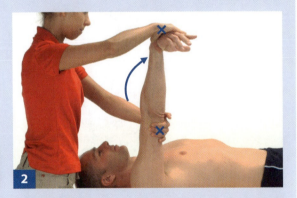

Längentest (ASTE)
Der T stellt maximale Volarflexion und Ulnarabduktion im
Handgelenk sowie Pronation der Radioulnargelenke ein
(ECRL). Die Finger sind locker (nicht gebeugt), um eine Verkür-
zung des M. extensor digitorum auszuschließen.
Hinweis: Für eine isolierte Testung des ECRB ist durch seinen
Ansatz am Os metacarpi III keine maximale Ulnarabduktion
und keine Pronation des Unterarms erforderlich.
Haben Bewegungen der HWS, des GHG oder des Schultergürtels
Einfluss auf das ROM, deutet dies auf eine neurale Beteiligung
hin, insbesondere des N. radialis (◘ Zervikalregion, S. 174 f. u.
S. 181 ff.).

Längentest (ESTE)
Der T versucht, das EBG in maximale Extension zu bewegen. Der
Muskel ist zu kurz, wenn dies unter Beibehaltung der Handge-
lenksstellung nicht möglich ist (d. h. das Ellenbogengelenk kann
nur gestreckt werden, wenn die Hand dorsalextendiert wird).
Das Endgefühl ist weich- bzw. fest-elastisch und im Verlauf ent-
steht ein Dehngefühl.
Variante: Test in umgekehrter Reihenfolge
Hinweis: Zur isolierten Testung des M. extensor carpi ulnaris
wird das Handgelenk in maximale Volarflexion und v. a.
Radialabduktion bewegt. Das Dehngefühl entsteht in diesem
Fall mehr ulnar.

Dehnung

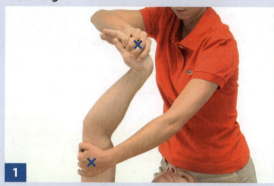

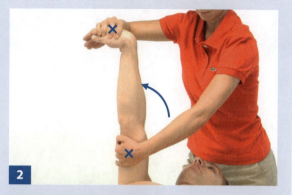

ASTE

Der T stellt den Unterarm des P bei flektiertem Ellenbogengelenk in maximale Pronation und das Handgelenk in maximale
Volarflexion und Ulnarabduktion ein. Anschließend bewegt er
das Ellenbogengelenk so weit wie möglich in Extension. Der P
führt gegen den Widerstand des T eine isometrische Kontraktion in Richtung Dorsalextension und Radialabduktion des
Handgelenkes bei gleichzeitiger Flexion des EBG aus.
Hinweis: Eine vorab eingestellte Flexion oder Adduktion des
Schultergelenkes, Elevation des Schultergürtels bzw. HWS-Latflex zur gleichen Seite kann das neurale System entlasten. Der
M. biceps brachii wird durch Flexion des GHG angenähert.

ESTE/Stimulation der Antagonisten

Nachdem der P entspannt hat, bewegt der T das Ellenbogengelenk unter Beibehaltung der Position des Handgelenkes
weiter in Extension. Durch schrittweises AS/ES geht er bis zum
Bewegungsende und hält die Position. Ist die Dehnung beendet, bewegt der P die Hand gegen den Widerstand des T weiter in die maximal mögliche Volarflexion und Ulnarabduktion
bei gleichzeitiger Extension des Ellenbogengelenkes.
Hinweis: Zur isolierten Dehnung des M. extensor carpi radialis
brevis erfolgt die Dehnung unter vorab eingestellter Volarflexion mit weniger Ulnarabduktion. Eine Pronation des Unterarms ist dabei nicht erforderlich.

Eigendehnung

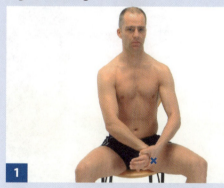

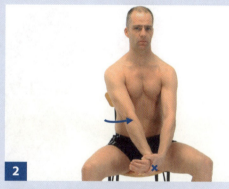

ASTE

Stellen Sie das Handgelenk bei gebeugtem Ellenbogengelenk
in maximale Beugung und Ulnarabduktion, d. h. kleinfingerwärts, ein und stabilisieren Sie diese Position mit der anderen
Hand. Der Unterarm ist dabei einwärts gedreht (Pronation),
die Finger sind locker. Strecken Sie anschließend den Ellenbogen so weit wie möglich. Spannen Sie jetzt in Richtung Handgelenksstreckung und Radialabduktion (daumenwärts).
Variante: Legen Sie den Handrücken mit zu Ihnen zeigenden
Fingern an eine Tischkante, wobei das EBG gestreckt und der
Oberkörper vorgeneigt ist. Die Dehnung erfolgt über eine
schrittweise Verlagerung des Oberkörpers nach hinten.

ESTE/Stimulation der Antagonisten

Entspannen Sie. Bewegen Sie den Ellenbogen mit Hilfe des
anderen Arms weiter in Richtung Streckung. Durch schrittweises AS/ES kommen Sie in die maximale Dehnung, bis ein
Dehngefühl an der Oberseite des Unterarms spürbar ist. Halten Sie die Position. Im Anschluss an die Dehnung greift die
Hand auf die Beuge- und Außenseite der gedehnten Hand
und gibt einen Widerstand gegen die Handgelenksbeugung
und Ulnarabduktion. Bewegen Sie die gedehnte Hand bei
gleichzeitiger Streckung des Ellenbogens aktiv weiter in die
Beugung und Ulnarabduktion.

3.6.6   Verbesserung der Fingerflexion bei Volarflexion der Hand

M. extensor digitorum, M. extensor indicis und M. extensor digiti minimi

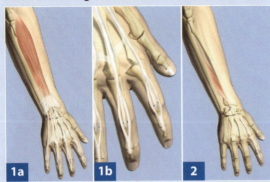

Anatomie

M. extensor digitorum (ED, 1a)

U: Epicondylus radialis humeri, Lig. collaterale radiale, Lig. anulare radii und Fascia antebrachii

A: bildet mit seinen Sehnen die Dorsalaponeurosen des 2. bis 5. Fingers, die Verbindung mit den MCPG eingehen

M. extensor indicis (EI, 2)

U: distale Facies dorsalis ulnae, Membrana interossea

A: ulnare Seite der Dorsalaponeurose des Zeigefingers

M. extensor digiti minimi (EDM, 1a)

U: Epicondylus radialis humeri, Fascia antebrachii

A: Dorsalaponeurose des kleinen Fingers

I: aller drei Muskeln: N. radialis, R. profundus (C6–C8)

Besonderheiten

- ED und EI verlaufen gemeinsam durch das 4., der EDM durch das 5. Sehnenfach.
- Proximal der MCPG befinden sich zwischen den Sehnen Faserzüge = Connexus intertendinei.
- Die Sehnen des ED teilen sich in Höhe der Grundphalanx in einen zentralen Faserzug, der an der Basis der Mittelphalanx ansetzt und in zwei laterale Faserzüge, die sich in Höhe der Mittelphalanx vereinigen und an der Basis der Endphalanx inserieren (□ Abb. 1b). Die lateralen Faserzüge haben Verbindung zu den Kollateralbändern der PIPG.

Funktionen

M. extensor digitorum und M. extensor digiti minimi

- Extension der MCPG II–V, gemeinsam mit den Mm. lumbricales und Mm. interossei auch Extension in den PIPG und DIPG (► S. 164 u. S. 166)
- Nebenfunktionen: Abduktion der MCPG (vom Mittelfinger weg), Dorsalextension und Ulnarabduktion der Hand

M. extensor indicis

- Extension der MCPG des Zeigefingers, gemeinsam mit M. lumbricalis und M. interosseus auch Extension im PIPG u. DIPG
- Nebenfunktionen: Abduktion des MCPG II, Dorsalextension der Hand, Supination des Unterarms

Praxistipp/Pathologie

Der ED kann an **Epicondylitis radialis** (□ S. 213) beteiligt sein.

Untersuchung

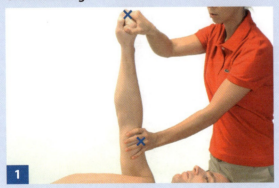

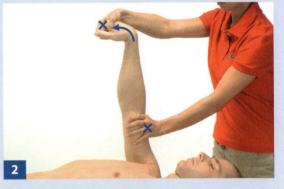

Längentest (ASTE)

Der T stellt eine maximale Extension des Ellenbogengelenkes sowie maximale Flexion aller Gelenke des 2. bis 5. Fingers ein.

Hinweis: Zur selektiven Testung des M. extensor digiti minimi wird nur der 5. Finger gebeugt.

Für eine isolierten Testung des M. extensor indicis wird nur der Zeigefinger gebeugt. Aufgrund seines Ursprungs distal des Humerus ist keine Voreinstellung des Ellenbogengelenkes in Extension, dafür aber Pronation des Unterarms erforderlich. Eine isolierte Flexions-Einschränkung der MCPG (unabhängig von der Handgelenksstellung) mit einem fest-elastischen Endgefühl weist auf eine kapsuloligamentäre Verkürzung hin.

Längentest (ESTE)

Der T versucht, das Handgelenk in maximale Volarflexion mit Radialabduktion zu bewegen. Die Muskeln sind zu kurz, wenn dies unter Beibehaltung der Fingerflexion nicht möglich ist (d. h. das Handgelenk kann nur gebeugt werden, wenn die Finger extendiert werden). Das Endgefühl ist weich- bzw. festelastisch und im Verlauf entsteht ein Dehngefühl.

Hinweis: Haben Bewegungen der HWS, des Glenohumeralgelenkes oder des Schultergürtels Einfluss auf das ROM, deutet dies auf eine neurale Beteiligung hin, insbesondere N. radialis (□ Zervikalregion, S. 174 f. u. S. 181 ff.).

Dehnung

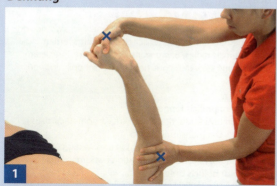

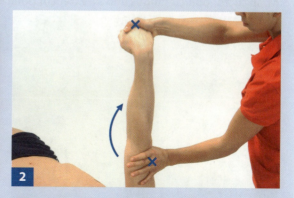

ASTE

Der T stellt bei flektiertem Ellenbogengelenk das Handgelenk und die Fingergelenke in maximale Flexion ein. Das Handgelenk ist radial abduziert. Er bewegt das Ellenbogengelenk anschließend so weit wie möglich in Extension. Der P führt gegen den Widerstand des T eine isometrische Kontraktion in Richtung Extension der Finger sowie Dorsalextension der Hand aus.

Hinweis: Eine vorab eingestellte Flexion oder Adduktion des Schultergelenkes, Elevation des Schultergürtels bzw. Lateralflexion der HWS zur gleichen Seite kann das neurale System entlasten.

ESTE/Stimulation der Antagonisten

Nachdem der P entspannt hat, bewegt der T den Ellenbogen unter Beibehaltung der Einstellung weiter in Extension. Durch schrittweises AS/ES geht er bis zum Bewegungsende und hält die Position. Ist die Dehnung beendet, bewegt der P Finger und Hand gegen den Widerstand des T weiter in die maximal mögliche Flexion bei gleichzeitiger Extension des Ellenbogengelenkes.

Hinweis: Zur isolierten Dehnung des M. extensor indicis ist keine Extension des Ellenbogens notwendig. Die Dehnung erfolgt bei eingestellter Pronation und flektiertem Zeigefinger über schrittweise Volarflexion der Hand.

Eigendehnung

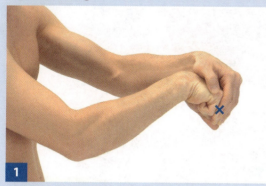

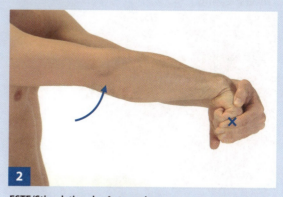

ASTE

Stellen Sie bei gebeugtem Ellenbogen das Handgelenk und die Finger mit Hilfe der anderen Hand in die maximal mögliche Beugung ein und stabilisieren Sie diese Position. Der Unterarm ist dabei einwärts gedreht (Pronation). Strecken Sie dann den Ellenbogen so weit wie möglich. Spannen Sie jetzt in Richtung Streckung der Finger und Hand.

Hinweis: Zur isolierten Dehnung des M. extensor indicis bewegen Sie den Zeigefinger in maximale Beugung bei einwärts gedrehtem Unterarm (Pronation). Die Dehnung erfolgt dann über schrittweise vergrößerte Beugung des Handgelenkes.

ESTE/Stimulation der Antagonisten

Entspannen Sie. Bewegen Sie den Ellenbogen unter Beibehaltung der Position der Finger und der Hand weiter in Richtung Streckung. Durch schrittweises AS/ES kommen Sie in die maximale Dehnung, bis ein Dehngefühl auf der Oberseite des Unterarms spürbar ist. Halten Sie die Position. Im Anschluss an die Dehnung geben Sie einen Widerstand gegen die Finger- und Handgelenksbeugung. Bewegen Sie die gedehnten Finger bei gleichzeitiger Beugung der Hand und Streckung des Ellenbogens aktiv weiter in die Beugung.

3

3.6.7   Verbesserung der Flexion und Adduktion des Daumens

M. abductor pollicis longus und M. extensor pollicis brevis

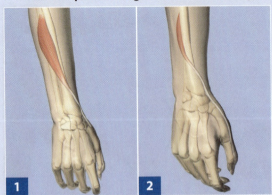

Anatomie

M. abductor pollicis longus (1)
U: Facies dorsalis ulnae und Facies dorsalis radii (jeweils mittleres Drittel), Membrana interossea
A: Basis ossis metacarpi I (radiale Seite), Os trapezium
M. extensor pollicis brevis (2)
U: Ulna (distal des M. abductor), Membrana interossea, Facies dorsalis radii (distales Drittel)
A: dorsale Fläche der Basis der Grundphalanx des Daumens (Phalanx proximalis I)
I: beider Muskeln: N. radialis, R. profundus (C7–C8)

Besonderheiten
- Beide Muskeln ziehen durch das 1. Sehnenfach, wo sie von einer gemeinsamen Sehnenscheide umhüllt werden.
- Sie bilden die radiale Begrenzung der Tabatière. Ihre ulnare Begrenzung stellt die Sehne des M. extensor pollicis longus dar.

Funktionen
M. abductor pollicis longus
- Extension und Abduktion in der Art. carpometacarpalis I (CMCG I = Daumensattelgelenk)
- Nebenfunktionen: Radialabduktion und wenig Volarflexion des Handgelenkes sowie Supination des Unterarms
M. extensor pollicis brevis
- Extension des MCPG I sowie CMCG I
- Nebenfunktionen: Radialabduktion des Handgelenkes sowie Supination des Unterarms

Praxistipp/Pathologie
De Quervain-Syndrom: Tendovaginitis im 1. Sehnenfach mit Schmerzen und möglichen Ausstrahlungen nach proximal und/oder distal. Die Dehnung (z. B. der Test nach Finkelstein: Faustschluss mit dem Daumen in der Faust, leichte Dorsalextension → dann Ulnarabduktion) und die Widerstandstests sind symptomprovozierend.
Differenzialdiagnostik: Beschwerden aus der Zervikalregion (▢ S. 174 f.), Kompression des N. radialis (▢ S. 148), Rhizarthrose oder Epicondylitis radialis humeri (▢ S. 213).

Untersuchung

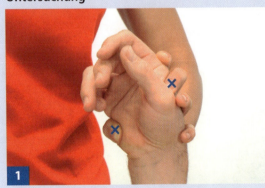

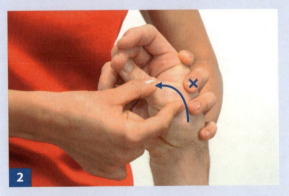

Längentest (ASTE)
Der T stellt das Handgelenk des P in leichte Dorsalextension mit maximaler Ulnarabduktion ein. Der Unterarm ist proniert.
Hinweis: Haben Bewegungen der HWS, des Glenohumeralgelenkes, des Schultergürtels oder des Ellenbogens Einfluss auf das ROM, deutet dies auf eine neurale Beteiligung hin, insbesondere des N. radialis (▢ Zervikalregion, S. 174 f. u. S. 181 ff.). Wird eine maximale Volarflexion im Handgelenk eingestellt und bei der ESTE zusätzlich in Flexion des IPG des Daumens bewegt, wird der M. extensor pollicis longus getestet.

Längentest (ESTE)
Der T versucht, den Daumen des P im Sattelgelenk und dem MCPG in maximale Flexion zu bewegen. Das Sattelgelenk wird dabei zusätzlich adduziert. Der M. abductor pollicis longus und der M. extensor pollicis brevis sind zu kurz, wenn die Bewegung eingeschränkt ist, das Endgefühl weich- bzw. festelastisch ist und im Verlauf ein Dehngefühl entsteht.
Variante: Test in umgekehrter Reihenfolge
Hinweis: Bei einem fest-elastischen Endgefühl kann über das Gelenkspiel weiter zwischen einer strukturellen Verkürzung der Muskulatur und des Kapselbandapparates differenziert werden. Ist es normal, deutet dies auf eine muskuläre Verkürzung hin.

Dehnung

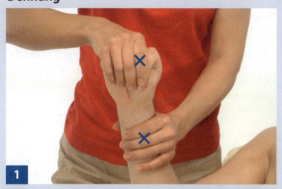

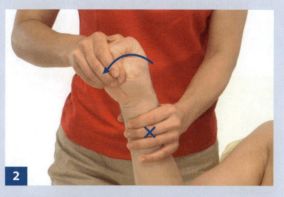

Dehnung (ASTE)
Der T stellt das Handgelenk des P bei proniertem Unterarm in leichte Dorsalextension mit Radialabduktion und den Daumen im Sattel- (CMCG I) und Grundgelenk (MCPG I) so weit wie möglich in Flexion ein. Das Sattelgelenk befindet sich in Adduktion. Der T stabilisiert diese Position. Der P führt gegen den Widerstand des T eine isometrische Kontraktion des Daumens in Richtung Extension und Abduktion des Sattel- und Grundgelenkes aus.
Hinweis: Wird maximale Volarflexion und zusätzlich Flexion des IPG des Daumens eingestellt, kann der M. extensor pollicis longus gedehnt werden.

ESTE/Stimulation der Antagonisten
Nachdem der P entspannt hat, bewegt der T das Handgelenk in Richtung Ulnarabduktion. Durch schrittweises AS/ES geht er bis zum Bewegungsende und hält die Position. Ist die Dehnung beendet, bewegt der P den Daumen gegen den Widerstand des T weiter in die maximal mögliche Flexion des Sattel- und Grundgelenkes. Zusätzlich bewegt er unter Beibehaltung der leichten Dorsalextension das Handgelenk in Ulnarabduktion.

Eigendehnung

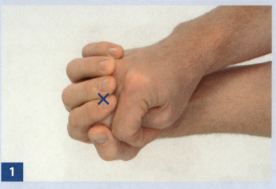

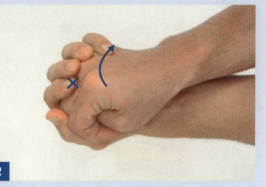

ASTE
Stellen Sie die Daumengelenke (Sattel- und Grundgelenk) mit Hilfe der anderen Hand in maximale Beugung und das Handgelenk in leichte Streckung (d. h. eine kleine Bewegung handrückenwärts) ein und stabilisieren Sie diese Position. Der Unterarm ist dabei einwärts gedreht (Pronation). Spannen Sie jetzt in Richtung Daumenstreckung.

ESTE
Entspannen Sie. Bewegen Sie das Handgelenk kleinfingerwärts (ulnare Abduktion). Durch schrittweises AS/ES kommen Sie in die maximale Dehnung, bis ein Dehngefühl im unteren Drittel des Unterarms (Oberseite) spürbar ist. Halten Sie die Position. Im Anschluss an die Dehnung wechselt die Hand auf die Beugeseite des Daumens und gibt einen Widerstand gegen die Daumenbeugung. Bewegen Sie den Daumen aktiv weiter in die Beugung (Sattel- und Grundgelenk) und das Handgelenk kleinfingerwärts.

3.6.8 Verbesserung der Dorsalextension der Hand

M. flexor carpi ulnaris, M. flexor carpi radialis und M. palmaris longus

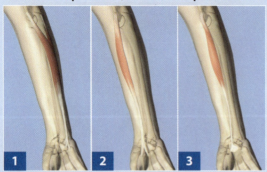

Anatomie
M. flexor carpi ulnaris (FCU, 1)
U: • Caput humerale: Epicondylus ulnaris humeri
• Caput ulnare: Olecranon, proximale zwei Drittel der Margo posterior ulnae, Fascia antebrachii
A: Os pisiforme, setzt sich fort durch Lig. pisohamatum zum Os hamatum u. Lig. pisometacarpale zur Basis ossis metacarpi V
I: N. ulnaris (C7–C8)
M. flexor carpi radialis (FCR, 2) und M. palmaris longus (PL, 3)
U: Epicondylus ulnaris humeri, Fascia antebrachii
A: • FCR: Basis ossis metacarpi II und III
• PL: Palmaraponeurose
I: beider Muskeln: N. medianus (C6–C8)

Besonderheiten
• Die Mm. flexores digitorum superficialis und digitorum profundus sowie der M. flexor pollicis longus sind weitere Handgelenksflexoren, sie verlaufen im Gegensatz zu FCU, FCR und PL innerhalb des Karpaltunnels (⊡ KTS, S. 211).
• Der M. palmaris longus ist nicht immer angelegt.

Funktionen
M. flexor carpi ulnaris
• Volarflexion und Ulnarabduktion sowie schwache Flexion des Ellenbogengelenkes
M. flexor carpi radialis
• Volarflexion und Radialabduktion der Hand sowie schwache Flexion des Ellenbogengelenkes und Pronation des Unterarms
M. palmaris longus
• Volarflexion der Hand, schwache Flexion des EBG

Praxistipp/Pathologie
N. ulnaris-Kompression: Der Nerv zieht zwischen den beiden Köpfen des FCU nach distal, hier kann es zur Kompression kommen. Folgen sind sensible Ausfälle im Bereich des Hypothenars u. des 4./5. Fingers sowie Bildung einer so genannten „Krallenhand" durch Lähmung der intrinsischen Muskulatur.
Differenzialdiagnostik: Sulcus nervi ulnaris-Syndrom
Epicondylitis ulnaris humeri: so genannter „Golferellenbogen" (⊡ S. 214), Tendinitis des gemeinsamen Ursprungs der Handgelenksflexoren (FCU, FCR und PL) z. B. bei Wurfsportlern, Malern oder Gärtnern, bei Golfern jedoch seltener.

Untersuchung

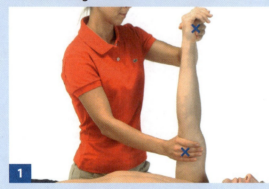

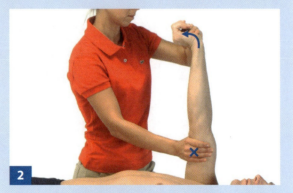

Längentest (ASTE)
Der T stellt maximale Extension des Ellenbogengelenkes und Supination des Unterarms ein (FCR).
Hinweis: Für eine isolierte Testung des FCU und des PL ist keine Supination erforderlich.
Haben Bewegungen der HWS, des GHG oder des Schultergürtels Einfluss auf das ROM, deutet dies auf eine neurale Beteiligung hin, insbesondere von N. medianus oder N. ulnaris.
⊡ Differenzialdiagnostik II, S. 144 f. sowie Zervikalregion, S. 174 f. u. S. 181 ff.

Längentest (ESTE)
Der T versucht, das Handgelenk in maximale Dorsalextension und Ulnarabduktion zu bewegen (FCR). Test des FCU: Dorsalextension mit Radialabduktion, Test des PL: Dorsalextension. Der entsprechende Muskel ist zu kurz, wenn die Bewegung eingeschränkt ist, das Endgefühl weich- bzw. fest-elastisch ist und im Verlauf ein Dehngefühl entsteht.
Variante: Supination einstellen sowie das Handgelenk in Dorsalextension und Ulnarabduktion (FCR) bzw. Radialabduktion (FCU, ⊡ Dehnung), dann Extension des EBG. Ist die EBG-Extension unter Beibehaltung der Stellung des Handgelenkes nicht möglich, liegt eine Längenminderung vor.

Dehnung

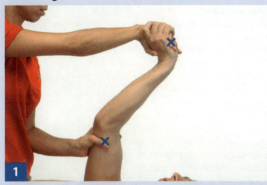

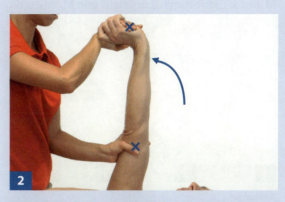

ASTE

Der T stellt bei flektiertem Ellenbogengelenk das Handgelenk in Dorsalextension und Radialabduktion ein (FCU). Anschließend bewegt er das Ellenbogengelenk so weit wie möglich in Extension. Der P führt gegen den Widerstand des T eine isometrische Kontraktion in Richtung Volarflexion und Ulnarabduktion des Handgelenkes aus.

Hinweis: Zur Verlängerung des FCR ist Supination und keine Radialabduktion, sondern Ulnarabduktion notwendig, für den PL reine Dorsalextension.

ESTE/Stimulation der Antagonisten

Nachdem der P entspannt hat, bewegt der T unter Beibehaltung der Position den Ellenbogen weiter in Extension. Durch schrittweises AS/ES geht er bis zum Bewegungsende und hält die Position. Ist die Dehnung beendet, bewegt der P die Hand gegen den Widerstand des T bei gleichzeitiger Extension des Ellenbogengelenkes weiter in die maximal mögliche Dorsalextension und Radialabduktion.

Hinweis: Eine vorab eingestellte Flexion oder Adduktion des Schultergelenkes, Elevation des Schultergürtels bzw. Lateralflexion der HWS zur gleichen Seite kann das neurale System entlasten.

Eigendehnung

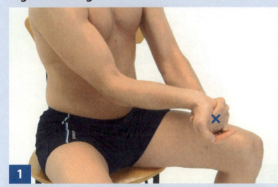

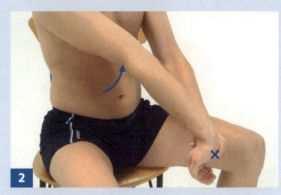

ASTE

Stellen Sie bei gebeugtem Ellenbogen das Handgelenk mit Hilfe der anderen Hand in maximale Streckung, d. h. handrückenwärts, ein. Der Unterarm ist dabei auswärts gedreht (Supination). Strecken Sie nun den Ellenbogen so weit wie möglich. Spannen Sie jetzt in Richtung Beugung des Handgelenkes.

Variante: Stand vor einem Tisch. Stützen Sie sich mit gestrecktem EBG und vorgeneigtem Oberkörper mit der Hand an der Tischkante ab. Die Dehnung erfolgt über eine Verlagerung des Oberkörpers nach hinten (◘ Technik, S. 161).

Hinweis: Eine Betonung des äußeren/inneren Muskels ist durch zusätzlich eingestellte Radial- oder Ulnarabduktion möglich.

ESTE/Stimulation der Antagonisten

Entspannen Sie. Bewegen Sie den Ellenbogen weiter in Richtung Streckung. Durch schrittweises AS/ES kommen Sie in die maximale Dehnung, bis ein Dehngefühl im Unterarm (auf der Beugeseite) spürbar ist. Halten Sie die Position. Im Anschluss an die Dehnung greift die Hand auf den Handrücken der gedehnten Hand und gibt einen Widerstand gegen die Handgelenksstreckung. Bewegen Sie die gedehnte Hand bei gleichzeitiger Streckung des Ellenbogens aktiv weiter handrückenwärts.

3

3.6.9   Verbesserung der Fingerextension bei Dorsalextension der Hand

M. flexor digitorum superficialis und M. flexor digitorum profundus

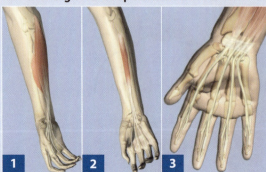

Anatomie

M. flexor digitorum superficialis (FDS, 1)

U: • Caput humerale: Epicondylus ulnaris humeri
   • Caput ulnare: Proc. coronoideus ulnae
   • Caput radiale: palmarer Radius

A: Basen der Mittelphalangen des 2. bis 5. Fingers

I: N. medianus (C7–T1), gelegentlich N. ulnaris (ulnarer Anteil)

M. flexor digitorum profundus (FDP, 2)

U: proximale 2/3 der Ulna von palmar, Membrana interossea

A: Basen der Endphalangen des 2. bis 5. Fingers

I: N. medianus: N. interosseus antebrachii anterior:
   Finger 2+3 (C7–T1), N. ulnaris: Finger 4+5 (C8–T1)

! Kennmuskeln für das Segment C8

Besonderheiten
- Beide Muskeln ziehen gemeinsam mit dem M. flexor pollicis longus und dem N. medianus durch den Karpaltunnel.
- Die radialen Seiten der Sehnen des FDP bieten den Mm. lumbricales ihren Ursprung (▶ S. 164).
- Der FDP zieht in Höhe der Grundphalanx durch die gespaltene Sehne des FDS (◨ Abb. 3).

Funktionen
M. flexor digitorum superficialis
- Flexion der MCPG sowie PIPG, Volarflexion der Hand, Adduktion der MCPG (zum Mittelfinger hin), schwache Flexion des Ellenbogengelenkes (Caput humerale)

M. flexor digitorum profundus
- Flexion aller Fingergelenke (MCPG, PIPG und DIPG), Volarflexion und leichte Ulnarabduktion der Hand sowie Adduktion der MCPG (zum Mittelfinger hin)

Praxistipp/Pathologie
Tendovaginitis: Entzündung der Sehnenscheiden durch mechanische Überlastung oder rheumatisch bedingt. In der Funktionsprüfung vor allem schmerzhafter Längentest.
Tendovaginitis stenosans: so genannter „schnellender Finger" bei Streckbewegung, verursacht durch eine verdickte Sehne und Stenose der Sehnenscheide.
Karpaltunnelsyndrom: z. B. möglich durch Schwellung der Sehnenscheiden des FDS und FDP im Canalis carpi oder Mobilitätsstörungen von Handwurzelknochen (◨ S. 211).

Untersuchung

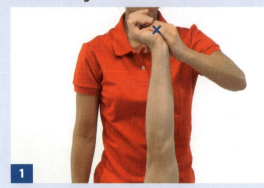

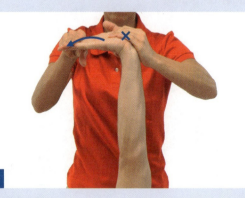

Längentest (ASTE)
Der T stellt bei extendiertem Ellenbogengelenk maximale Dorsalextension des Handgelenkes ein.
Hinweis: Bei isolierter Testung des M. flexor digitorum profundus ist durch seinen Ursprung distal des Humerus keine Streckung des Ellenbogengelenkes notwendig.
Haben Bewegungen der HWS, des Glenohumeralgelenkes oder des Schultergürtels Einfluss auf das ROM, deutet dies auf eine neurale Beteiligung, insbesondere von N. medianus oder N. ulnaris hin.
◨ Differenzialdiagnostik II, S. 144 f. sowie Zervikalregion, S. 174 f. u. S. 181 ff.

Längentest (ESTE)
Der T versucht, die Finger 2 bis 5 in den MCPG, den PIPG (FDS) und den DIPG (nur für Testung des FDP notwendig) maximal zu strecken. Der entsprechende Muskel ist zu kurz, wenn dies unter Beibehaltung der EBG-Extension und Dorsalextension der Hand nicht möglich ist (d. h. die Finger können nur gestreckt werden, wenn die Position verändert wird). Das Endgefühl ist weich- bzw. fest-elastisch und im Verlauf entsteht ein Dehngefühl.
Variante: Für den Test des FDP streckt der T zuerst alle Fingergelenke. Dann versucht er, die Hand in maximale Dorsalextension zu bewegen. Ist dies nur möglich, wenn die Finger wieder gebeugt werden, liegt eine Längenminderung des FDP vor.

Dehnung

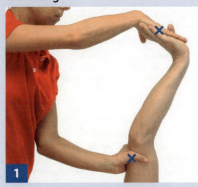

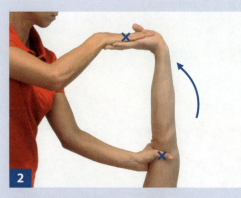

ASTE

Bei flektiertem Ellenbogengelenk stellt der T die Finger und die Hand in maximale Extension ein und sichert diese Position von volar. Der Unterarm ist supiniert. Der T bewegt dann das Ellenbogengelenk so weit wie möglich in Extension. Der P führt gegen den Widerstand des T eine isometrische Kontraktion der Fingergelenke sowie des Hand- und Ellenbogengelenkes in Richtung Flexion aus.

Hinweis: Eine vorab eingestellte Flexion oder Adduktion des Schultergelenkes, Elevation des Schultergürtels bzw. Lateralflexion der HWS zur gleichen Seite kann das neurale System entlasten.

ESTE/Stimulation der Antagonisten

Nachdem der P entspannt hat, bewegt der T den Ellenbogen weiter in Extension. Durch schrittweises AS/ES geht er bis zum Bewegungsende und hält die Position. Ist die Dehnung beendet, bewegt der P die Finger, die Hand und das Ellenbogengelenk gegen den Widerstand des T weiter in die maximal mögliche Streckung.

Hinweis: Die Dehnung des FDP erfolgt nach eingestellter Streckung aller Fingergelenke und isometrischer Vorspannung in Richtung Flexion der Finger und des Handgelenkes über schrittweise vergrößerte Dorsalextension der Hand. Eine Extension des Ellenbogengelenkes ist dabei nicht erforderlich.

Eigendehnung

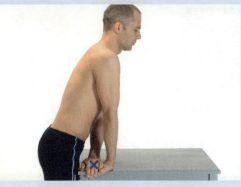

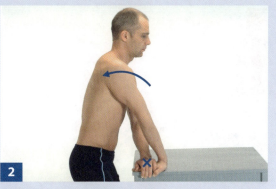

ASTE

Stützen Sie sich mit gestreckter Hand (Bewegung handrückenwärts), gestreckten Fingern und gestrecktem Ellenbogen an einer Tischkante ab, so dass die Finger zu Ihnen zeigen. Die andere Hand stabilisiert die Position. Spannen Sie jetzt in Richtung Beugung der Fingergelenke.

Variante: Für die Dehnung des FDS stellen Sie bei gebeugtem Ellenbogen die Hand- und Fingergelenke mit der anderen Hand in maximale Streckung ein und stabilisieren diese Position. Strecken Sie dann nach AS/ES den Ellenbogen schrittweise (◘ Technik, S. 159).

ESTE/Stimulation der Antagonisten

Entspannen Sie. Bewegen Sie den Körper nach hinten, so dass die Handgelenksstreckung vergrößert wird, d. h. der Arm nähert sich dem Handrücken. Der Ellenbogen bleibt gestreckt. Durch schrittweises AS/ES kommen Sie in die maximale Dehnung, bis ein Dehngefühl im Unterarm (der Ihnen abgewandten Seite) spürbar ist. Halten Sie die Position. Im Anschluss an die Dehnung bewegen Sie gegen Widerstand die Finger und das Handgelenk aktiv weiter in die Streckung.

Hinweis: Bei einer isolierten Verlängerung des FDS befinden sich die Endgelenke der Finger außerhalb der Tischkante.

3

3.6.10   Verbesserung der Extension des Daumens bei Dorsalextension der Hand

M. flexor pollicis longus

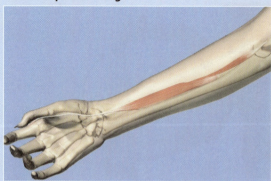

Anatomie

U: Palmarfläche des Radius (distal der Tuberositas radii), Membrana interossea, Proc. coronoideus ulnae sowie gelegentlich als Caput humerale vom Epicondylus ulnaris humeri

A: Basis der Endphalanx des Daumens (von palmar)

I: N. medianus: N. interosseus antebrachii anterior (C7–C8)

Besonderheiten

- Der M. flexor pollicis longus zieht, von einer eigenen Sehnenscheide umhüllt, gemeinsam mit den Fingerbeugern (Mm. flexores digitorum superficialis und profundus) und dem N. medianus durch den Karpaltunnel.
- Seine Sehne verläuft zwischen den beiden Sesambeinen, die sich distal am Metacarpale I befinden.

Funktionen

- Flexion des Interphalangealgelenkes des Daumens; durch den M. flexor pollicis brevis unterstützt, flektiert er das MCPG I (Grundgelenk) und CMCG I (Sattelgelenk)
- Nebenfunktionen: schwache Volarflexion des Handgelenkes, bei vorhandenem Caput humerale schwache Flexion des Ellenbogengelenkes

Praxistipp/Pathologie

Karpaltunnelsyndrom: kann sich durch Schwellung der Sehnenscheiden des M. flexor pollicis longus sowie des M. flexor digitorum superficialis und des M. flexor digitorum profundus im Karpaltunnel entwickeln. Aus der daraus entstehenden Raumforderung kann eine Kompression des N. medianus resultieren (▷ Klinik und Pathogenese, S. 211).

Tendovaginitis stenosans des Daumens: so genannter „schnellender Daumen" oder „Triggerdaumen". Tritt auf bei Streckbewegung, verursacht durch eine verdickte Sehne und Stenose der Sehnenscheide des M. flexor pollicis longus.

Untersuchung

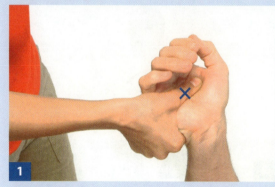

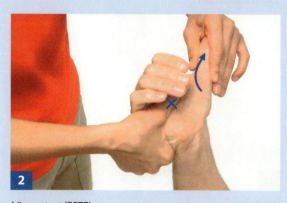

Längentest (ASTE)

Der T stellt maximale Dorsalextension des Handgelenkes ein.

Hinweis: Bei einem vorhandenen Caput humerale ist des Weiteren eine Streckung des Ellenbogengelenkes zur maximalen Verlängerung erforderlich. In diesem Fall ist die Streckung des Daumens stärker eingeschränkt, wenn der Ellenbogen extendiert ist.

Haben Bewegungen der HWS, des GHG oder des Schultergürtels Einfluss auf das ROM, deutet dies auf eine neurale Beteiligung hin, insbesondere von N. medianus oder N. ulnaris.

▷ Differenzialdiagnostik II, S. 144 f. sowie Zervikalregion, S. 174 f. u. S. 181 ff.

Längentest (ESTE)

Der T versucht, den Daumen im Sattelgelenk, dem MCPG und dem IPG in maximale Streckung zu bewegen. Der M. flexor pollicis longus ist zu kurz, wenn die Bewegung eingeschränkt ist, das Endgefühl weich- bzw. fest-elastisch ist und im Verlauf ein Dehngefühl entsteht.

Variante: Der T streckt zuerst alle Daumengelenke, dann versucht er, die Hand in Dorsalextension zu bewegen. Ist dies nur möglich, wenn der Daumen (vor allem das Endgelenk) wieder gebeugt wird, deutet dies auf eine Längenminderung des M. flexor pollicis longus hin.

Dehnung

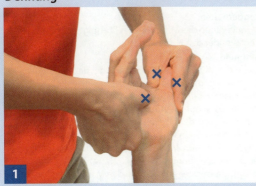

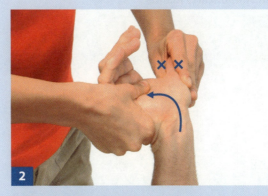

ASTE

Der T stellt den Daumen des P im Sattel-, Grund- und Interphalangealgelenk in maximale Extension ein. Das Handgelenk wird dann so weit wie möglich in Dorsalextension bewegt. Der P spannt isometrisch gegen den Widerstand des T die Hand und den Daumen in allen Gelenken in Flexion.

Hinweis: Eine vorab eingestellte Flexion oder Adduktion des Schultergelenkes, Elevation des Schultergürtels bzw. Lateralflexion der HWS zur gleichen Seite kann das neurale System entlasten (wahrscheinlich nur bei der anatomischen Variante mit Ursprung am Epicondylus ulnaris humeri wegen eingestellter Extension des Ellenbogengelenkes notwendig).

ESTE/Stimulation der Antagonisten

Nachdem der P entspannt hat, bewegt der T unter Beibehaltung der gestreckten Daumengelenke das Handgelenk weiter in Dorsalextension. Durch schrittweises AS/ES geht er bis zum Bewegungsende und hält die Position. Ist die Dehnung beendet, bewegt der P den Daumen gegen den Widerstand des T weiter in die maximal mögliche Streckung sowie das Handgelenk in Dorsalextension.

Hinweis: Bei einem vorhandenen Caput humerale ist bei der ASTE auf ein gestrecktes Ellenbogengelenk zu achten, bzw. nach Einstellung von maximaler Daumen- und Handstreckung schrittweise über die Extension des EBG zu dehnen.

Eigendehnung

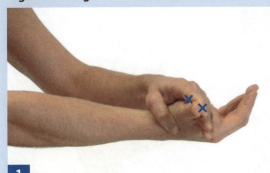

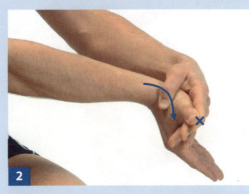

ASTE

Stellen Sie alle Daumengelenke in maximale Streckung ein. Dann bewegen Sie das Handgelenk so weit wie möglich in Richtung Streckung (handrückenwärts) und stabilisieren diese Position mit der anderen Hand. Spannen Sie jetzt in Richtung Daumen- und Handgelenksbeugung.

Hinweis: Bei Einfluss der Ellenbogenbewegung werden zunächst Daumen und Hand maximal gestreckt eingestellt. Dann wird der Ellenbogen schrittweise gestreckt (◘ Technik, S. 159). Variante dazu: ASTE mit gestrecktem Daumen (bei gebeugten Fingern) auf einem Tisch abstützen, zur Dehnung schrittweise die Handgelenksstreckung vergrößern (◘ Technik, S. 161)

ESTE

Entspannen Sie. Bewegen Sie das Handgelenk weiter in die Streckung, d. h. handrückenwärts. Durch schrittweises AS/ES kommen Sie in die maximale Dehnung, bis ein Dehngefühl auf der Beugeseite des Unterarms spürbar ist. Halten Sie die Position. Im Anschluss an die Dehnung bewegen Sie gegen einen Widerstand von der Nagelseite des Daumens her aktiv weiter in die Streckung von Daumen und Handgelenk.

Variante: Stützen Sie sich mit gestreckter Hand und gebeugten Fingern an einer Tischkante auf und strecken Sie dann mit Hilfe der anderen Hand und nach AS/ES schrittweise den Daumen.

3

3.6.11 Verbesserung der Extension der MCPG sowie der Flexion der PIPG und DIPG

Mm. lumbricales manus

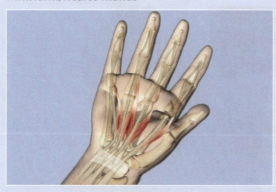

Anatomie

U: vier Muskeln, jeweils von den radialen Seiten der Sehnen des M. flexor digitorum profundus, für Mm. lumbricales III und IV werden auch beide, d. h. die einander zugekehrten Seiten der Sehnen des M. flexor digitorum profundus genannt

A: ziehen palmar der Ligg. metacarpalia transversa profunda radial zu den Streckaponeurosen und den Gelenkkapseln der MCPG II–V

I: • Zeige- und Mittelfinger = Mm. lumbricales I und II:
N. medianus: Nn. digitales palmares communes (C8–T1)
• Ring- und Kleinfinger = Mm. lumbricales III und IV:
N. ulnaris, R. profundus (C8–T1)

Besonderheiten:
• Die Innervation des M. lumbricalis III erfolgt gelegentlich ebenfalls über den N. medianus.

Funktionen
• Flexion der MCPG II–V und Extension der dazugehörigen proximalen und distalen Interphalangealgelenke
• gemeinsam mit dem M. extensor digitorum und den Mm. interossei dorsales und palmares → Extension in allen Fingergelenken, der M. extensor digitorum zieht dabei die Dorsalaponeurose nach proximal, wodurch die Mm. lumbricales sowie die Mm. interossei dorsales und palmares die Finger strecken können
• die Mm. lumbricales entspannen den M. flexor digitorum profundus bei Fingerextension, indem sie seine Sehne nach distal ziehen

Praxistipp/Pathologie
Querschnittlähmung sub C8: bedeutet den Ausfall der intrinsischen Fingermuskulatur, d. h. neben den Mm. lumbricales auch der Mm. interossei. Der Betroffene ist in der Lage, lediglich die Grundgelenke der Finger zu strecken. Es entsteht das Bild einer so genannten Krallenhand, welches auch bei einer N. ulnaris-Läsion auftreten kann (▶ S. 166).
Zerebralparese: kann mit einem spastischen Hypertonus der lumbrikalen Muskeln einhergehen, welcher das Strecken der Grundgelenke verhindert.

Untersuchung

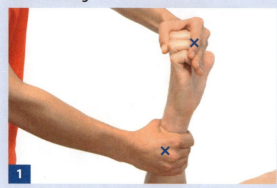

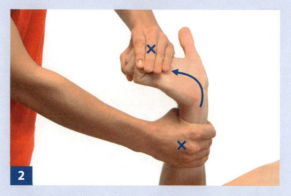

Längentest (ASTE)
Der T stellt die Mittel- und Endgelenke des 2. bis 5. Fingers (PIPG und DIPG) in maximale Flexion sowie die Grundgelenke (MCPG) in maximale Extension ein.
Hinweis: Ist diese Bewegung unabhängig von der Handgelenksstellung eingeschränkt, weisen wahrscheinlich die Mm. interossei dorsales oder palmares eine Längenminderung auf. Eine Differenzierung ist über Abduktion und Adduktion der MCPG möglich (▶ S. 166). Der M. flexor digitorum profundus ist durch Flexion von DIPG und PIPG und der M. flexor digitorum superficialis durch Flexion des EBG entspannt (▶ S. 160).

Längentest (ESTE)
Der T versucht, das Handgelenk in maximale Dorsalextension zu bewegen. Die Mm. lumbricales sind zu kurz, wenn dies unter Beibehaltung der Position der Finger nicht möglich ist, d. h. das Handgelenk nur dorsalextendiert werden kann, wenn die MCPG gebeugt und PIPG und DIPG des 2. bis 5. Fingers gestreckt werden. Das Endgefühl ist weich- bzw. festelastisch und es entsteht im Verlauf ein Dehngefühl.
Hinweis: Die Finger können bei Verdacht auf Unterschiede auch einzeln getestet werden. Haben Bewegungen der HWS, des Schultergürtels, des GHG oder EBG Einfluss auf das ROM, deutet dies auf eine neurale Beteiligung hin (▶ S. 174 f. u. S. 181 ff.).

Dehnung

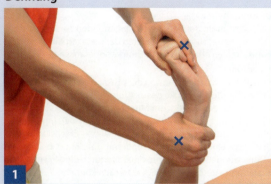

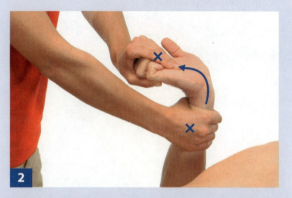

ASTE
Der T stellt die Mittel- und Endgelenke des 2. bis 5. Fingers (PIPG und DIPG) in maximale Flexion sowie die Grundgelenke (MCPG) in maximale Extension ein. Der T bewegt dann das Handgelenk so weit wie möglich in Dorsalextension. Der P führt gegen den Widerstand des T eine isometrische Kontraktion in Richtung Extension der PIPG und DIPG bei gleichzeitiger Flexion der MCPG aus.

ESTE/Stimulation der Antagonisten
Nachdem der P entspannt hat, bewegt der T unter Beibehaltung der Position der Finger das Handgelenk weiter in Dorsalextension. Durch schrittweises AS/ES geht er bis zum Bewegungsende und hält die Position. Ist die Dehnung beendet, gibt der T einen Widerstand gegen die Extension der Grundgelenke. Der P bewegt bei dorsalextendiertem Handgelenk und unter Beibehaltung der Flexion in den PIPG und DIPG, weiter in die Extension der MCPG.
Hinweis: Die Finger können auch einzeln gedehnt werden.

Eigendehnung

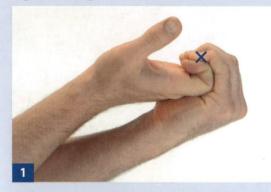

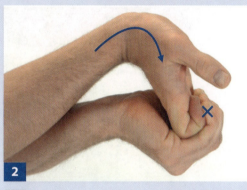

ASTE
Stellen Sie die Mittel- und Endgelenke des 2. bis 5. Fingers in maximale Beugung und die Grundgelenke in maximale Streckung ein und stabilisieren Sie diese Position. Dann bewegen Sie das Handgelenk so weit wie möglich handrückenwärts. Spannen Sie jetzt bei gleichzeitiger Beugung in den Grundgelenken in Richtung Streckung der Mittel- und Endgelenke.

ESTE
Entspannen Sie. Unter Beibehaltung der Position der Gelenke des 2. bis 5. Fingers bewegen Sie das Handgelenk weiter handrückenwärts. Durch schrittweises AS/ES kommen Sie in die maximale Dehnung, bis ein Dehngefühl in der Handfläche spürbar ist. Halten Sie die Position. Ist die Dehnung beendet, bewegen Sie gegen den Widerstand der anderen Hand aktiv weiter in die Streckung des Handgelenkes (handrückenwärts) und der Grundgelenke sowie Beugung der Mittel- und Endgelenke.
Hinweis: Die Finger können auch einzeln gedehnt werden.

3.6.12   Verbesserung der Extension/Abduktion der MCPG sowie der Flexion der PIPG und DIPG

Mm. interossei palmares

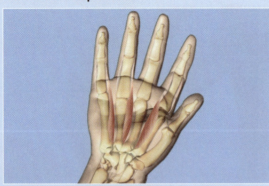

Anatomie

U: ▪ M. interosseus palmaris I: ulnare Seite Os metacarpi II
▪ M. interosseus palmaris II: radiale Seite Os metacarpi IV
▪ M. interosseus palmaris III: radiale Seite Os metacarpi V

A: Basis der proximalen Phalanx des 2., 4. und 5. Fingers, strahlen außerdem in die entsprechenden Streckaponeurosen ein; die Muskeln verlaufen dorsal der Ligg. metacarpalia transversa profunda, jedoch palmar der Flexions-Extensions-Achse der MCPG

I: N. ulnaris, R. profundus (C8–T1)

! gemeinsam mit den Mm. interossei dorsales Kennmuskeln für das Segment T1

Besonderheiten
▪ Die Mm. interossei dorsales I–IV entspringen zweiköpfig an den einander zugekehrten Seiten der Metakarpalknochen und strahlen ebenfalls in die Streckaponeurosen (II–IV) ein.

Funktionen
▪ Flexion der MCPG, Extension der proximalen und distalen Interphalangealgelenke des 2., 4. und 5. Fingers sowie Adduktion der MCPG (zum Mittelfinger hin)
▪ gemeinsam mit dem M. extensor digitorum, den Mm. lumbricales und den Mm. interossei dorsales → Extension aller Fingergelenke, der M. extensor digitorum zieht dabei die Dorsalaponeurose nach proximal, wodurch die Mm. lumbricales und interossei die Finger strecken können

Praxistipp/Pathologie
Schädigungen des N. ulnaris: Prädelektionsstellen sind der Sulcus nervi ulnaris am ulnaren Ellenbogengelenk und die Loge de Guyon. Durch eine Parese der Mm. interossei und der Mm. lumbricales III–IV entsteht das Bild einer Krallenhand.
Knopflochdeformität: Flexionsstellung des PIPG und Hyperextension des DIPG durch Zerstörung des mittleren Zügels der Dorsalaponeurosen, dadurch Abgleiten des Streckapparates im Bereich des PIPG (z. B. nach Trauma, bei Rheuma).
Schwanenhalsdeformität: Extensionsfehlstellung des PIPG und Flexion des DIPG bei Dominanz der Mm. interossei und Insuffizienz des M. flexor digitorum superficialis (z. B. bei rheumatischen Erkrankungen oder traumatischer Sehnenruptur).

Untersuchung

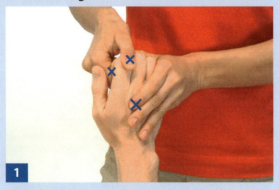

1

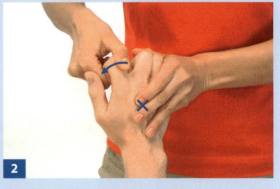

2

Längentest (ASTE)
Der T stellt die Mittel- und Endgelenke des Zeigefingers (PIPG und DIPG) in maximale Flexion sowie das Grundgelenk (MCPG) in maximale Extension ein. Das Handgelenk befindet sich in Neutralstellung, keinesfalls in Dorsalextension, um die Mm. lumbricales auszuschließen.
Hinweis: Die Fotos zeigen die Untersuchung des M. interosseus palmaris I. Der M. interosseus II wird durch Abduktion des 4. Fingers und der M. interosseus III durch Abduktion des 5. Fingers getestet. Bei einer Längenminderung der Mm. interossei dorsales ist hingegen die Adduktion des 2., 3. und 4. Fingers eingeschränkt (◘ Tab. 3.8., S. 168 f.).

Längentest (ESTE)
Der T versucht, das Grundgelenk des Zeigefingers in maximale Abduktion zu bewegen. Der M. interosseus palmaris I ist zu kurz, wenn dies unter Beibehaltung der Position des Zeigefingers nicht möglich ist. Das Endgefühl ist weich- bzw. festelastisch und im Verlauf entsteht ein Dehngefühl.
Hinweis: Ein Hypertonus oder eine Verkürzung der Muskeln tritt häufig bei Menschen auf, die vorwiegend feinmotorische Arbeiten mit den Händen verrichten (z. B. Pianisten und Geiger).

Dehnung

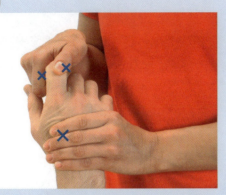

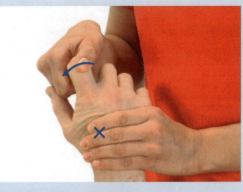

1

2

ASTE
Der T stellt die PIPG und DIPG des Zeigefingers in eine maxi-
male Flexion sowie das MCPG in maximale Extension ein. Das
Handgelenk befindet sich in Neutralstellung. Dann bewegt er
das MCPG so weit wie möglich in Abduktion. Der P führt
gegen den Widerstand des T eine isometrische Kontraktion in
Richtung Adduktion des MCPG aus.
Hinweis: Die Fotos zeigen die Einstellung und Dehnung des
M. interosseus palmaris I. Der M. interosseus II wird durch
Abduktion des 4. Fingers, der M. interosseus III durch Abduktion des 5. Fingers gedehnt. Bei starker Verkürzung muss zu-
erst die selektive Extension des MCPG hergestellt werden.

ESTE/Stimulation der Antagonisten
Nachdem der P entspannt hat, bewegt der T unter Beibehaltung der Position das MCPG weiter in Abduktion. Durch
schrittweises AS/ES geht er bis zum Bewegungsende und hält
die Position. Ist die Dehnung beendet, gibt der T einen Widerstand gegen die Abduktion des Grundgelenkes. Der P bewegt
unter Beibehaltung der Extension des MCPG und der Flexion
der PIPG und DIPG weiter in die Abduktion.
Hinweis: Mm. interossei dorsales werden bei gleicher Grundein-
stellung über schrittweise Adduktion der MCPG gedehnt (2. und
4. Finger; der Mittelfinger wird einerseits zum Zeigefinger, andererseits zum Ringfinger hin bewegt, ◘ Tab. 3.8., S. 168 f.).

Eigendehnung

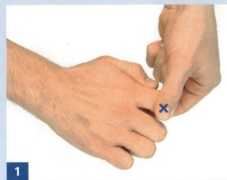

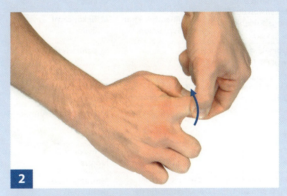

1

2

ASTE
Stellen Sie das Mittel- und Endgelenk des Zeigefingers in
maximale Beugung und das Grundgelenk in maximale
Streckung ein und stabilisieren Sie diese Position. Dann
bewegen Sie den Zeigefinger so weit wie möglich vom
Mittelfinger weg. Spannen Sie jetzt den Zeigefinger in
Richtung Mittelfinger.
Hinweis: In gleicher Weise kann der 4. und 5. Finger gedehnt
werden. Zur Verlängerung wird der jeweilige Finger mit oben
beschriebener Einstellung vom Mittelfinger weg bewegt.

ESTE/Stimulation der Antagonisten
Entspannen Sie. Bewegen Sie den Zeigefinger weiter vom
Mittelfinger weg. Durch schrittweises AS/ES kommen Sie in
die maximale Dehnung, bis ein Dehngefühl am Zeigefinger
und/oder im Bereich der Handfläche spürbar ist. Halten Sie die
Position. Ist die Dehnung beendet, bewegen Sie den Zeigefinger gegen den Widerstand der anderen Hand aktiv weiter vom
Mittelfinger weg. Behalten Sie währenddessen die Streckung
des Grundgelenkes und die Beugung des Mittel- und Endge-
lenkes bei.

3.6.13   Übersicht

◻ Tab. 3.8. Muskulatur der Ellenbogen- und Handregion I – Funktionen und Bewegungseinschränkungen bei Verkürzungen

Eingeschränkte Bewegung		Muskel	Ellenbogengelenk	Radioulnargelenke
Volarflexion der Hand bei Extension des Ellenbogengelenkes ► S. 152 f.	mit Ulnarabduktion	M. extensor carpi radialis longus	• schwache Flexion	• Supination bei gestrecktem EBG • schwache Pronation bei gebeugtem EBG und aus maximaler Supination
		M. extensor carpi radialis brevis		
	mit Radialabduktion	M. extensor carpi ulnaris		
Flexion des 2. bis 5. Fingers bei Volarflexion der Hand ► S. 154 f.		M. extensor digitorum		
		M. extensor digiti minimi		
		M. extensor indicis		• Supination
Flexion und Adduktion des Daumens im Sattel- und Grundgelenk ► S. 156 f.		M. extensor pollicis brevis		
		M. abductor pollicis longus		
Dorsalextension der Hand bei Extension des Ellenbogengelenkes ► S. 158 f.	mit Radialabduktion	M. flexor carpi ulnaris	• schwache Flexion	
	mit Ulnarabduktion (bei Supination)	M. flexor carpi radialis		• Pronation
Dorsalextension der Hand ► S. 158 f.		M. palmaris longus		
Extension des 2. bis 5. Fingers bei Dorsalextension der Hand ► S. 160 f.	einschließlich PIPG (bei EBG-Extension)	M. flexor digitorum superficialis		
	einschließlich DIPG	M. flexor digitorum profundus		
Extension des Daumens ► S. 162 f.		M. flexor pollicis longus	• bei vorhandenem Caput humerale: schwache Flexion	
Extension der MCPG sowie Flexion der PIPG und DIPG (bei Dorsalextension der Hand) ► S. 164 f.		Mm. lumbricales manus (I–IV)		
Extension und Abduktion der MCPG sowie Flexion der PIPG und DIPG ► S. 166 f.		Mm interossei palmares (I–III)		
Extension und Adduktion der MCPG sowie Flexion der PIPG und DIPG ► S. 166 f.		M. interossei dorsales (I–IV)		

Handgelenk	Karpometakarpalgelenk I = Daumensattelgelenk	Metakarpophalangeal-gelenke	proximale Interphalange-algelenke	distale Interphalangeal-gelenke
Dorsalextension Radialabduktion				
Dorsalextension schwache Radialabduktion (radialabduziert aus Ulnar-abduktion bis zur Mitte)				
Dorsalextension Ulnarabduktion				
Dorsalextension schwache Ulnarabduktion		• MCPG II–V: Extension sowie Abduktion (vom Mittelfinger weg)	• PIPG und DIPG II–V: Extension (gemeinsam mit intrinsischer Muskulatur)	
		• MCPG V: Extension sowie Abduktion (vom Mittelfinger weg)	• PIPG und DIPG V: Extension (gemeinsam mit intrinsischer Muskulatur)	
Dorsalextension		• MCPG II: Extension und Abduktion des Zeigefingers	• PIPG und DIPG des Zeigefingers: Extension (gemeinsam mit intrinsischer Muskulatur)	
Radialabduktion	• Extension	• MCPG I: Extension		
Radialabduktion geringe Volarflexion	• Abduktion • Extension			
Volarflexion Ulnarabduktion				
Volarflexion Radialabduktion				
Volarflexion strafft die Palmaraponeurose				
Volarflexion		• MCPG II–V: Flexion sowie Adduktion zum Mittelfinger hin	• PIPG II–V: Flexion	
Volarflexion schwache Ulnarabduktion				• DIPG II–V: Flexion
Volarflexion	• Flexion	• MCPG I: Flexion		• IPG I: Flexion
		• MCPG II–V: Flexion	• PIPG und DIPG II–V: Extension	
		• MCPG II, IV und V: Flexion sowie Adduktion zum Mittelfinger hin	• PIPG und DIPG II, IV und V: Extension	
		• MCPG II und IV: Flexion sowie Abduktion vom Mittelfinger weg • MCPG III: Flexion sowie Abduktion des Mittelfingers zum Ring- und zum Zeigefinger hin	• PIPG und DIPG II, III und IV: Extension	

3

□ Tab. 3.9. Muskulatur der Ellenbogen- und Handregion II – Funktionen und Bewegungseinschränkungen bei Verkürzungen

Eingeschränkte Bewegung	Muskel	Glenohumeralgelenk	Ellenbogengelenk	Radioulnargelenke
Flexion des EBG bei Flexion und Abduktion der Schulter ▶ S. 134 f.	M. triceps brachii	▪ Caput longum: - Extension sowie Adduktion des abduzierten Arms - Kranialisierung des Caput humeri	▪ alle Köpfe: Extension	
Extension/Pronation des EBG und der RUG bei Extension/Adduktion/Außenrotation des GHG ▶ S. 146 f.	M. biceps brachii, Caput longum	▪ Flexion/Abduktion/ Innenrotation ▪ Kaudalgleiten des Caput humeri bei Abduktion, insbesondere bei Außenrotations- und Mittelstellung (in Innenrotation gering)	▪ Flexion	▪ Supination, v. a. bei 90° EBG-Flexion
Extension/Pronation des EBG und der RUG bei Extension/Abduktion/Außenrotation des GHG ▶ S. 146 f.	M. biceps brachii, Caput breve	▪ Flexion/Adduktion/ Innenrotation		
Pronation der RUG ▶ S. 148 f.	M. supinator		▪ Stabilisation des lateralen Ellenbogengelenkes durch Faserzüge zur Kapsel und zum Lig. collaterale radiale	▪ Supination in jeder Stellung des EBG
Pronation oder Supination (jeweils aus der Mittelstellung) der RUG bei EBG-Extension ▶ S. 148 f. sowie S. 150 f.	M. brachioradialis		▪ Flexion (beste Wirkung in Pronations-Supinations-Mittelstellung)	▪ aus maximaler Supination: Pronation ▪ aus maximaler Pronation: Supination
Supination der RUG, Caput humerale: bei Extension des EBG ▶ S. 150 f.	M. pronator teres		▪ Caput humerale: Flexion	▪ beide Köpfe: Pronation
Supination der RUG ▶ S. 150 f.	M. pronator quadratus			▪ Pronation ▪ stabilisiert Radius und Ulna distal, und dadurch auch die Gelenkpfanne des proximalen Handgelenkes

3.7   Zervikalregion

3.7.1   Basics

Bewegungen/ROM/Endgefühl/Kapselmuster

1. HWS gesamt (C0 bis T3)
- **Flexion/Extension:** 40°–0°–50°
- **Lateralflexion:** 45° in jede Richtung
- **Rotation:** 60°–80° in jede Richtung

2. Kopfgelenke (Artt. atlantooccipitales = C0/C1, Artt. atlantoaxiales laterales und Art. atlantoaxialis mediana = C1/C2)
- **Flexion/Extension:**
  insgesamt ca. 45° Extension aus maximaler Flexion
  - C0/C1: 10°-12° in jede Richtung
  - C1/C2: 10°-12° in jede Richtung
- **Lateralflexion:**
  ca. 10° in jede Richtung
  - C0/C1: 8-10° in jede Richtung
  - C1/C2: kaum messbar
- **Rotation:**
  ca. 50° in jede Richtung
  - C0/C1: 5° in jede Richtung
  - C1/C2: 45° in jede Richtung

3. Gekoppelte Bewegungen
- **Lateralflexion und Rotation:**
  - HWS ab C2/C3 nach kaudal: Beide Bewegungen finden **in Flexion und Extension gleichsinnig** statt (d. h. in Flexion → z. B. Lateralflexion nach rechts mit Rotation nach rechts und in Extension → z. B. Lateralflexion nach rechts mit Rotation nach rechts).
  - Kopfgelenke: Beide Bewegungen finden **in Flexion und Extension gegensinnig** statt (d. h. in Flexion → z. B. Lateralflexion nach rechts mit Rotation nach links und in Extension → z. B. Lateralflexion nach rechts mit Rotation nach links).

Für die HWS- und Kopfgelenke gilt:
- **Endgefühl:** fest-elastisch (für alle Bewegungsrichtungen)
- **Kapselmuster:** Flexion > Rotation > Lateralflexion

Vegetatives Ursprungsgebiet der Zervikalregion: C8–T4

MEMO

Aufgrund der Steuerung durch die Ligg. alaria sind in den Atlantookzipital- und Atlantoaxialgelenken nur gekoppelte Bewegungen möglich. Die Rotation im Kopfgelenksbereich ist demnach immer mit einer Lateralflexion zur Gegenseite gekoppelt und umgekehrt. Zur Biomechanik der Kopfgelenke unter dem Einfluss der Ligg. alaria ◘ S. 180.

Gleiten

1. HWS (Artt. zygapophysiales)
- **Flexion:** Die unteren Gelenkfacetten (Procc. articulares inferiores) des oben liegenden Wirbels gleiten nach kranial-ventral (Auseinanderweichen der Facetten = Divergenz). Dabei findet eine Kippung nach ventral statt, so dass kaudal ein Klaffen zwischen den oberen und unteren Gelenkfacetten entsteht (◘ Abb. 3.8 a).
- **Extension:** Die unteren Gelenkfacetten des oben liegenden Wirbels gleiten nach dorsal-kaudal (Ineinanderschieben der Facetten = Konvergenz). Dabei findet eine Kippung nach dorsal statt, so dass kranial ein Klaffen zwischen den oberen und unteren Gelenkfacetten entsteht (◘ Abb. 3.8 b).
- **Lateralflexion und Rotation:** Aufgrund der Ausrichtung der Gelenkfacetten (ca. 45° Neigung zur Horizontalebene, nach kaudal hin abnehmend) finden Rotation und Seitneigung immer gleichzeitig statt. Bei einer Rotation und Lateralflexion nach rechts gleiten die Gelenkfacetten auf der rechten Seite nach dorsal-kaudal (Extensionsgleiten = Konvergenz) und auf der linken Seite nach ventral-kranial (Flexionsgleiten = Divergenz).

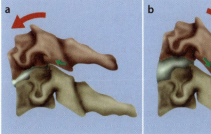
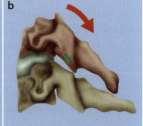

Abb. 3.8 a, b. Gleiten bei HWS-Flexion und bei HWS-Extension

2. Kopfgelenke

— **Flexion:**

- Co/C1: Die Condyli occipitales gleiten auf dem Atlas (Foveae articulares superiores) nach dorsal. Der Abstand zwischen Okziput und Arcus posterior atlantis vergrößert sich (Abb. 3.9).
- C1/C2: Der vordere Atlasbogen gleitet entlang des Dens nach kaudal, der hintere Atlasbogen gleitet nach kranial. Die Foveae articulares inferiores des Atlas gleiten nach kranial-dorsal. Der Abstand zwischen Arcus posterior atlantis und Proc. spinosus des Axis vergrößert sich.

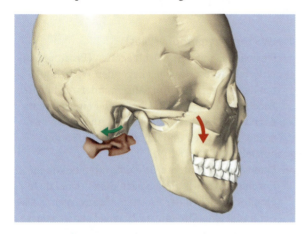

Abb. 3.9. Flexion im Atlantookzipitalgelenk: Gleiten der Okziputkondylen nach dorsal

— **Extension:**

- Co/C1: Die Condyli occipitales gleiten auf dem Atlas nach ventral. Der Abstand zwischen Okziput und Arcus posterior atlantis verkleinert sich.
- C1/C2: Der vordere Atlasbogen gleitet entlang des Dens nach kranial, der hintere Atlasbogen gleitet nach kaudal. Die Foveae articulares inferiores des Atlas gleiten nach kranial-ventral. Der Abstand zwischen Arcus posterior atlantis und Proc. spinosus des Axis verkleinert sich.

— **Lateralflexion:**

- Co/C1: Bei Lateralflexion nach rechts gleiten der rechte und linke Okziputkondylus nach links (d. h. zur Gegenseite). Durch die Spannung des linken Lig. alare kommt es zu einer Rotation des Atlas auf dem Axis nach links. Bei Lateralflexion nach links ist es umgekehrt.
- C1/C2: In den atlantoaxialen Gelenken ist keine nennenswerte Lateralflexion möglich.

MEMO

Bei Flexion zwischen Atlas und Axis stabilisiert das Lig. transversum atlantis den Dens axis am vorderen Atlasbogen und verhindert dadurch eine lebensbedrohliche Kompression der Medulla oblongata (Lig. transversum atlantis, S. 179).

— **Rotation:**

- Co/C1: Bei Rotation nach rechts gleitet der rechte Okziputkondylus nach dorsal und der linke nach ventral. Durch die Spannung des linken Lig. alare kommt es zu einer Lateralflexion nach links. Bei Rotation nach links ist es umgekehrt.
- C1/C2: Als osteoligamentärer Ring dreht sich der Atlas mit dem Lig. transversum um den Dens. Die rechte Massa lateralis des Atlas gleitet nach dorsal, die linke nach ventral. Ab ca. 20° Rotation sinkt der Atlas durch die konvexen Gelenkflächen auf dem Axis etwas ab.

Pathologie

Die Gelenkkapseln der Kopfgelenke sind sehr stark mit Mechanorezeptoren und die Muskulatur der „kurzen Nackenrosette" extrem dicht mit Muskelspindeln besetzt. Sie sind wichtige Elemente, um das Gleichgewicht und die Orientierung des Körpers im Raum zu sichern. Bei Veränderungen kann es zu Störungen des Haltungshintergrundes des gesamten Körpers kommen.

Bei einer Längenminderung der Muskulatur sollten generell auch die BWS und der zervikothorakale Übergang auf ihre Beweglichkeit geprüft werden. Eine Hypomobilität dieses Bereichs (insbesondere für Extension und Rotation) bzw. eine kyphosierte Haltung translatiert die HWS nach ventral und extendiert die Kopfgelenke. Dies begünstigt oder produziert Verkürzungen, da die Muskulatur Mehrarbeit aufwenden muss, um den Kopf sagittal im Lot zu halten. Die Gegenspieler hingegen werden durch die veränderte Stellung insuffizient. So stehen beispielsweise die Mm. rotatores vermehrt horizontal im Raum und können ihre segmental stabilisierende Funktion dadurch nicht ausüben. Des Weiteren werden sie durch den Hypertonus der Nackenmuskulatur reflektorisch inhibiert.

Bei einer resultierenden Verkürzung der Mm. scaleni anterior und medius kann so beispielsweise ein Thoracic outlet-Kompressionssyndrom entstehen (TOK, S. 209).

Längenminderungen der Nackenmuskulatur können auch andere neurale Strukturen komprimieren, so beispielsweise die Okzipitalnerven mit dem Hauptsymptom Kopfschmerzen (◘ Okzipitalneuralgie, S. 208). Außerdem werden die Bandscheiben vor allem im Bereich der unteren HWS vermehrt belastet. Eine dadurch resultierende Sinterung der Bandscheiben, die insbesondere in den Segmenten C4/C5, C5/C6 und C6/7 auftritt, kann zu Hypermobilitäten und radikulären Ausfällen führen. Des Weiteren kann sich eine Impingementproblematik entwickeln, weil der M. levator scapulae die Skapula verstärkt nach innen rotiert und dadurch die Rotatorenmanschette ihrer zentrierenden Wirkung auf den Humeruskopf nicht nachkommen kann (◘ Abb. 3.4, S. 121). Hypomobilitäten der BWS oder Haltungsverfall müssen daher unbedingt primär behandelt werden (◘ Untersuchung und Mobilisation der BWS, S. 114 ff.).

Bei multisegmentalen, therapieresistenten Hypomobilitäten im BWS-Bereich sollte auch an die Repräsentation innerer Organe über die Verbindung des sympathischen Grenzstranges gedacht werden (◘ Differenzialdiagnostik I, S. 174 f. sowie Basics Thoraxregion, S. 107 f.).

Schmerzen aufgrund von Irritationen der HWS und des Kopfes lösen umgekehrt durch die vegetative Verschaltung eine reflektorische Hypomobilität des Gebietes von C8 bis T4 aus. Diese kann einen Hypertonus der HWS-Muskulatur – sowohl mechanisch als auch vegetativ – weiter unterhalten. In diesem Fall finden zunächst spezielle Techniken im zervikothorakalen Übergang Anwendung (z. B. Massage und Wärmeanwendungen), um die Sympathikusaktivität zu senken und damit die HWS effektiv behandeln und die Muskulatur entspannen zu können. Außerdem sollte beachtet werden, dass sich die gesamte obere Extremität und einige innere Organe vegetativ von C8 bis T4 präsentieren. Sie können bei Störungen ebenfalls die sympathische Reflexaktivität erhöhen. Bei chronischen Problemen im Bereich der oberen Extremität wirkt auch der direkt eingehende afferente Reiz auf Höhe des Segments verstärkend auf den Muskeltonus (z. B. bei einer Epicondylitis radialis humeri auf Höhe C5 oder C6).

Da die peritoneale Hülle vieler Organe, z. B. des Magens, vom N. phrenicus innerviert wird, existieren in Bezug auf die HWS noch andere Entstehungsmechanismen. Das Hauptursprungsgebiet des N. phrenicus ist C3/C4, er bezieht zusätzlich kleinere Anteile aus den Segmenten C2/C3 und C4/C5. Dort liegen auch die zervikalen spinalen Kerngebiete des N. accessorius (XI. Hirnnerv), der z. B. Pars descendens des M. trapezius sowie M. sternocleidomastoideus motorisch innerviert. Bei Irritationen innerer Organe und damit eingehender Afferenzen kann er diese Muskeln hyperton schalten.

Ferner können auch Irritationen im Kiefergelenksbereich aufgrund ihrer trigeminalen Verschaltungen im Zervikalmark Verkürzungen der Nackenmuskulatur zur Folge haben (◘ Kieferregion, S. 202). Des Weiteren ist zu beachten, dass Symptome aus der Kieferregion Symptomen aus der HWS sehr ähnlich bzw. identisch sein können, beispielsweise Kopfschmerzen, Tinnitus, Schwindel oder Nackenbeschwerden.

Die Schwierigkeit in der klinischen Praxis besteht häufig darin, die Vielzahl denkbarer Entstehungsketten zu selektieren, um schnell und adäquat behandeln zu können. Anamnese, Differenzialdiagnostik und Probebehandlung sind daher wichtige Kriterien zur Entscheidungsfindung. (◘ Differenzialdiagnostik I u. II, S. 174 ff. sowie Diagnostik, S. 36 ff.).

Muskeln, die zur hypertonen Längenminderung oder strukturellen Verkürzung neigen:

- Mm. semispinales capitis und cervicis
- Mm. splenii capitis und cervicis
- Mm. longissimi capitis und cervicis
- Mm. spinales capitis und cervicis
- M. iliocostalis cervicis
- Mm. recti capitis posteriores major und minor
- Mm. obliqui capitis inferior und superior
- M. trapezius, Pars descendens
- M. levator scapulae
- Mm. scaleni anterius, medius und posterior
- M. sternocleidomastoideus
- Supra- und infrahyoidale Muskulatur

Muskeln, die zur Abschwächung neigen:

- M. longus capitis
- M. rectus capitis anterior
- M. longus colli
- Mm. rotatores cervicis breves und longi
- M. multifidus cervicis
- M. trapezius, Partes ascendens und transversa

3

Differenzialdiagnostik I

Sicherheitscheck HWS

I. Beschwerden, die nicht mechanisch (durch Haltung und/oder Bewegung) zu beeinflussen sind
- mögliche Ursachen:
  · Frakturen
  · Metastasen/Tumoren
  · Tuberkulose
  · Pathologien innerer Organe
  · Diszitis
- Hinweise in der Anamnese:
  · Trauma (z. B. Beschleunigungstrauma)
  · schlechter Allgemeinzustand
    (z. B. größerer Gewichtsverlust in kurzer Zeit)
  · Progredienz
  · nächtliche Beschwerden
  · Klopfschmerz
  · Fieber

II. Beschwerden, die mechanisch (durch Haltung und/oder Bewegung) zu beeinflussen sind

a) mit positiver Neurologie

Kompression der Medulla oblongata, Durchblutungsstörungen des Gehirns durch Instabilitäten im Kopfgelenksbereich oder Insuffizienz der A. vertebralis
(z. B. nach Trauma, bei Rheuma, Morbus Down)
- mögliche Symptome:
  · Schwindel
  · Übelkeit/Erbrechen
  · Nystagmus
  · Sprachstörungen
  · Bewusstlosigkeit

▣ Sicherheitstests von A. vertebralis, Lig. transversum und Ligg. alaria, S. 178 ff.

Radikulopathie

1. Kompression einer Nervenwurzel
(z. B. durch posterolateralen Bandscheibenvorfall)
- typische Zeichen:
  · Abschwächung des zum Segment gehörenden Kennmuskels
  · Abschwächung des zum Segment gehörenden Reflexes
  · Abschwächung der Sensibilität des dazugehörenden Dermatoms

▣ Spurling-Test und neurologische Untersuchung, S. 182 f.

2. Kompression mehrerer Nervenwurzeln
(z. B. durch ein Neurinom)
- typische Zeichen:
  · Abschwächung mehrerer Kennmuskeln
  · Abschwächung mehrerer Reflexe
  · Abschwächung der Sensibilität mehrerer Dermatome

▣ neurologische Untersuchung, S. 182 f.

Myelopathie
(z. B. durch posteromedialen Bandscheibenvorfall)
- typische Zeichen:
  · gesteigerte Reflexe
  · pathologische Reflexe (z. B. Fuß- und Finger-Klonus, Babinski)
  · mögliche multisegmentale Ausfälle von Sensibilität und Motorik
  · evtl. Ataxie (z. B. Gangunsicherheit), positive Gleichgewichtstests, spinale Spastik
  · evtl. Blasen- und Mastdarmlähmung sowie Beeinträchtigung der Sexualfunktion

▣ neurologische Untersuchung, S. 182 f.

Vorsicht: Beim Auftreten von Symptomen und Zeichen, die **in den rot umrandeten Kästen** stehen, sollte der Patient unverzüglich an einen Arzt verwiesen werden. Sie stellen Kontraindikationen für weitere physiotherapeutische Maßnahmen dar.

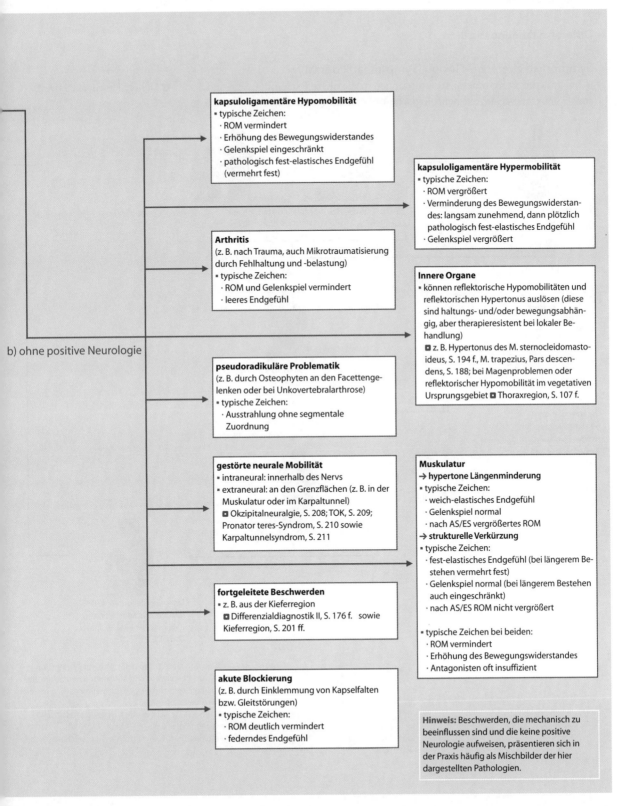

b) ohne positive Neurologie

kapsuloligamentäre Hypomobilität
- typische Zeichen:
  · ROM vermindert
  · Erhöhung des Bewegungswiderstandes
  · Gelenkspiel eingeschränkt
  · pathologisch fest-elastisches Endgefühl
    (vermehrt fest)

kapsuloligamentäre Hypermobilität
- typische Zeichen:
  · ROM vergrößert
  · Verminderung des Bewegungswiderstan-
    des: langsam zunehmend, dann plötzlich
    pathologisch fest-elastisches Endgefühl
  · Gelenkspiel vergrößert

Arthritis
(z. B. nach Trauma, auch Mikrotraumatisierung
durch Fehlhaltung und -belastung)
- typische Zeichen:
  · ROM und Gelenkspiel vermindert
  · leeres Endgefühl

Innere Organe
- können reflektorische Hypomobilitäten und
  reflektorischen Hypertonus auslösen (diese
  sind haltungs- und/oder bewegungsabhän-
  gig, aber therapieresistent bei lokaler Behandlung)
  ◩ z. B. Hypertonus des M. sternocleidomastoideus, S. 194 f., M. trapezius, Pars descendens, S. 188; bei Magenproblemen oder
  reflektorischer Hypomobilität im vegetativen
  Ursprungsgebiet ◩ Thoraxregion, S. 107 f.

pseudoradikuläre Problematik
(z. B. durch Osteophyten an den Facettenge-
lenken oder bei Unkovertebralarthrose)
- typische Zeichen:
  · Ausstrahlung ohne segmentale
    Zuordnung

gestörte neurale Mobilität
- intraneural: innerhalb des Nervs
- extraneural: an den Grenzflächen (z. B. in der
  Muskulatur oder im Karpaltunnel)
  ◩ Okzipitalneuralgie, S. 208; TOK, S. 209;
  Pronator teres-Syndrom, S. 210 sowie
  Karpaltunnelsyndrom, S. 211

Muskulatur
→ **hypertone Längenminderung**
- typische Zeichen:
  · weich-elastisches Endgefühl
  · Gelenkspiel normal
  · nach AS/ES vergrößertes ROM
→ **strukturelle Verkürzung**
- typische Zeichen:
  · fest-elastisches Endgefühl (bei längerem Be-
    stehen vermehrt fest)
  · Gelenkspiel normal (bei längerem Bestehen
    auch eingeschränkt)
  · nach AS/ES ROM nicht vergrößert

- typische Zeichen bei beiden:
  · ROM vermindert
  · Erhöhung des Bewegungswiderstandes
  · Antagonisten oft insuffizient

fortgeleitete Beschwerden
- z. B. aus der Kieferregion
  ◩ Differenzialdiagnostik II, S. 176 f. sowie
  Kieferregion, S. 201 ff.

akute Blockierung
(z. B. durch Einklemmung von Kapselfalten
bzw. Gleitstörungen)
- typische Zeichen:
  · ROM deutlich vermindert
  · federndes Endgefühl

Hinweis: Beschwerden, die mechanisch zu
beeinflussen sind und die keine positive
Neurologie aufweisen, präsentieren sich in
der Praxis häufig als Mischbilder der hier
dargestellten Pathologien.

3

Differenzialdiagnostik II

Symptomatik bei HWS-Flexion (Symptomatik dorsal)

→ bei anderen Symptomen (Ausstrahlungen in die obere Extremität, Schwindel etc.) ◻ Sicherheitscheck, S. 174 f. sowie Sicherheitstests und neurologische Untersuchung, S. 178 ff.

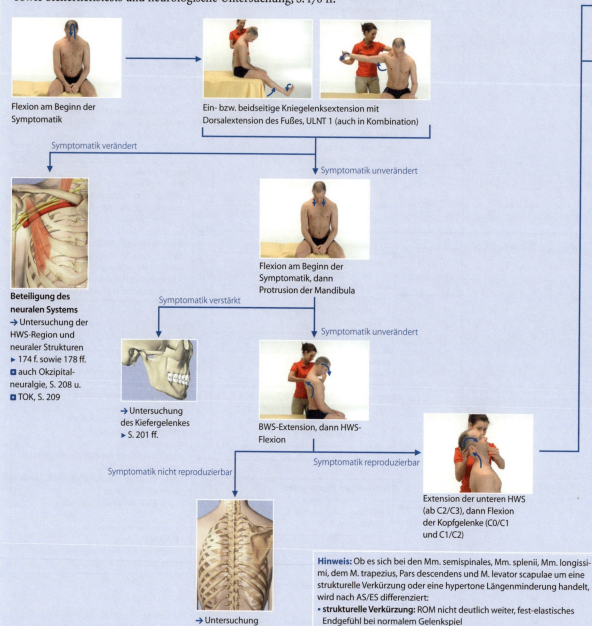

Flexion am Beginn der Symptomatik

Symptomatik verändert

Ein- bzw. beidseitige Kniegelenksextension mit Dorsalextension des Fußes, ULNT 1 (auch in Kombination)

Symptomatik unverändert

Beteiligung des neuralen Systems
→ Untersuchung der HWS-Region und neuraler Strukturen
► 174 f. sowie 178 ff.
◻ auch Okzipitalneuralgie, S. 208 u.
◻ TOK, S. 209

Flexion am Beginn der Symptomatik, dann Protrusion der Mandibula

Symptomatik verstärkt

Symptomatik unverändert

→ Untersuchung des Kiefergelenkes
► S. 201 ff.

BWS-Extension, dann HWS-Flexion

Symptomatik nicht reproduzierbar

Symptomatik reproduzierbar

→ Untersuchung der Thorax-Region
► S. 106 ff.

Extension der unteren HWS (ab C2/C3), dann Flexion der Kopfgelenke (C0/C1 und C1/C2)

Hinweis: Ob es sich bei den Mm. semispinales, Mm. splenii, Mm. longissimi, dem M. trapezius, Pars descendens und M. levator scapulae um eine strukturelle Verkürzung oder eine hypertone Längenminderung handelt, wird nach AS/ES differenziert:
- **strukturelle Verkürzung:** ROM nicht deutlich weiter, fest-elastisches Endgefühl bei normalem Gelenkspiel
- **hypertone Längenminderung:** ROM deutlich weiter, weich-elastisches Endgefühl

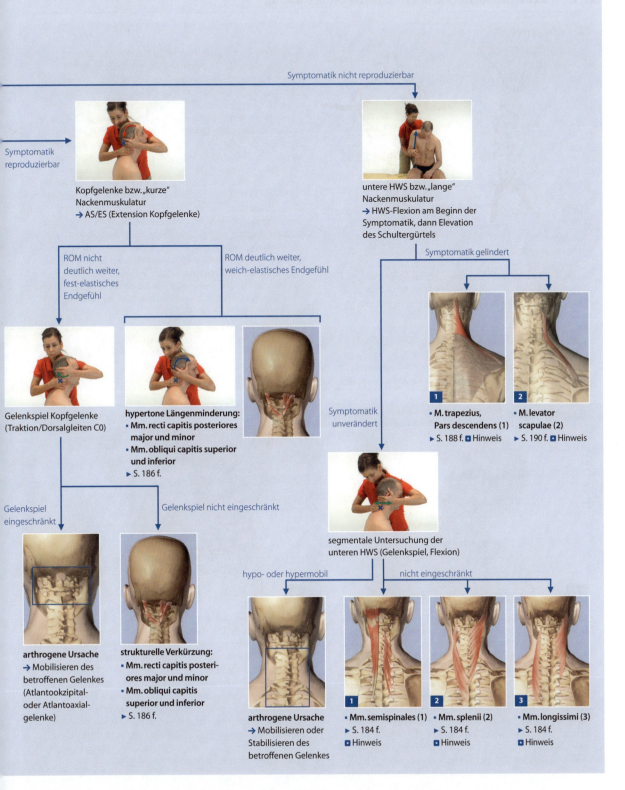

Symptomatik nicht reproduzierbar

Kopfgelenke bzw. „kurze"
Nackenmuskulatur
→ AS/ES (Extension Kopfgelenke)

Symptomatik reproduzierbar

untere HWS bzw. „lange"
Nackenmuskulatur
→ HWS-Flexion am Beginn der
Symptomatik, dann Elevation
des Schultergürtels

ROM nicht
deutlich weiter,
fest-elastisches
Endgefühl

ROM deutlich weiter,
weich-elastisches Endgefühl

Symptomatik gelindert

Gelenkspiel Kopfgelenke
(Traktion/Dorsalgleiten C0)

hypertone Längenminderung:
- **Mm. recti capitis posteriores major und minor**
- **Mm. obliqui capitis superior und inferior**
► S. 186 f.

Symptomatik
unverändert

- **M. trapezius, Pars descendens (1)**
► S. 188 f. ◘ Hinweis

- **M. levator scapulae (2)**
► S. 190 f. ◘ Hinweis

Gelenkspiel
eingeschränkt

Gelenkspiel nicht eingeschränkt

arthrogene Ursache
→ Mobilisieren des
betroffenen Gelenkes
(Atlantookzipital-
oder Atlantoaxial-
gelenke)

strukturelle Verkürzung:
- **Mm. recti capitis posteri-ores major und minor**
- **Mm. obliqui capitis superior und inferior**
► S. 186 f.

segmentale Untersuchung der
unteren HWS (Gelenkspiel, Flexion)

hypo- oder hypermobil

nicht eingeschränkt

arthrogene Ursache
→ Mobilisieren oder
Stabilisieren des
betroffenen Gelenkes

- **Mm. semispinales (1)**
► S. 184 f.
◘ Hinweis

- **Mm. splenii (2)**
► S. 184 f.
◘ Hinweis

- **Mm. longissimi (3)**
► S. 184 f.
◘ Hinweis

3.7.2   Sicherheitstests und neurologische Untersuchung

Arteria vertebralis

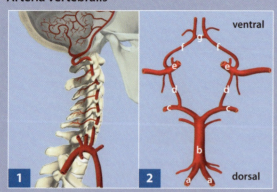

1 **2** ventral / dorsal

- Die rechte und linke A. vertebralis (a) vereinigen sich am Oberrand der Medulla oblongata zur A. basilaris (b).
- Die A. basilaris gabelt sich in zwei Aa. cerebri posteriores (c), diese sind über die Aa. communicantes posteriores (d) mit den Aa. carotides internae (e) verbunden. Aus den Aa. carotides internae entspringen die Aa. cerebri anteriores (f), die miteinander über die A. communicans anterior (g) in Verbindung stehen. Durch diesen so genannten Circulus arteriosus cerebri (Willisii, Ansicht von kaudal ◘ Abb. 2) besteht ein arterieller Ring im Bereich der Hirnbasis. Die Verbindungen sind jedoch oft sehr dünn, so dass bei Insuffizienz einer A. vertebralis die andere Vertebralarterie die Durchblutung großer Teile des Gehirns und des Rückenmarks absichern muss.

Versorgungsgebiet der Aa. vertebrales und der A. basilaris: Facettengelenke der HWS, zervikale Spinalwurzeln und Rückenmarkshäute (über die Rr. spinales der Aa. vertebrales), Medulla oblongata und Rückenmark (vor der Vereinigung beider Aa. vertebrales gehen dazu ab: eine A. spinalis anterior, zwei Aa. spinales posteriores), Pons, Kleinhirn, Teile des Mittelhirns und des Hirnstamms, Gehör- und Gleichgewichtsorgane und hintere Großhirnanteile.

Praxistipp/Pathologie

Mögliche Symptome bei Insuffizienz einer A. vertebralis: Schwindel, Sehstörungen, Tinnitus, Nystagmus, Übelkeit, Erbrechen, unsicheres Stehen bzw. Gehen, Sprach-, Riech- und Hörstörungen, Bewusstlosigkeit.

Anatomie

- Die Aa. vertebrales entspringen aus den beiden Aa. subclaviae, treten jeweils am 6. Halswirbel in das Foramen transversarium des QFS ein, um weiter in die Foramina transversaria des 5. bis 1. Halswirbels zu verlaufen. Die Arterie zieht in diesem Bereich ventral der Spinalnerven und nahe der Procc. uncinati.
- Nach dem Durchtritt durch das Foramen transversarium des Atlas macht die Arterie eine Wendung von fast 90° nach dorsal. Sie liegt jetzt auf dem hinteren Atlasbogen. Nach einer weiteren Wendung nach kranial tritt sie durch das Foramen magnum in den Schädel ein (◘ Abb. 1).

Untersuchung

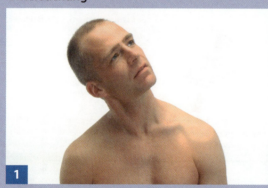

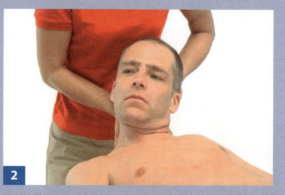

1 **2**

Test in symptomprovozierender Stellung
Der P bewegt die HWS in die Stellung, in der seine typischen Symptome ausgelöst werden. Diese Stellung wird mindestens 30 Sekunden beibehalten, der P zählt dabei laut. Sprachstörungen sind mögliche Symptome bei Insuffizienz einer Arterie. Der T beobachtet die Augen des P hinsichtlich eines auftretenden Nystagmus. Tritt Schwindel auf und nimmt dieser zu (Crescendo-Schwindel), ist dies ein Hinweis auf einen Sauerstoffmangel im Gehirn. Nimmt er hingegen ab (Decrescendo), deutet dies wahrscheinlich auf eine andere Ursache wie z. B. Lagerungsschwindel oder die HWS (beispielsweise eine facettär-propriozeptive Symptomatik) selbst hin.

Test in Therapie-Stellung
Der beschriebene Test wird ebenfalls in Positionen durchgeführt, die während der Therapie verwendet werden. Bei positiven Tests wird keine Behandlung durchgeführt!
Praxistipp/Pathologie: Jede Bewegung der HWS kann das Lumen der Vertebralarterien einengen. Gefäßveränderungen wie Arteriosklerose sowie die Arterien bedrängende Faktoren wie Osteophyten oder eine ausgeprägte Unkovertebralarthrose begünstigen die Situation. Die Folge kann ein Spasmus des Gefäßes bzw. Lösen eines Thrombus sein und insbesondere bei Hypoplasie der anderen A. vertebralis zu oben genannten Symptomen bis hin zur zerebralen Hypoxämie führen.

Ligamentum transversum atlantis

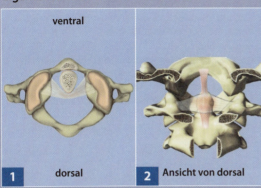

ventral

1 dorsal **2** Ansicht von dorsal

Anatomie

- Das Lig. transversum atlantis zieht an der Innenseite des Atlas von einer Massa lateralis zur anderen und fixiert so den Dens axis am vorderen Atlasbogen (◻ Abb. 1).
- Es ist im medialen Teil verstärkt, an der Vorderseite mit Faserknorpel überzogen und bildet somit eine Gelenkfläche für den Dens. Das Ligament ist Teil eines osteoligamentären Rings. Der knöcherne Anteil besteht aus dem Arcus anterior und den Massae laterales atlantis.
- Longitudinale Verstärkungszüge ziehen vom Corpus axis zum Foramen magnum: diese Fasciculi longitudinales und das Lig. transversum atlantis bilden zusammen das so

genannte Lig. cruciforme (◻ Abb. 2). Ihm schließen sich nach dorsal die Membrana tectoria und die Dura mater an.

Funktionen

- stabilisiert den Dens axis am vorderen Atlasbogen, damit das Rückenmark bzw. die Medulla oblongata nicht komprimiert werden
- Teil der ligamentären Führung der atlantookzipitalen und atlantoaxialen Gelenke, ermöglicht und steuert damit Bewegungen der Kopfgelenke

Praxistipp/Pathologie

Os odontoideum: ist eine Ossifikationsstörung der Densanlage mit dem Axiskörper. Das Os odontoideum kann bei Stabilität des Lig. transversum atlantis symptomlos sein.

Risiko für Instabilitäten:

- nach Traumen (insbesondere bei Flexion z. B. nach einem Beschleunigungstrauma der HWS)
- bei rheumatischen Erkrankungen
- bei chronischen HNO-Infekten (Morbus Grisel)
- hormonelle Therapie: z. B. längere Steroid-Therapie, längere Kortisongaben (z. B. Asthmatiker)
- Morbus Down (Trisomie 21)
- Osteoporose (in diesem Fall die mangelhafte knöcherne Verankerung)

Mögliche Symptome bei Insuffizienz des Lig. transversum atlantis: insbesondere bei Flexion → Übelkeit, Erbrechen, Schwindel bis hin zur Bewusstlosigkeit.

Untersuchung

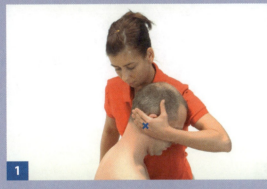

1

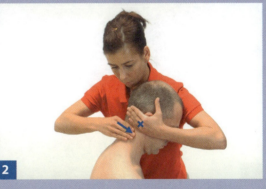

2

ASTE

Der P bewegt den Kopf in die maximal mögliche Flexion der Kopfgelenke (C0–C2) bzw. so weit, bis Symptome auftreten. Der T stabilisiert diese Position mit der Hand und seiner Schulter.

Praxistipp: Der Proc. spinosus des Axis ist der erste von der Protuberantia occipitalis externa nach kaudal zu palpierende Dornfortsatz, da der Atlas keinen besitzt. Der Atlas hat lediglich ein Tuberculum posterior am hinteren Bogen.

ESTE

Der T legt Zeigefinger und Daumen der anderen Hand seitlich an den Proc. spinosus des Axis. Er gibt unverzüglich einen Schub nach ventral.

Pathologie: Findet eine Bewegung statt und lassen sich die Symptome des P beeinflussen, deutet dies auf eine Insuffizienz des Lig. transversum atlantis und damit eine Instabilität hin. Die Symptome werden bei diesem Test gelindert. Durch den Ventralschub am Axis wird bei einer Instabilität der Dens von der Medulla oblongata weg an den vorderen Atlasbogen bewegt. Ein positiver Test ist eine Kontraindikation für Muskeldehnung im Zervikalbereich!

3.7.2   Sicherheitstests und neurologische Untersuchung (Fortsetzung)

Ligamenta alaria

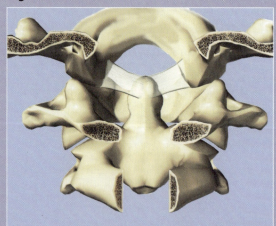

Anatomie
- Die Ligg. alaria ziehen von der hinteren Fläche der Spitze des Dens axis nach kranial-ventral an die medialen Ränder der Okziputkondylen.
- Dadurch entsteht zwischen rechtem und linkem Ligament ein nach kranial offener Winkel von ca. 150°–170°.
- Einige untere Fasern setzen an den Massae laterales atlantis an (hier nicht eingezeichnet).

- Ein Lig. alare hat einen ähnlichen Verlauf wie der M. rectus capitis posterior major (⊡ S. 186).

Besonderheiten
- Die Ligg. alaria befinden sich als tiefste Schicht ventral des Lig. cruciforme. Diesem schließen sich nach dorsal die Membrana tectoria bzw. das Lig. longitudinale posterius und dann das Rückenmark bzw. die Medulla oblongata an.

Funktionen
- Stabilisation der Kopfgelenke bezüglich Rotation und Lateralflexion
- Ligg. alaria sind Teil der ligamentären Führung der atlanto-okzipitalen und atlantoaxialen Gelenke, sie ermöglichen und steuern damit Bewegungen der Kopfgelenke

Biomechanik: Lateralflexion des Okziput nach rechts bewirkt eine vermehrte Spannung des linken Lig. alare, dies hat eine Rotation des Axis (auf C3) nach rechts zur Folge. Der Atlas rotiert dementsprechend gegenüber dem Axis nach links. Durch die Bänder entsteht eine gegensinnige Bewegungskopplung, d. h. unabhängig von Extension oder Flexion finden den Lateralflexion und Rotation immer gegensinnig statt. Bei einer Rotation des Okziput nach rechts kommt das linke Lig. alare unter Spannung, dadurch zieht es den linken Okziputkondylus nach rechts, was einer Linksseitneigung entspricht.

Praxistipp/Pathologie
Mögliche Symptome bei Insuffizienz der Ligg. alaria: Schwindel, Kopfschmerzen, Tinnitus, Übelkeit.

Untersuchung

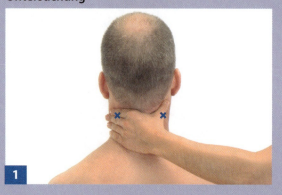

1

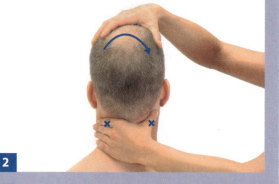

2

ASTE
Der T fixiert den Axis flächig mit dem Daumen und der Radialkante des Zeigefingers der linken Hand.
Hinweis: Zum Fixieren des Axis geht man vom Dornfortsatz des Axis nach lateral und ein klein wenig nach kranial.
Variante: Der Proc. spinosus axis wird von beiden Seiten palpiert. Dann bewegt der T das Okziput in Lateralflexion nach rechts. Es muss sofort eine Rotation des Axis nach rechts erfolgen, welche durch eine Bewegung des Proc. spinosus axis nach links palpierbar ist.
Praxistipp/Pathologie: Risiken für Instabilitäten nach Rotationstraumen, des Weiteren ⊡ Lig. transversum atlantis, S. 179.

ESTE
Der T umfasst mit der anderen Hand das Okziput des P. Er versucht nun vorsichtig, das Okziput in Lateralflexion nach rechts (oder Rotation nach rechts) zu bewegen. Beide Testvarianten werden in jeweils beiden Richtungen beurteilt.
Praxistipp/Pathologie: Bei fixiertem Axis darf keine Bewegung des Okziput möglich sein! Ist eine Bewegung möglich, spricht dies für eine Instabilität. Ein positiver Test schließt eine Dehnung in diesem Bereich aus.
Vorsicht: Ein Hypertonus des M. rectus capitis posterior major kann eine Instabilität eines Lig. alare schützen.

Plexus brachialis

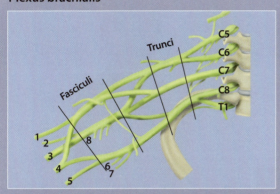

Anatomie

- Der Plexus brachialis bildet sich aus den Rr. ventrales von C5–T1, von C4 kommt ein kleiner Anteil hinzu.
- Diese treten durch die hintere Skalenuslücke (zwischen M. scalenus anterior und M. scalenus medius) und bilden oberhalb der Klavikula Truncus superior, medius und inferior (Pars supraclavicularis des Plexus). Hier gehen u. a. folgende Nerven ab: N. dorsalis scapulae, N. thoracicus longus, N. suprascapularis und N. subclavius.
- Unterhalb der Klavikula (der so genannten Pars infraclavicularis) entstehen drei Hauptstränge: Fasciculus lateralis, medialis und posterior (nach ihrer Lage zur A. axillaris benannt).

Daraus gehen u. a. die Armnerven hervor: N. musculocutaneus (1), N. axillaris (2), N. radialis (3), N. medianus (4), N. ulnaris (5), N. cutaneus antebrachii medialis (6), Nn. cutanei brachii medialis (7) und posterior (8).

Praxistipp/Pathologie

Periphere Kompressionsneuropathien:

- **Plexus brachialis:** Prädelektionsstellen für ein so genanntes Thoracic outlet-Kompressionssyndrom sind die hintere Skalenuslücke, die kostoklavikuläre Pforte und der Raum unter dem M. pectoralis minor (▣ TOK, S. 209).
  Auch aus dem Bereich des Thoracic inlet kann der Plexus komprimiert werden, so z. B. durch einen Pancoast-Tumor = Lungenspitzenprozess (▣ S. 120).
- **N. medianus:** M. pronator teres (▣ S. 210) und Karpaltunnel (▣ S. 211)
- **N. radialis:** Oberarm (Sulcus nervi radialis) und M. supinator (▣ S. 148)
- **N. ulnaris:** Sulcus nervi ulnaris am Epicondylus ulnaris humeri, M. flexor carpi ulnaris (▣ S. 158) und Loge de Guyon

Hinweis: Eine Muskeldehnung ist indiziert, wenn eine Kompression durch die Muskulatur besteht. Sie sollte dann im symptomfreien Bereich erfolgen.

Der ULNT 1 testet die Mobilität, Anpassungsfähigkeit und Spannungstoleranz des Plexus brachialis in seiner Gesamtheit, mit Dominanz des N. medianus. Er eignet sich des Weiteren als Parameter, um den Erfolg einer Therapie zu überprüfen.

ULNT 1 – (Upper limb neural tension)

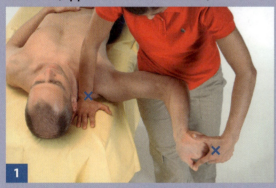

1

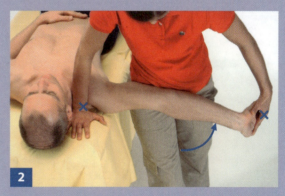

2

ASTE

P in RL. Der T fixiert den Schultergürtel in Mittelstellung zwischen Elevation und Depression. Jetzt bewegt er das Schultergelenk bei ca. 90° flektiertem Ellenbogengelenk in ca. 90° Abduktion und maximale Außenrotation. Der Unterarm wird supiniert, die Hand maximal dorsal extendiert, der Daumen und die Finger werden gestreckt.

Hinweis: Zuvor werden alle beteiligten Gelenke auf ihre Beweglichkeit überprüft.

Es ist hinsichtlich einer validen Reproduzierbarkeit darauf zu achten, dass die ASTE standardisiert, d. h. für den jeweiligen P immer gleich ist. Der Test wird auf beiden Seiten ausgeführt.

ESTE

Der T extendiert den Ellenbogen. Treten Symptome auf, wird die HWS in Lateralflexion zur Testseite bewegt. Verschwinden die Symptome, ist der Test positiv im Sinne einer neuralen Beteiligung. Lateralflexion zur Gegenseite würde in diesem Fall die Symptome verstärken bzw. auslösen.

Praxistipp: Insbesondere dem Auftreten typischer Symptome, einer radikulären Symptomatik (▣ S. 174) und signifikanten Seitenunterschieden wird Beachtung geschenkt. Bei Kompression durch einen hypertonen Muskel ist der entsprechende Längen- und Widerstandstest sowie Druck auf den Muskel unter neuraler, gerade noch symptomfreier Spannung positiv.

3

3.7.2 Sicherheitstests und neurologische Untersuchung (Fortsetzung)

Spurling-Test (Foramina intervertebralia-Test)

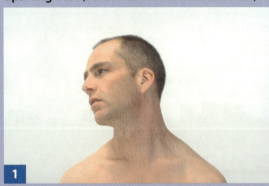

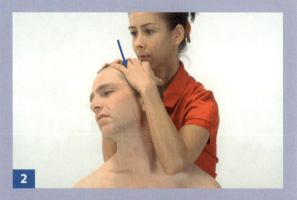

ASTE

Der P extendiert den Kopf mit einer Lateralflexion nach rechts und Rotation nach rechts, bis die Symptome auftreten.

Biomechanik: Diese Stellung der HWS verengt die Foramina intervertebralia auf der rechten Seite.

Hinweis: Der Test wird zu beiden Seiten ausgeführt; zuerst zu der nicht betroffenen Seite in Endstellung.

Variante: Es kann auch in einer HWS-Einstellung am Beginn der Symptomatik eine Traktion gegeben werden. Bei einer Nervenwurzelirritation würden sich die Beschwerden in diesem Fall vermindern.

ESTE

Der T stabilisiert die Position mit beiden Händen. Dann geht der P etwas zurück in eine gerade noch symptomlose bzw. -arme Stellung. Jetzt gibt der T eine Kompression auf Bandscheibenebene (nach kaudal). Reproduziert das Manöver die Symptome des P bzw. verstärken sie sich, ist der Test positiv.

Praxistipp: Ausstrahlende Beschwerden auf der gleichen Seite deuten auf eine Irritation im Bereich der Nervenwurzel hin. Diese kann radikulär oder pseudoradikulär sein (◘ S. 174 f.). Ein positiver Befund stellt eine Kontraindikation für die Muskeldehnung dar und sollte durch eine neurologische Untersuchung (siehe im Anschluss) objektiviert werden.

Neurologische Untersuchung bei Verdacht auf eine radikuläre Symptomatik bzw. Myelopathie

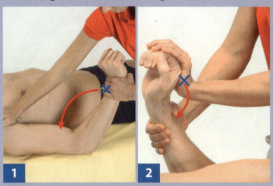

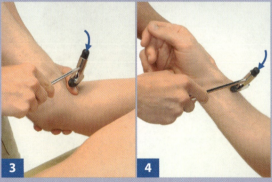

Kennmuskeln

- **C4:** M. deltoideus, Diaphragma
- **C5:** M. biceps brachii (◘ Abb. 1)
- **C6:** M. brachioradialis
  Mm. extensores carpi radialis longus und brevis (◘ Abb. 2)
- **C7:** M. triceps brachii
- **C8:** Mm. flexores digitorum superficialis und profundus
- **T1:** Mm. interossei dorsales und palmares

Praxistipp: Der P kontrahiert den entsprechenden Muskel maximal gegen den Widerstand des T, der versucht, die Kontraktion zu durchbrechen. Dies wird, insbesondere bei niedriger Irritierbarkeit, mehrfach wiederholt.

Reflexe

- **C5:** Bizepsreflex: Der T legt seinen Daumen auf die Bizepssehne und schlägt mit dem Reflexhammer auf den Daumen, um eine Kontraktion des M. biceps brachii auszulösen (◘ Abb. 3).
- **C6:** Brachioradialisreflex (Radiusperiostreflex): Der T schlägt mit dem Reflexhammer auf die Radialkante des distalen Radius. Die Antwort ist eine Kontraktion des M. brachioradialis (◘ Abb. 4).
- **C7:** Trizepsreflex: Schlag auf die Trizepssehne mit nachfolgender Kontraktion des M. triceps brachii.

Praxistipp: Alle Reflexe werden mindestens 6-mal wiederholt. Sie sind im physiologischen Fall nicht ermüdbar und sollten keine Seitendifferenz aufweisen.

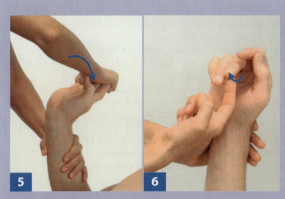

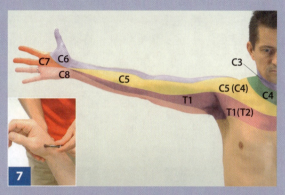

Pathologische Reflexe

Klonus der Finger: Der T bewegt die Finger und die Hand forciert in Dorsalextension. Der Test ist positiv, wenn mehr als drei Kontraktionen in Flexion auftreten (◘ Abb. 5).

Test nach Hoffmann-Trömner: Der T bewegt das Endgelenk des 2. bis 5. Fingers bzw. des Daumens ruckartig („schnipsen") in Extension. Als Variante kann auch ein „Knipsen" am Fingernagel durchgeführt werden. Der Test ist positiv, wenn er mit einer gesteigerten Greifbewegung der Finger und des Daumens beantwortet wird (◘ Abb. 6).

Praxistipp: Im Fall von positiven Testungen sind möglicherweise auch das **Babinski-Zeichen** sowie der **Fußklonus** positiv (◘ Lumbalregion, Neurologische Untersuchung, S. 94).

Sensibilität

Es wird die Sensibilität in den verschiedenen Dermatomen geprüft. Bei Verdacht auf eine Myelopathie gegebenenfalls auch die der unteren Extremität und des Rumpfes.

Praxistipp: Das so genannte **Zeichen von L'Hermitte** beschreibt ein „Kribbeln" beidseits entlang der Wirbelsäule und gilt als ein Zeichen für eine Irritation der Dura mater. Ausgedehnte Überlappungen hinsichtlich der Dermatome und Kennmuskeln sind aufgrund variabler und multisegmentaler Innervation häufig. Ein scharf begrenztes Gebiet mit Sensibilitätsstörungen deutet auf periphere Kompression eines Nervs, Dermatome sind weniger deutlich abgegrenzt und umschrieben.

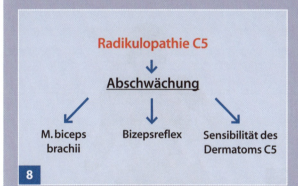

Radikulopathie C5 → Abschwächung → M. biceps brachii / Bizepsreflex / Sensibilität des Dermatoms C5

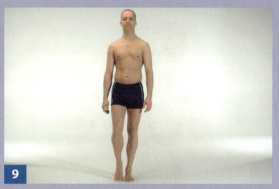

Interpretation der Untersuchung

Radikulopathie: Abschwächung eines Reflexes, des dazugehörigen Kennmuskels sowie der Sensibilität des dazugehörigen Dermatoms. Bei C8 und T1 tritt selten eine radikuläre Symptomatik auf. Bandscheibenschäden kommen eher im hypermobilen Bereich C5 bis C7 vor.

Myelopathie: gesteigerte und positive pathologische Reflexe (auch der unteren Extremität), motorische und sensible Ausfälle (nicht nur im Bereich der oberen Extremität), evtl. Blasen- und Mastdarmstörungen, Gangunsicherheit durch spinale Ataxie und spastische Tonuserhöhungen. Dies äußert sich u. U. auch in positiven Gleichgewichtstests wie z. B. Romberg.

Gleichgewichtsprüfung

Unterbergscher Tretversuch: Der P wird aufgefordert, bei geschlossenen Augen ca. 50 Schritte auf der Stelle zu treten. Eine Drehung des Körpers um mehr als 45° gilt als pathologisch.

Romberg-Test: Der P steht mit geschlossenen Augen und dicht nebeneinander stehenden Füßen. Er streckt die Arme nach vorn aus, die Unterarme in Supination. Als pathologisch ist eine Fallneigung zu werten.

Praxitipp/Pathologie: Es ist zu beachten, dass die Ursachen positiver Gleichgewichtstests auch Störungen des Kleinhirns und des Vestibularorgans, also dem Rückenmark übergeordneter Zentren, sein können.

3.7.3   Verbesserung der HWS-Flexion

Mm. semispinales, Mm. splenii und Mm. longissimi (beidseits)

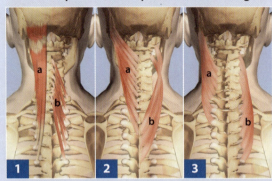

Anatomie
M. semispinalis capitis (1a)
U: Procc. articulares des 3. bis 7. HW, QFS des 1. bis 6. BW
A: Os occipitale: zwischen Linea nuchalis inferior und superior
M. semispinalis cervicis (1b)
U: QFS des 7. HW bis 6. BW
A: DFS des 2. bis 6. HW
I: beider Muskeln: Rr. dorsales (C1–T6)
M. splenius capitis (2a)
U: DFS des 3. bis 7. HW bzw. kaudales Lig. nuchae sowie DFS
    des 1. bis 3. BW
A: Linea nuchalis superior (laterales Drittel), Proc. mastoideus

M. splenius cervicis (2b)
U: DFS des 3. bis 6. BW
A: QFS von Atlas und Axis, evtl. des 3. HW
I: beider Muskeln: Rr. dorsales (C3–C8)
M. longissimus capitis (3a)
U: Procc. articulares des 3. bis 7. HW, QFS des 1. bis 3. BW
A: Proc. mastoideus (dorsaler Rand)
M. longissimus cervicis (3b)
U: QFS des 1. bis 6. BW
A: QFS (Tuberculum posterius) des 2. bis 6. HW
I: beider Muskeln: Rr. dorsales (C3–T6)
Sowie: **Mm. spinales capitis und cervicis, M. iliocostalis
cervicis und M. multifidus cervicis**

Besonderheiten
▪ Alle Muskeln gehören zur autochthonen Rückenmuskulatur
  (Erector spinae). Es gibt zahlreiche Variationen bezüglich
  ihrer Anatomie.

Funktionen
▪ bei beidseitiger Kontraktion: Extension der HWS inklusive
  Artt. atlantooccipitales (C0/C1), Verstärkung der HWS-Lordose
▪ bei einseitiger Kontraktion: Extension mit Lateralflexion zur
  gleichen Seite; Mm. splenii und longissimi: Rotation zur
  gleichen Seite; Mm. semispinales: Rotation zur Gegenseite
  (◻ Tab. 3.10, S. 198)
▪ gemeinsam mit den anderen Nackenmuskeln und der ventralen Muskulatur: Stabilisation des Kopfes im Lot

---

Untersuchung

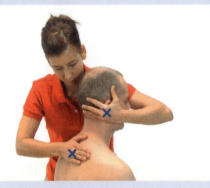

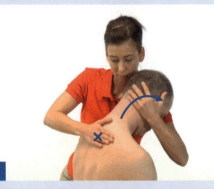

Längentest (ASTE)
Eine Hand des T liegt flächig auf dem zervikothorakalen Über-
gang und stabilisiert die Streckung der BWS. Die andere Hand,
des T umgreift mit der ulnaren Kante das Okziput und stabili-
siert den Kopf des P an seiner Schulter.
Hinweis: Im Gegensatz zum M. trapezius, Pars descendens
und M. levator scapulae hat eine Längenminderung dieser
Muskeln keinen Einfluss auf die Rotationsstellung der Skapula.
Des Weiteren haben sie keine direkte Wirkung hinsichtlich der
Elevation und Protraktion des Schultergürtels.
Wichtig: Prüfen der Mobilität von BWS/CTÜ, da eine Einschrän-
kung (v.a. der Extension) Verkürzung begünstigt (◻ S. 114 f.)!

Längentest (ESTE)
Der T versucht, die HWS bei leichter Traktion in maximale Flexion zu bewegen. Die Muskeln sind zu kurz, wenn die Bewegung eingeschränkt ist, das Endgefühl weich- bzw. fest-elastisch ist und im Verlauf ein Dehngefühl entsteht.
Hinweis: Eine vorab eingestellte Flexion der Ellenbogengelen-
ke entlastet das neurale System (Hände auf den Oberschenkeln bzw. einem Kissen abgelegt). Haben Bewegungen des
GHG, des EBG, der Hand bzw. der unteren Extremität Einfluss
auf das ROM, deutet dies auf eine neurale Beteiligung hin.
◻ Differenzialdiagnostik I u. II, S.174 ff sowie ▶ S. 181 ff.

Dehnung

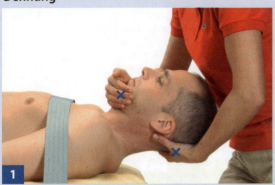

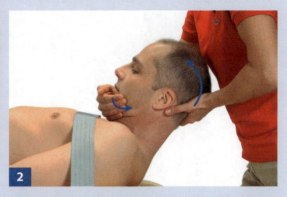

ASTE

P in RL. Zur neuralen Entlastung sind des Weiteren die Ellenbogen des P gebeugt, die Hände liegen auf dem Bauch. Der zervikothorakale Übergang ist in Streckung und der rechte und linke Schultergürtel durch einen Gurt in Retraktion stabilisiert. Der T umfasst mit einer Hand den Kopf und die obere HWS, die andere Hand liegt am Unterkiefer. Er stellt die HWS und den Kopf unter leichter Traktion so weit wie möglich in Flexion ein. Der P blickt nach oben und führt gegen den Widerstand des T eine isometrische Kontraktion in Richtung Extension der HWS aus.

ESTE/Stimulation der Antagonisten

Nachdem der P entspannt hat, bewegt der T die HWS und die Kopfgelenke weiter in Richtung Flexion. Durch schrittweises AS/ES geht er bis zum Bewegungsende und hält die Position. Die Traktion wird für die gesamte Dauer beibehalten. Ist die Dehnung beendet, bewegt der P den Kopf und die HWS gegen den Widerstand des T am Unterkiefer weiter in die maximal mögliche Flexion.

Hinweis: Bei Irritationen im Kiefergelenksbereich kann für die Dehnung alternativ an der Stirn gegriffen und die Stimulation der Antagonisten durch einen Widerstand an der Stirn oder den Jochbeinen ausgeführt werden.

Eigendehnung

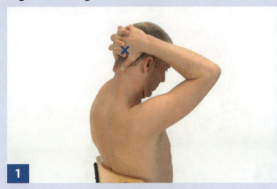

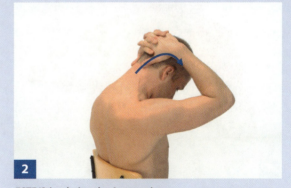

ASTE

Sie sitzen mit dem Rücken an einer Stuhllehne. Ziehen Sie beide Schultern hoch. Beugen Sie den Kopf und Nacken so weit wie möglich nach vorn, dann gehen Sie wieder etwas zurück. Beide Hände umfassen nun gefaltet den Hinterkopf und den oberen Nacken. Die Schultern sind jetzt entspannt. Spannen Sie gegen die Hände nach hinten in Richtung Streckung der Halswirbelsäule, ohne eine Bewegung zuzulassen. Dabei blicken Sie nach oben.

Hinweis: Während der Dehnung sollen auf keinen Fall Ausstrahlungen in die Arme auftreten!

ESTE/Stimulation der Antagonisten

Entspannen Sie. Bewegen Sie den Kopf und Nacken weiter in Richtung Beugung, dabei ziehen Sie das Kinn ein („Doppelkinn") und schauen nach unten. Durch schrittweises AS/ES kommen Sie in die maximale Dehnung, bis ein Dehngefühl im Nacken spürbar ist. Durch eine Anspannung der Ellenbogen in Streckung geben Sie dabei einen leichten Zug auf den Nacken. Halten Sie die Position. Ist die Dehnung beendet, legen Sie eine Hand an den Unterkiefer oder die Stirn und bewegen die HWS gegen diesen Widerstand aktiv weiter in die Beugung. Dabei blicken Sie nach unten.

3.7.4   Verbesserung der Flexion der Kopfgelenke

Mm. recti capitis posteriores minor und major sowie Mm. obliqui capitis superior und inferior (bds.)

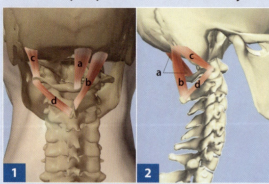

Anatomie
M. rectus capitis posterior minor (RCPMi, 1a und 2a)
U: Tuberculum posterius des Atlas
A: Linea nuchalis inferior (medialer Bereich)
M. rectus capitis posterior major (RCPMa, 1b und 2b)
U: Proc. spinosus des Axis
A: Linea nuchalis inferior (lateraler Bereich)
M. obliquus capitis superior (OCS, 1c und 2c)
U: Proc. transversus des Atlas
A: Linea nuchalis inferior (kranio-lateral des RCPMa)
M. obliquus capitis inferior (OCI, 1d und 2d)
U: Proc. spinosus des Axis

A: Proc. transversus des Atlas
I: aller vier Muskeln: N. suboccipitalis (R. dorsalis von C1)
Besonderheiten
- RCPMa, OCS und OCI einer Seite formen jeweils das Trigonum a. vertebralis (◘ Abb. 2). Die A. vertebralis liegt hier auf dem Arcus posterior atlantis in einem Sulcus.

Funktionen
- bei beidseitiger Kontraktion: Extension der Atlantookzipital- und Atlantoaxialgelenke
- bei einseitiger Kontraktion: Lateralflexion (v. a. C0/C1) zur gleichen Seite (RCPMi sehr wenig); Rotation: RCPMa und OCI → zur gleichen Seite, RCPMi und OCS → zur Gegenseite
- ◘ Biomechanik der Kopfgelenke, S. 172

Praxistipp/Pathologie
Okzipitalneuralgie: periphere Kompression der Okzipitalnerven, vor allem des N. occipitalis major (Ramus dorsalis von C2) mit dem Leitsymptom Kopfschmerz (◘ S. 208).
A. vertebralis-Insuffizienz: Bei Insuffizienz einer der beiden Aa. vetebrales muss die verbliebene Arterie die Durchblutung einiger Teile des Gehirns (gemeinsam mit den Aa. carotis internae) und des Rückenmarks sicherstellen (◘ S. 178).
Cave bei Hypertonus: a) des RCPMa, er kann eine Instabilität eines Lig. alare verdecken. Er hat einen ähnlichen Verlauf wie dieses (◘ S. 180). b) der Nackenmuskulatur insgesamt. Sie spannt z. B. nach einem Beschleunigungstrauma der HWS reflektorisch an, um eine Verletzung zu schützen.

Untersuchung

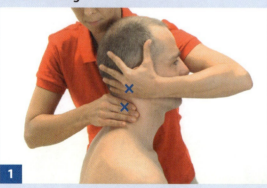

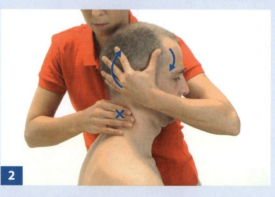

Längentest (ASTE)
Der T fixiert den Axis mit seinem Daumen und der Radialseite des Zeigefingers. Die andere Hand greift mit der ulnaren Kante das Okziput und stabilisiert den Kopf des P an seiner Schulter.
Praxistipp: Von der Protuberantia occipitalis externa nach kaudal ist der erste palpable Dornfortsatz der des Axis. Palpieren Sie vom DFS nach lateral und ein klein wenig nach kranial und fixieren Sie den Axis dort.
Hinweis: Bei einseitiger Testung wird folgende Einstellung gewählt: Flexion mit Latflex zur Gegenseite und Rotation zur gleichen Seite (gekoppelte Bewegung der oberen HWS).
Wichtig: Prüfen der Mobilität von BWS und CTÜ (◘ S. 114 f.)!

Längentest (ESTE)
Der T versucht, die Kopfgelenke in maximale Flexion zu bewegen, indem er das Okziput nach dorsal-kranial schiebt und gleichzeitig mit der Schulter einen Schub nach dorsal gibt. Die Muskeln sind zu kurz, wenn die Bewegung eingeschränkt ist, das Endgefühl weich- bzw. fest-elastisch ist und im Verlauf ein Dehngefühl entsteht.
Hinweis: Haben Bewegungen des GHG, des EBG, der Hand bzw. der unteren Extremität Einfluss auf das ROM, deutet dies auf eine neurale Beteiligung hin.
◘ Differenzialdiagnostik I u. II, S. 174 ff. sowie ▶ S. 181 ff. u. bei Einfluss von Bewegungen des Kiefers, S. 201 ff.

Dehnung

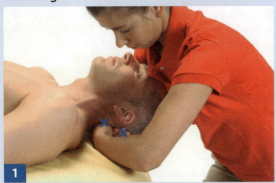

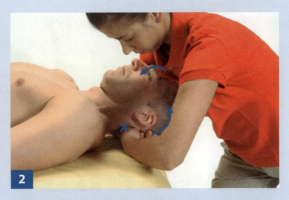

ASTE

P in RL. Der T fixiert den Axis mit der Radialseite des Zeigefingers seiner Hand. Die andere Hand liegt am Okziput, die Schulter nimmt Kontakt zur Stirn des P auf. Er stellt die Kopfgelenke so weit wie möglich in Flexion ein. Der P führt gegen den Widerstand des T eine isometrische Kontraktion in Richtung Extension der Kopfgelenke aus. Der P blickt dabei nach oben.

Hinweis: Die Ausführung zeigt die beidseitige Dehnung der Muskeln. Sollen die Muskeln linksseitig gedehnt werden, wird folgende Einstellung gewählt: Flexion, gekoppelt mit Lateralflexion nach rechts und Rotation nach links.

ESTE/Stimulation der Antagonisten

Nachdem der P entspannt hat, bewegt der T die Kopfgelenke weiter in Flexion, indem er mit einer Hand am Okziput nach kranial zieht und gleichzeitig mit seiner Schulter einen Schub nach kaudal gibt. Durch schrittweises AS/ES geht er bis zum Bewegungsende und hält die Position. Ist die Dehnung beendet, bewegt der P die Kopfgelenke – gegen den Widerstand des T an der Stirn oder den Jochbeinen – weiter in die maximal mögliche Flexion. Dabei blickt der P nach unten.

Hinweis: Um das arthrogene Gleiten der Okziputkondylen zu unterstützen, kann zusätzlich mit der Schulter ein Schub nach dorsal gegeben werden.

Eigendehnung

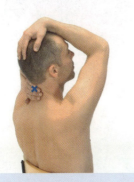

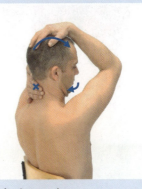

ASTE

Sie sitzen mit dem Rücken an einer Stuhllehne. Mit der Kleinfingerseite einer Hand umfassen Sie den 2. Halswirbel von hinten, die Hand stabilisiert den unteren Nacken. Der Nacken soll aktiv gegen diese Hand drücken, um den Kontakt aufrecht zu erhalten. Die andere Hand umfasst den Hinterkopf. Dann beugen Sie den Kopf so weit wie möglich. Das Kiefergelenk ist dabei entspannt. Spannen Sie jetzt gegen die obere Hand in Richtung Streckung der Kopfgelenke („Kinn nach vorn schieben"), blicken Sie dabei nach oben.

ESTE/Stimulation der Antagonisten

Entspannen Sie. Bewegen Sie die obere HWS (= Kopfgelenke) mit der oberen Hand weiter in Richtung Beugung, dabei ziehen Sie das Kinn ein („Doppelkinn"). Blicken Sie gleichzeitig nach unten und halten Sie den Kontakt zur unteren Hand. Durch schrittweises AS/ES kommen Sie in die maximale Dehnung, bis ein Dehngefühl im oberen Nacken, nahe am Kopf, spürbar ist. Halten Sie die Position. Ist die Dehnung beendet, legen Sie die obere Hand an die Stirn oder die Jochbeine und bewegen dagegen aktiv weiter in die Beugung (nur oberhalb des kleinen Fingers der im Nacken befindlichen Hand). Dabei blicken Sie nach unten.

3.7.5   Verbesserung der HWS-Flexion mit Latflex zur Gegen- und Rotation zur gleichen Seite

M. trapezius (Pars descendens)

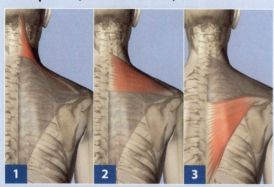

Anatomie
Pars descendens (1)
U: Linea nuchalis superior (mediales Drittel), Protuberantia occipitalis externa, DFS des 1. bis 4. HW, Lig. nuchae
A: Klavikula (laterales Drittel), Akromion
Pars transversa (2)
U: DFS sowie Ligg. supraspinalia des 5. HW bis 3. BW, Lig. nuchae
A: Extremitas acromialis claviculae, Akromion, lateraler Teil der Spina scapulae
Pars ascendens (3)
U: DFS sowie Ligg. supraspinalia des 3. bis 12. BW

A: medial angrenzender Teil der Spina scapulae über eine Aponeurose
I: N. accessorius (XI. Hirnnerv, R. externus: Kerne C1–C5), Plexus cervicalis: direkte Rr. trapezii (C2–C4)

Funktionen
- Pars descendens: 1. bei Punctum fixum am Schultergürtel: bei einseitiger Kontraktion: Extension der HWS mit Lateralflexion zur gleichen und Rotation zur Gegenseite; bei beidseitiger Kontraktion: Extension der HWS. 2. bei Punctum fixum an der HWS: Außenrotation der Skapula (Akromion nach kranial-medial: dies stellt die Cavitas glenoidalis nach kranial-lateral); Elevation des Schultergürtels
- Pars transversa: Medialisieren der Skapula, Retraktion des Schultergürtels
- Pars ascendens: Außenrotation und Kaudalisieren der Skapula, Depression des Schultergürtels
- alle Partes gemeinsam: Stabilisierung der Skapula am Rumpf bzw. deren Drehung, beide untere Anteile können bei Punctum fixum an der Skapula die BWS zur Gegenseite rotieren

Praxistipp/Pathologie
Hypertonus: Pars descendens neigt bei Irritationen der Zervikalregion zum reflektorischen Hypertonus; ebenso bei Störungen innerer Organe, z. B. des Magens → die peritoneale Hülle des Magens wird vom N. phrenicus innerviert, der aus C3/C4 kommt; dort liegen auch die Kerngebiete des N. accessorius, der die Pars descendens motorisch innerviert (▶ S. 173).

Untersuchung

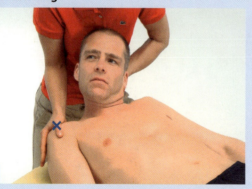

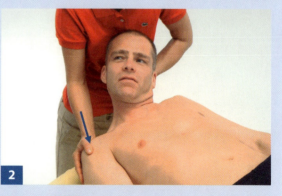

Längentest (ASTE)
Der rechte Schultergürtel ist in Elevation eingestellt. Der T umfasst den Kopf und die HWS von dorsal und stellt die HWS unter leichter Traktion in maximale Flexion, Lateralflexion nach links und Rotation nach rechts ein. Zur Entlastung der HWS geht er auf ca. 75 % des ROM zurück. Der T stützt den Kopf des P an seinem Körper. Die andere Hand legt sich von oben und etwas von vorn auf das Akromion und die laterale Klavikula.
Hinweis: Bei zusätzlicher Fixation der oberen Rippen wird der M. scalenus posterior mitgetestet, der hauptsächlich die untere HWS (C5-C7) in o. g. Bewegung einschränken könnte.
Wichtig: Prüfen der Mobilität von BWS und CTÜ (⊡ S. 114 f.)!

Längentest (ESTE)
Der T versucht, den Schultergürtel nach kaudal-dorsal in maximale Depression und Retraktion zu bewegen. Die Pars descendens des M. trapezius ist zu kurz, wenn die Bewegung eingeschränkt ist, das Endgefühl weich- bzw. fest-elastisch ist und im Verlauf ein Dehngefühl entsteht.
Variante: Test in umgekehrter Reihenfolge
Hinweis: Eine vorab eingestellte Flexion des EBG rechts entlastet das neurale System. Haben Bewegungen des GHG, des EBG, der Hand bzw. der unteren Extremität Einfluss auf das ROM, deutet dies auf eine neurale Beteiligung hin.
⊡ Differenzialdiagnostik I u. II, S. 174 ff. sowie ▶ S. 181 ff.

Dehnung

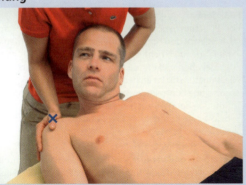

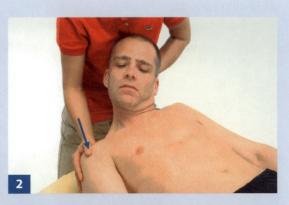

ASTE

P in RL. Der rechte Schultergürtel ist in Elevation eingestellt. Der Ellenbogen kann zur neuralen Entlastung gebeugt werden. Der T umfasst mit einer Hand den Kopf und die HWS von dorsal und stellt die HWS unter leichter Traktion in maximale Flexion, Lateralflexion nach links und Rotation nach rechts ein. Um die HWS zu entlasten, wird auf ca. 75 % des ROM zurückgegangen. Der T stützt den Kopf des P an seinem Körper. Die andere Hand legt sich flächig auf das Akromion und die laterale Klavikula und bewegt den Schultergürtel so weit wie möglich in Depression und Retraktion. Der P führt gegen den Widerstand des T eine isometrische Kontraktion in Richtung Elevation aus.

ESTE/Stimulation der Antagonisten

Nachdem der P entspannt hat, bewegt der T den Schultergürtel weiter nach kaudal-dorsal in Richtung Depression. Durch schrittweises AS/ES geht er bis zum Bewegungsende und hält die Position. Die Traktion wird beibehalten. Ist die Dehnung beendet, bewegt der P die HWS weiter in die maximal mögliche Flexion mit Lateralflexion nach links und Rotation nach rechts, indem er den Kopf aktiv hält und den Schultergürtel gegen den Widerstand des T am Ellenbogen weiter in Depression bewegt.

Hinweis: Durch die Dehnung wird gleichzeitig die Depression des Schultergürtels verbessert.

Eigendehnung

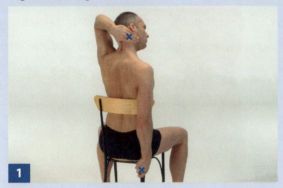

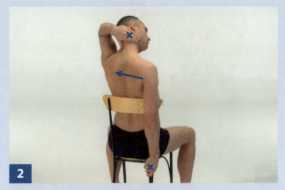

ASTE

Sie sitzen auf einem Stuhl. Ziehen Sie den rechten Schultergürtel hoch und beugen Sie den Kopf und die HWS maximal, gleichzeitig neigen Sie nach links und drehen nach rechts. Aus dieser Position gehen Sie etwas zurück (auf ca. 75 % des Bewegungsausmaßes) und stabilisieren diese Stellung mit der linken Hand. Dann hält sich die rechte Hand am hinteren Stuhlbein oder an der hinteren Sitzfläche fest. Der Arm ist dabei gestreckt. Spannen Sie jetzt die rechte Schulter hoch. Durch Festhalten an der Sitzfläche entsteht keine Bewegung, aber eine Anspannung des Muskels.

Hinweis: Während der Dehnung sollen auf keinen Fall Ausstrahlungen in den Arm auftreten!

ESTE/Stimulation der Antagonisten

Entspannen Sie. Die rechte Hand hält sich weiter fest. Verlagern Sie den aufrechten Oberkörper nach links und vorn. Durch schrittweises AS/ES kommen Sie in die maximale Dehnung, bis ein Dehngefühl im rechten Schulter-Nacken-Bereich spürbar ist. Halten Sie die Position. Ist die Dehnung beendet, lösen Sie die rechte Hand vom Stuhlbein bzw. der Sitzfläche und bewegen sie in Richtung Fußboden. Der Kopf und die HWS werden gleichzeitig aktiv weiter nach vorn mit gleichzeitiger Seitneigung nach links bewegt (die Nase bleibt nach rechts gedreht). Dazu gibt die linke Hand einen leichten Widerstand an der linken Stirnseite.

3.7.6   Verbesserung der HWS-Flexion mit Lateralflexion und Rotation zur Gegenseite

M. levator scapulae

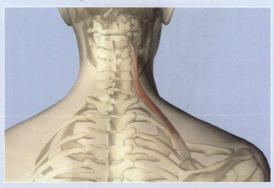

Anatomie
U: Querfortsätze von Atlas und Axis, Tubercula posteriora der Querfortsätze des 3. und 4. Halswirbels

A: Angulus superior scapulae, angrenzender Teil der Margo medialis scapulae

I: N. dorsalis scapulae (C4–C5) sowie direkte Rr. ventrales von C3–C5

Funktionen
- bei Punctum fixum an der HWS: Innenrotation der Skapula → d. h. er zieht den Angulus superior scapulae nach medial-kranial, dadurch richtet sich die Cavitas glenoidalis nach kaudal; Elevation und Protraktion des Schultergürtels
- bei Punctum fixum an der Skapula:
  - einseitige Kontraktion: Extension, Lateralflexion und Rotation der HWS zur gleichen Seite
  - beidseitige Kontraktion: Extension der HWS, Verstärkung der HWS-Lordose

Praxistipp/Pathologie
Hypertonus und Verkürzung: des Muskels mit gleichzeitiger Abschwächung des M. trapezius, Pars ascendens und des M. serratus anterior können zu Änderungen der Biomechanik und damit zur Überlastung im subakromialen Raum führen. Aus der vermehrten Innenrotationsstellung der Skapula resultiert ein ungünstigerer Kraftarm für den M. supraspinatus. Dieser steht mehr horizontal oder sogar abfallend zum Humeruskopf, woraus sich eine Tendopathie des Muskels und eine Impingementproblematik entwickeln kann (◘ Abb 3.4, S. 121). Eine kyphosierte BWS-Position begünstigt den Hypertonus des M. levator scapulae. Die flektierte Einstellung von BWS und CTÜ bewirkt eine ventrale Translation der HWS mit extendierten Kopfgelenken. Infolge dessen erhöhen der M. levator scapulae und die anderen Nackenmuskeln ihre Aktivität, um den Kopf aufrecht und sagittal im Lot zu halten.

Untersuchung

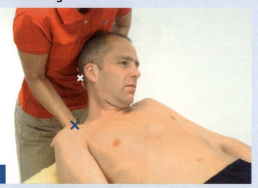

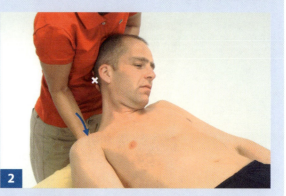

Längentest (ASTE)
P in RL. Der rechte Schultergürtel ist in Elevation eingestellt. Der T umfasst den Kopf und die HWS von dorsal und stellt die HWS unter leichter Traktion in maximale Flexion, Lateralflexion und Rotation nach links ein. Um die HWS zu entlasten, wird auf ca. 75 % des ROM zurückgegangen. Der T stützt den Kopf des P an seinem Körper. Die andere Hand legt sich flächig auf den Angulus superior der Skapula.

Variante: Test in umgekehrter Reihenfolge

Wichtig: Prüfen der Mobilität von BWS und CTÜ (◘ S. 114 f.), da eine Einschränkung (vor allem der Extension) einen Hypertonus bzw. eine Verkürzung des M. levator begünstigt!

Längentest (ESTE)
Der T versucht, den Schultergürtel über die Skapula nach kaudal in maximale Depression zu bewegen und die Skapula dabei nach außen zu rotieren. Der M. levator scapulae ist zu kurz, wenn die Bewegung eingeschränkt ist, das Endgefühl weich- bzw. fest-elastisch ist und im Verlauf ein Dehngefühl entsteht.

Hinweis: Eine vorab eingestellte Flexion des EBG rechts entlastet das neurale System. Haben Bewegungen des GHG, des EBG, der Hand bzw. der unteren Extremität Einfluss auf das ROM, deutet dies auf eine neurale Beteiligung hin.

◘ Differenzialdiagnostik I u. II, S. 174 ff. u. sowie ▶ S. 181 ff.

Dehnung

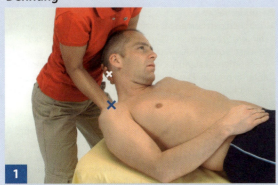

1

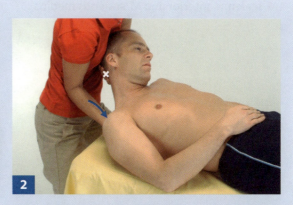

2

ASTE
P in RL. Der rechte Schultergürtel ist in Elevation eingestellt. Der Ellenbogen kann zur neuralen Entlastung gebeugt werden. Der T umfasst mit einer Hand den Kopf und die HWS von dorsal und stellt die HWS unter leichter Traktion in maximale Flexion, Lateralflexion und Rotation nach links ein. Um die HWS zu entlasten, geht er auf ca. 75 % des ROM zurück. Er stützt den Kopf an seinem Körper. Die andere Hand legt sich flächig auf den Angulus superior der Skapula und bewegt den Schultergürtel so weit wie möglich in Depression und Retraktion. Der P führt gegen den Widerstand des T eine isometrische Kontraktion in Richtung Elevation aus.

ESTE/Stimulation der Antagonisten
Nachdem der P entspannt hat, bewegt der T den Schultergürtel weiter nach kaudal. Gleichzeitig bewegt er die Skapula in Außenrotation. Durch schrittweises AS/ES geht er bis zum Bewegungsende und hält die Position. Die Traktion wird beibehalten. Ist die Dehnung beendet, bewegt der P die HWS in die maximal mögliche Flexion mit Lateralflexion und Rotation nach links, indem er den Kopf hält und den Schultergürtel gegen den Widerstand des T weiter in Depression bewegt.
Hinweis: Durch die Dehnung wird ebenfalls die Depression und Retraktion des Schultergürtels sowie die Außenrotation der Skapula verbessert.

Eigendehnung

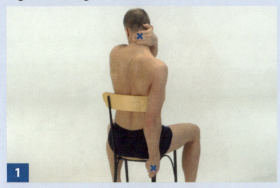

1

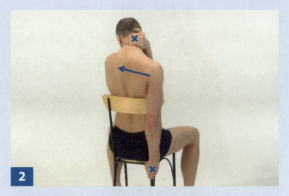

2

ASTE
Sie sitzen auf einem Stuhl. Ziehen Sie den rechten Schultergürtel hoch und beugen Sie den Kopf und die HWS maximal, gleichzeitig neigen und drehen Sie dabei nach links. Aus dieser Position gehen Sie etwas zurück (auf ca. 75 % des Bewegungsausmaßes) und stabilisieren diese Stellung mit der linken Hand. Mit der rechten Hand halten Sie sich am hinteren rechten Stuhlbein fest. Der Arm ist dabei gestreckt. Spannen Sie jetzt die rechte Schulter hoch. Durch das Festhalten am Stuhlbein entsteht keine Bewegung, aber eine Anspannung des Muskels.
Hinweis: Während der Dehnung sollen auf keinen Fall Ausstrahlungen in den Arm auftreten!

ESTE/Stimulation der Antagonisten
Entspannen Sie. Die Hand hält sich weiter am Stuhlbein fest. Verlagern Sie den aufrechten Oberkörper nach links und vorn. Durch schrittweises AS/ES kommen Sie in die maximale Dehnung, bis ein Dehngefühl im rechten Schulter-Nacken-Bereich spürbar ist. Bitte bewegen Sie die rechte Schulter nicht nach vorn! Halten Sie die Position. Ist die Dehnung beendet, lösen Sie die rechte Hand vom Stuhlbein und bewegen sie in Richtung Fußboden. Der Kopf und die HWS werden gleichzeitig aktiv weiter nach vorn und links bewegt. Dazu gibt die linke Hand einen leichten Widerstand an der linken Stirnseite.

3

3.7.7   Verbesserung der Latflex zur Gegen- und Rotation zur gleichen Seite in HWS-Extension

M. scalenus anterior und M. scalenus medius

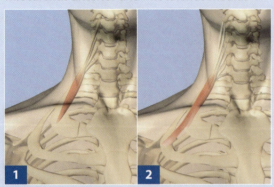

Anatomie
M. scalenus anterior (1)
U: Tuberculum anterius der QFS des 3. bis 6. HW
A: 1. Rippe: Tuberculum musculi scaleni anterioris
I: Rr. ventrales von C5–C7
M. scalenus medius (2)
U: QFS des Axis, QFS des 3. bis 7. HW: zwischen Tuberculum anterius und posterius
A: 1. Rippe (dorsal des Sulcus arteriae subclaviae) sowie Membrana intercostalis externa des 1. Zwischenrippenraumes, 2. Rippe
I: Rr. ventrales von C4–C8

Besonderheiten
- Zwischen den beiden Muskeln befindet sich die so genannte „hintere Skalenuslücke", durch diese verlaufen der Plexus brachialis und die A. subclavia.
- Die „vordere Skalenuslücke" ist zwischen dem M. scalenus anterior und der Pars clavicularis des M. sternocleidomastoideus lokalisiert, durch sie ziehen die V. subclavia, der N. phrenicus und Lymphgefäße.

Funktionen
- bei Punctum fixum an der HWS: Heben der 1. und 2. Rippe, Inspiration → sie sind sowohl bei ruhiger als auch bei forcierter Einatmung aktiv
- bei Punctum fixum an den Rippen: bei einseitiger Kontraktion: Flexion der HWS mit Lateralflexion zur gleichen und Rotation zur Gegenseite; bei beidseitiger Kontraktion: Flexion der HWS

Praxistipp/Pathologie
Thoracic outlet-Kompressionssyndrom: Die hintere Skalenuslücke ist neben dem kostoklavikulären Raum und dem Gebiet hinter dem M. pectoralis minor eine der Prädelektionsstellen für eine periphere Kompression des Plexus brachialis. Die Symptome sind im Gegensatz zur Bandscheibenproblematik pseudoradikulär und multisegmental. Bei ca. 10 % der Patienten ist die A. subclavia betroffen. In diesem Fall fällt eine Blässe der Hand auf, des Weiteren können ischämiebedingte Schmerzen auftreten. ▣ TOK, S. 209

Untersuchung

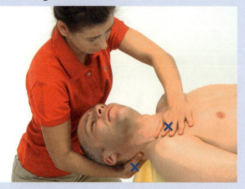 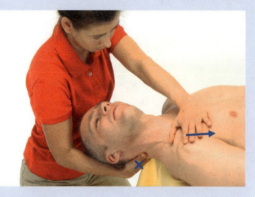

Längentest (ASTE)
P in RL. Der T umfasst mit einer Hand den Kopf und die HWS flächig von rechts und dorsal. Er stellt die HWS in Extension mit maximaler Lateralflexion nach links und Rotation nach rechts ein und gibt eine leichte Traktion nach kranial. Die andere Hand legt sich von ventral und kranial auf die 1. und 2. Rippe.
Hinweis: Eine vorab eingestellte Flexion des EBG rechts entlastet das neurale System. Haben Bewegungen des GHG, des EBG, der Hand bzw. der unteren Extremität Einfluss auf das ROM, deutet dies auf eine neurale Beteiligung hin.
▣ Differenzialdiagnostik I, S. 174 f. sowie ▶ S. 181 ff.
Wichtig: Prüfen der Mobilität von BWS und CTÜ (▣ S. 114 f.)!

Längentest (ESTE)
Der T versucht, die 1. und 2. Rippe maximal nach kaudal zu schieben. Der P wird aufgefordert, gleichzeitig auszuatmen. Die Traktion der HWS wird dabei gehalten. Die Muskeln sind zu kurz, wenn die Bewegung eingeschränkt ist, das Endgefühl weich- bzw. fest-elastisch ist und im Verlauf ein Dehngefühl entsteht.
Variante: Test in umgekehrter Reihenfolge
Hinweis: Der M. scalenus posterior muss in *Flexion* der unteren HWS getestet werden (▣ Untersuchung, S. 188). Ausstrahlende Symptome in den Arm deuten möglicherweise auf Kompression des Plexus brachialis in der hinteren Skalenuslücke hin .

Dehnung

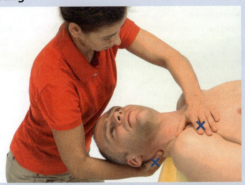

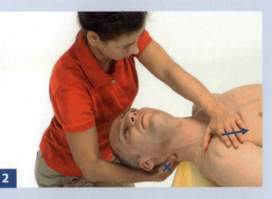

ASTE
P in RL. Der T umfasst mit einer Hand den Kopf und die HWS flächig von rechts und dorsal. Die andere Hand fixiert von ventral und kranial die 1. und 2. Rippe. Der T stellt die HWS in Extension mit maximaler Lateralflexion nach links und Rotation nach rechts ein und gibt eine leichte Traktion nach kranial. Der P atmet gegen den Widerstand des T an den Rippen kräftig ein.
Hinweis: Eine vorab eingestellte Flexion des EBG rechts entlastet das neurale System, die Hand liegt auf dem Bauch. Der M. scalenus posterior wird in *Flexion* mit Lateralflexion nach links und Rotation nach rechts (C5-C7) gedehnt.

ESTE/Stimulation der Antagonisten
Während der Ausatmung des P bewegt der T die 1. und 2. Rippe nach kaudal. Gleichzeitig gibt er weiter eine Traktion der HWS in kraniale Richtung. Durch schrittweises AS/ES geht er bis zum Bewegungsende und hält die Position. Ist die Dehnung beendet, bewegt der P die HWS weiter in die maximal mögliche Extension mit Lateralflexion nach links und Rotation nach rechts, indem er gegen den Widerstand des T bewegt und gleichzeitig tief ausatmet.
Hinweis: Bei einer starken Verkürzung müssen erst die einzelnen Komponenten der ASTE erarbeitet werden. Bei Ausstrahlungen können die Muskeln quergedehnt werden.

Eigendehnung

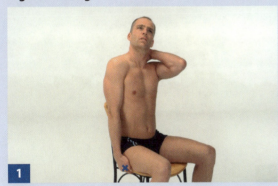

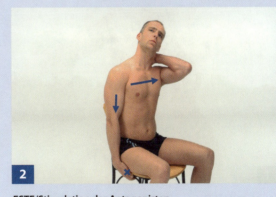

ASTE
Sie sitzen auf einem Stuhl. Ziehen Sie den rechten Schultergürtel hoch. Bewegen Sie den Kopf nach hinten, gleichzeitig neigen Sie ihn nach links und drehen ihn nach rechts. Stabilisieren Sie diese Stellung des Nackens mit der linken Hand. Dann hält sich die rechte Hand an der seitlichen Sitzfläche fest. Der Arm ist dabei gestreckt. Atmen Sie jetzt kräftig ein. Durch das Festhalten an der Sitzfläche entsteht keine Bewegung, aber eine Anspannung der beiden Muskeln.
Hinweis: Während der Dehnung sollen auf keinen Fall Ausstrahlungen in den Arm auftreten!

ESTE/Stimulation der Antagonisten
Während des Ausatmens verlagern Sie den aufrechten Oberkörper nach links. Gleichzeitig geben Sie mit der linken Hand einen leichten Längszug auf den Nacken, indem Sie den linken Ellenbogen in Streckung spannen. Durch schrittweises AS/ES kommen Sie in die maximale Dehnung, bis ein Dehngefühl im rechten, seitlichen Halsbereich spürbar ist. Halten Sie die Position. Ist die Dehnung beendet, wird die gestreckte HWS aktiv weiter in Seitneigung nach links bewegt (die Nase bleibt dabei nach rechts gedreht). Dazu geben Sie einen Widerstand am linken Hinterkopf und atmen gleichzeitig tief aus.

3.7.8 Verbesserung der HWS-Extension mit Latflex zur Gegen- und Rotation zur gleichen Seite

M. sternocleidomastoideus

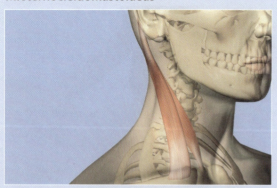

Anatomie

U: • Pars clavicularis: am medialen Drittel der Klavikula
  • Pars sternalis: Manubrium sterni
A: Proc. mastoideus, Linea nuchalis superior (lateraler Anteil)
I: N. accessorius (XI. Hirnnerv, R. externus: Kerne C1–C5), direkte Rr. musculares des Plexus cervicalis (C1–C2)

Besonderheiten

• Der M. sternocleidomastoideus wird zum Teil vom Platysma (flacher Hautmuskel am Hals) bedeckt.
• Die Pars clavicularis kann im Ursprungsbereich mit dem M. trapezius, Pars descendens in Verbindung stehen. In diesem Fall verkleinert sich die Fossa supraclavicularis.

Funktionen

• bei kaudalem Punctum fixum: bei einseitiger Kontraktion: Flexion der HWS mit Lateralflexion zur gleichen und Rotation zur Gegenseite; bei beidseitiger Kontraktion:
  a) bei ventraler Stabilisierung durch die tiefe praevertebrale Muskulatur: Flexion der HWS einschließlich der Kopfgelenke
  b) wenn die tiefe praevertebrale Muskulatur die HWS nicht stabilisiert → Extension der Kopfgelenke mit Flexion der mittleren und unteren HWS (= ventrale Translation der HWS und des Kopfes bzw. „Hyperlordose")
• bei Punctum fixum am Kopf: Einatemhilfsmuskel

Praxistipp/Pathologie

Torticollis spasticus: HWS-Lateralflexion zur gleichen und Rotation zur Gegenseite in leichter Flexion bei Hypertonus des M. sternocleidomastoideus. Mögliche Ursachen sind KISS (kopfgelenksinduzierte Symmetriestörung), Enzephalitis, Mumps, Tumoren (insbesondere bei Kindern), juvenile Polyarthritis, Morbus Grisel (rezidivierende HNO-Erkrankungen).
Hypertonus: Der Muskel neigt bei Problemen in der Region zum reflektorischen Hypertonus. Aber auch Störungen innerer Organe, z. B. des Magens, können eine Ursache von Tonuserhöhungen sein. Die peritoneale Hülle des Magens wird vom N. phrenicus innerviert, der aus C3/C4 kommt. Dort liegen auch die Kerngebiete des N. accessorius, der den M. sternocleidomastoideus motorisch innerviert und bei pathologischen Organ-Afferenzen hyperton schalten kann (◨ Pathologie, S. 173).

Untersuchung

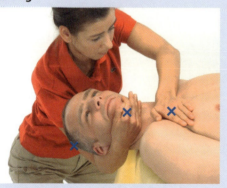

1

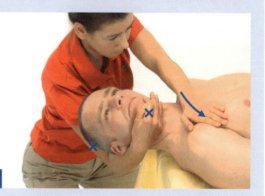

2

Längentest (ASTE)

Der T stellt die Kopfgelenke bei leichter Traktion der HWS in maximale Flexion und Lateralflexion nach links mit Rotation nach rechts, die HWS (einschließlich des CTÜ) in maximale Extension und ebenfalls in Lateralflexion nach links und Rotation nach rechts ein. Die andere Hand liegt auf dem Sternum und sternalen Ende der Klavikula.
Hinweis: Eine vorab eingestellte EBG-Flexion rechts entlastet das neurale System. Einfluss von Bewegungen des GHG, des EBG, der Hand bzw. unteren Extremität auf das ROM deuten auf eine neurale Beteiligung hin.
◨ Differenzialdiagnostik I, S. 174 f. u. sowie ▶ S. 181 ff.

Längentest (ESTE)

Der T versucht, das Sternum und sternale Ende der Klavikula maximal nach kaudal und dorsal zu schieben. Der P soll gleichzeitig ausatmen, damit die Rippen die Bewegung nicht behindern. Der Muskel ist zu kurz, wenn die Bewegung eingeschränkt (evtl. schon die ASTE) ist, das Endgefühl weich- bzw. fest-elastisch ist und im Verlauf ein Dehngefühl entsteht.
Variante: Test in umgekehrter Reihenfolge
Hinweis: Bei einer Längenminderung der Mm. scaleni anterior und medius hat die Einstellung der Kopfgelenke keinen Einfluss auf das ROM (◨ S. 192).
Wichtig: Prüfen der Mobilität von BWS und CTÜ (◨ S. 114 f.)!

Dehnung

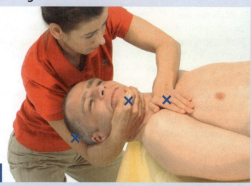 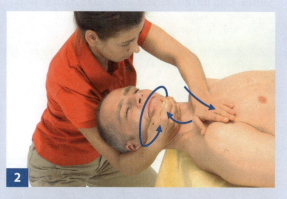

ASTE

P in RL, der Ellenbogen ist zur neuralen Entlastung gebeugt. Eine Hand des T liegt flächig auf dem Sternum und sternalen Ende der Klavikula. Mit der anderen Hand umfasst er das Kinn, der Unterarm stützt dabei den Kopf und stellt die Kopfgelenke in maximale Flexion mit Lateralflexion nach links und Rotation nach rechts, die HWS so weit wie möglich in Extension und ebenfalls Lateralflexion nach links und Rotation nach rechts ein. Der P führt gegen den Widerstand des T eine isometrische Kontraktion in Richtung Lateralflexion nach rechts und Rotation nach links aus.

Hinweis: Einfluss auf die Schulterregion ▫ S. 121

ESTE/Stimulation der Antagonisten

Nachdem der P entspannt hat, bewegt der T die HWS und den CTÜ weiter in Extension mit Lateralflexion nach links und Rotation nach rechts. Anschließend schiebt er das Sternum und sternale Ende der Klavikula nach kaudal und gibt gleichzeitig eine HWS-Traktion. Der P soll dabei ausatmen. Durch schrittweises AS/ES geht er bis zum Bewegungsende und hält die Position. Ist die Dehnung beendet, bewegt der P die HWS bei flektierten Kopfgelenken weiter in maximal mögliche Extension mit Lateralflexion nach links und Rotation nach rechts.

Hinweis: Bei einer starken Verkürzung müssen die einzelnen Komponenten der ASTE erst schrittweise erarbeitet werden.

Eigendehnung

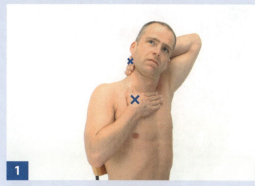 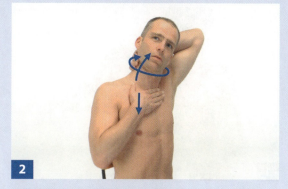

ASTE

Sie sitzen aufrecht auf einem Stuhl. Ziehen Sie den rechten Schultergürtel hoch. Beugen Sie den Kopf maximal (Kinn einziehen, „Doppelkinn"). Strecken Sie die HWS dabei nach hinten, gleichzeitig neigen Sie sie nach links und drehen sie nach rechts. Stabilisieren Sie diese Stellung des Kopfes und Halses mit der linken Hand am Hinterkopf und Nacken. Die rechte Hand hält das Brustbein und den mittleren Teil des Schlüsselbeins nach unten fest. Atmen Sie jetzt tief ein und spannen Sie gegen die rechte Seite der Hand am Hinterkopf (nach rechts neigen und links drehen).

Variante: ▫ Mm. scaleni, S. 193 (plus Kopfgelenksbewegung)

ESTE/Stimulation der Antagonisten

Entspannen Sie und atmen Sie tief aus. Bewegen Sie die gestreckte HWS weiter in die Seitneigung nach links und Drehung nach rechts, der Kopf selbst bleibt dabei gebeugt („Doppelkinn"). Durch schrittweises AS/ES kommen Sie in die maximale Dehnung. Am Ende atmen Sie noch einmal tief aus und schieben das Brust- und Schlüsselbein nach unten, bis ein Dehngefühl im rechten vorderen Halsbereich spürbar ist. Halten Sie die Position. Ist die Dehnung beendet, bewegen Sie die HWS gegen einen Widerstand an der rechten Wange aktiv weiter in Streckung mit Seitneigung nach links und Drehung nach rechts.

3

3.7.9   Verbesserung der HWS-Extension

Supra- und infrahyoidale Muskulatur (beidseits)

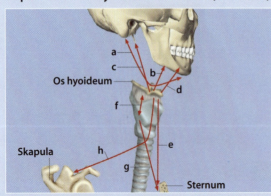

Besonderheiten
- Der M. omohyoideus hat durch eine Zwischensehne auf Höhe des 6. Halswirbels zwei Anteile, Venter superior und inferior. Der Venter inferior hat seinen Ursprung an der Margo superior der Skapula, nahe der Incisura scapulae.

Funktionen
- Flexion der HWS (bei geschlossenem Mund), Reduzierung der Lordose

Suprahyoidale Muskulatur
- bei Punctum fixum an Mandibula bzw. Schädel: zieht Os hyoideum nach kranial (z. B. beim Schluckakt, Saugen)
- bei Punctum fixum am Os hyoideum: Mundöffnung, Kauen (Mahlbewegung)

Infrahyoidale Muskulatur
- zieht Os hyoideum und Larynx nach kaudal (z. B. bei Mundöffnung und Phonation, nach dem Schluckakt)
- Ausnahme: M. thyrohyoideus, dieser hebt den Larynx zum Os hyoideum (erforderlich beim Schluckakt)
- Zusatzfunktionen des M. omohyoideus: Offenhalten der V. jugularis (venöser Abfluss Kopf → V. cava superior); HWS-Latflex u. ROT zur gleichen Seite, wenig Elevation der Skapula

Praxistipp/Pathologie
Dysbalancen: können Schluck-, Sprech- und Zungenfunktionsstörungen, Heiserkeit, Globusgefühl, Schmerzen, Kiefergelenksdysfunktionen (◘ S. 202) und Tonuserhöhung der Nackenmuskulatur zur Folge haben.

Anatomie
Suprahyoidale Muskulatur
- M. digastricus (a)   ▪ M. stylohyoideus (c)
- M. mylohyoideus (Diaphragma oris, b) ▪ M. geniohyoideus (d)
I: N. facialis (VII), N. trigeminus (V): N. mandibularis; M. geniohyoideus: Ansa cervicalis (C1–C2) via N. hypoglossus (XII)

Infrahyoidale Muskulatur
- M. sternohyoideus (e)   ▪ M. sternothyroideus (g)
- M. thyrohyoideus (f)   ▪ M. omohyoideus (h)
I: Ansa cervicalis profunda (C1–C4); M. thyrohyoideus: Ansa cervicalis (C1–C2) via N. hypoglossus (XII)

Untersuchung

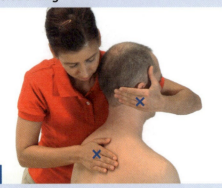

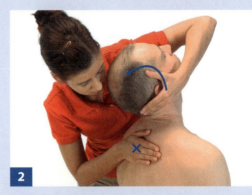

Längentest (ASTE)
Der zervikothorakale Übergang wird durch eine Hand des T stabilisiert. Mit der anderen Hand umfasst er das Okziput von lateral und stabilisiert den Kopf des P an seiner Schulter.
Hinweis: Zur selektiven Testung des M. omohyoideus wird die HWS in Extension, Lateralflexion und Rotation zur Gegenseite eingestellt, im Bereich der Incisura scapulae fixiert und über Depression des Schultergürtels verlängert.
Die tiefen ventralen Halsflexoren (u. a. M. longus colli) weisen sehr selten eine Verkürzungstendenz auf. Sie neigen eher zur Abschwächung.

Längentest (ESTE)
Der T versucht, die HWS bei geschlossenem Mund maximal zu strecken. Ist die Bewegung eingeschränkt, soll der P den Mund öffnen. Ist jetzt mehr Extension möglich, sind wahrscheinlich die hyoidalen Muskeln zu kurz. Das Endgefühl mit geschlossenem Mund ist weich- bzw. fest-elastisch und es entsteht ein oberflächliches Dehngefühl im ventralen Halsbereich.
Hinweis: Bei Beschwerden durch Hypermobilitäten oder Instabilitäten der unteren HWS (C4/5, C5/6, C6/7) treten Symptome in der HWS selbst bzw. Ausstrahlungen (z. B. Skapula, obere Extremität) auf (◘ auch Spurlingtest, S. 182).
Wichtig: Prüfen der Mobilität von BWS und CTÜ (◘ S. 114 f.)!

Dehnung

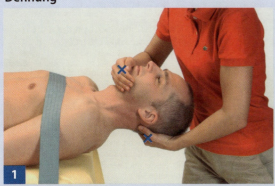

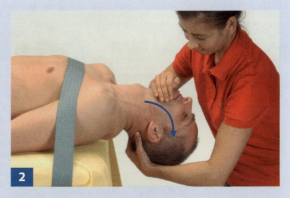

ASTE
P in RL. Der zervikothorakale Übergang sowie der rechte und linke Schultergürtel sind durch einen Gurt stabilisiert. Der T umfasst mit einer Hand das Okziput, die andere Hand liegt am Unterkiefer. Er stellt die HWS und den Kopf bei geschlossenem Mund so weit wie möglich in Extension ein. Der P führt gegen den Widerstand des T eine isometrische Kontraktion in Richtung Flexion aus. Dabei wendet der P den Blick fußwärts.
Hinweis: Bei Irritationen im Kiefergelenksbereich kann alternativ an der Stirn oder den Jochbeinen gegriffen werden. Der Mund muss jedoch geschlossen bleiben.

ESTE/Stimulation der Antagonisten
Nachdem der P entspannt hat, bewegt der T die HWS bei geschlossenem Mund weiter in Richtung Extension. Durch schrittweises AS/ES geht er bis zum Bewegungsende und hält die Position. Ist die Dehnung beendet, schaut der P nach oben und bewegt den Kopf und die HWS gegen den Widerstand des T am Okziput weiter in die maximal mögliche Extension.
Hinweis: Zur isolierten Verlängerung des M. omohyoideus wird die HWS in Extension mit Lateralflexion und Rotation zur Gegenseite eingestellt, im Bereich der Incisura scapulae fixiert und nach schrittweisem AS/ES über Depression des Schultergürtels gedehnt.

Eigendehnung

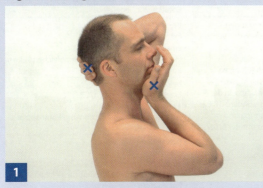

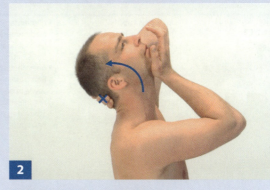

ASTE
Sie sitzen aufrecht mit dem Rücken an einer Stuhllehne. Eine Hand stützt den Hinterkopf, die andere liegt von unten am Kinn. Strecken Sie den Kopf und Nacken so weit wie möglich nach hinten. Der Mund ist geschlossen. Spannen Sie jetzt gegen die Hand am Kinn nach vorne und unten, in Richtung Beugung der Halswirbelsäule. Dabei schauen Sie nach unten, jedoch ohne den Kopf zu bewegen.
Hinweis: Während der Dehnung sollen auf keinen Fall Ausstrahlungen in den Schulter-Arm-Bereich auftreten!

ESTE/Stimulation der Antagonisten
Entspannen Sie. Bewegen Sie Kopf und Nacken durch die Hand am Kinn weiter in Richtung Streckung. Schauen Sie dabei nach oben. Durch schrittweises AS/ES kommen Sie in die maximale Dehnung, bis ein Dehngefühl im vorderen Halsbereich spürbar ist. Halten Sie die Position. Ist die Dehnung beendet, bewegen Sie Kopf und Nacken bei geschlossenem Mund gegen einen leichten Führungswiderstand der Hand am Hinterkopf aktiv weiter in die Streckung nach hinten. Dabei blicken Sie nach oben bzw. hinten.
Hinweis: Bewegen Sie den Kopf vorsichtig und mit Unterstützung der Hände zurück!

3.7.10 Übersicht

◻ **Tab. 3.10.** Muskulatur der Zervikalregion I – Funktionen und Bewegungseinschränkungen bei Verkürzungen			
Eingeschränkte Bewegung	**Muskel**	**Sonstiges**	**HWS, Artt. atlantooccipitales (C0/C1) und Artt. atlantoaxiales (C1/C2)**
Flexion der HWS einschließlich C0/C1 ▶ S. 184 f.	Mm. semispinales capitis und cervicis	▪ gemeinsam mit den anderen Nackenmuskeln und der ventralen Muskulatur: Stabilisation des Kopfes im Lot ▪ bei Hypertonus/Verkürzung: Translation der HWS nach ventral = Hyperlordose mit extendierten Kopfgelenken (dadurch auch Okklusionsstörungen möglich, ▶ S. 202)	▪ beidseitige Kontraktion: HWS-Extension, inklusive C0/C1 ▪ einseitige Kontraktion: Extension mit Lateralflexion zur gleichen Seite und Rotation zur Gegenseite
	Mm. splenii capitis und cervicis		▪ beidseitige Kontraktion: HWS-Extension, inklusive C0/C1 ▪ einseitige Kontraktion: Extension mit Lateralflexion und Rotation zur gleichen Seite
	Mm. longissimi capitis und cervicis		▪ beidseitige Kontraktion: HWS-Extension, inklusive C0/C1 ▪ einseitige Kontraktion: Extension mit Lateralflexion und Rotation zur gleichen Seite (v. a. M. longissimus capitis)
	Mm. spinales capitis und cervicis		▪ HWS-Extension, inklusive C0/C1
	M. iliocostalis cervicis	▪ gemeinsam mit den anderen Nackenmuskeln und der ventralen Muskulatur: Stabilisation des Kopfes im Lot ▪ bei Punctum fixum an der HWS: Inspiration (Einatemhilfsmuskel)	▪ beidseitige Kontraktion: HWS-Extension, ab C3/C4 nach kaudal, kann die HWS-Lordose verstärken ▪ einseitige Kontraktion: Extension mit Rotation und Lateralflexion zur gleichen Seite
	M. multifidus cervicis	▪ gemeinsam mit den anderen Nackenmuskeln und der ventralen Muskulatur: Stabilisation des Kopfes im Lot	▪ beidseitige Kontraktion: HWS-Extension, ab C2/C3 nach kaudal, kann die HWS-Lordose verstärken ▪ einseitige Kontraktion: Extension mit Lateralflexion zur gleichen Seite und Rotation zur Gegenseite
Flexion von C0/C1 und C1/C2 ▶ S. 186 f.	M. rectus capitis posterior minor	▪ gemeinsam mit den langen Nackenmuskeln sowie den ventralen Stabilisatoren: Stabilisation des Kopfes im Lot ▪ über deutliche Anhäufung von Rezeptoren in diesen Muskeln sowie in den Gelenkkapseln der Kopfgelenke (insbesondere C1/C2): Steuerung von Haltung und Bewegung des gesamten Körpers	▪ beidseitige Kontraktion: Extension C0/C1 ▪ einseitige Kontraktion: Extension mit Lateralflexion zur gleichen Seite und Rotation zur Gegenseite
	M. rectus captitis posterior major		▪ beidseitige Kontraktion: Extension C0/C1 und C1/C2 ▪ einseitige Kontraktion: Extension mit Lateralflexion und Rotation zur gleichen Seite
	M. obliquus capitis superior		▪ beidseitige Kontraktion: Extension C0/C1 ▪ einseitige Kontraktion: Extension mit Lateralflexion zur gleichen Seite und Rotation zur Gegenseite
	M. obliquus capitis inferior		▪ beidseitige Kontraktion: Extension C1/C2 ▪ einseitige Kontraktion: Extension mit Lateralflexion und Rotation zur gleichen Seite

Tab. 3.11. Muskulatur der Zervikalegion II – Funktionen und Bewegungseinschränkungen bei Verkürzungen

Eingeschränkte Bewegung	Muskel	Sonstiges	HWS, Artt. atlantooccipitales (C0/C1) und Artt. atlantoaxiales (C1/C2)	Skapula und Schultergürtel
HWS-Flexion mit Lateralflexion zur Gegen- und Rotation zur gleichen Seite sowie Depression des Schultergürtels und Innenrotation der Skapula ▶ S. 188 f.	**M. trapezius, Pars descendens**	• Stabilisation des Kopfes im Lot (gemeinsam mit den anderen Nackenmuskeln und der ventralen Muskulatur)	• bei Punctum fixum am Schultergürtel: - beidseitige Kontraktion: · HWS-Extension, inklusive C0/C1 · Verstärkung der HWS-Lordose - einseitige Kontraktion: HWS-Extension mit Lateralflexion zur gleichen Seite und Rotation zur Gegenseite	• bei Punctum fixum an der HWS: - Außenrotation der Skapula (Akromion nach kranial-medial: dies stellt die Cavitas glenoidalis nach kranial-lateral) - Elevation des Schultergürtels - im Synergismus mit den beiden anderen Anteilen: siehe dort
Neigen selten zur Längenminderung	**M. trapezius, Pars transversa und Pars ascendens** ▶ S. 188 f.	• Beide Anteile können bei Punctum fixum an der Skapula die BWS zur Gegenseite rotieren.		• Pars transversa: Adduktion der Skapula = Medialisierung und Fixierung der Skapula am Rumpf, Retraktion des Schultergürtels • Pars ascendens: Kaudalisierung und Medialisierung der Skapula, Depression des Schultergürtels • alle Anteile (inklusive Pars descendens): Stabilisierung der Skapula am Rumpf bzw. deren Drehung
HWS-Flexion mit Lateralflexion und Rotation zur Gegenseite sowie Depression und Retraktion des Schultergürtels und Außenrotation der Skapula ▶ S. 190 f.	**M. levator scapulae**	• Stabilisation des Kopfes im Lot (gemeinsam mit den anderen Nackenmuskeln und der ventralen Muskulatur)	• bei Punctum fixum an der Skapula: - beidseitige Kontraktion: · HWS-Extension, außer C0/C1 · Verstärkung der HWS-Lordose - einseitige Kontraktion: HWS-Extension mit Lateralflexion und Rotation zur gleichen Seite	• bei Punctum fixum an der HWS: - Innenrotation der Skapula (Angulus superior nach kranial-medial: dies stellt die Cavitas glenoidalis nach kaudal) - Elevation und Protraktion des Schultergürtels
untere HWS: Flexion mit Lateralflexion zur Gegen- und Rotation zur gleichen Seite sowie Exspiration ▶ S. 188 f.	**M. scalenus posterior**	• bei Punctum fixum an der HWS: Heben der 2. Rippe, Inspiration	• bei Punctum fixum an der Rippe: - beidseitige Kontraktion: Extension der unteren HWS (C4/C5 und C5/C6) - einseitige Kontraktion: Extension mit Lateralflexion zur gleichen und Rotation zur Gegenseite	
HWS-Extension mit Lateralflexion zur Gegen- und Rotation zur gleichen Seite sowie Exspiration ▶ S. 192 f.	**M. scalenus anterior**	• bei Punctum fixum an der HWS: Heben der 1. Rippe, Inspiration	• bei Punctum fixum an der Rippe: - beidseitige Kontraktion: HWS-Flexion ab C3/C4 nach kaudal - einseitige Kontraktion: HWS-Flexion mit Lateralflexion zur gleichen und Rotation zur Gegenseite	
	M. scalenus medius	• bei Punctum fixum an der HWS: Heben der 1. und 2. Rippe, Inspiration	• bei Punctum fixum an den Rippen: - beidseitige Kontraktion: HWS-Flexion ab Axis nach kaudal - einseitige Kontraktion: HWS-Flexion mit Lateralflexion zur gleichen und Rotation zur Gegenseite	

3

□ Tab. 3.12. Muskulatur der Zerviaklregion III – Funktionen und Bewegungseinschränkungen bei Verkürzungen

Einge-schränkte Bewegung	Muskel	Sonstiges	HWS, Artt. atlantooccipitales (C0/C1) und Artt. atlantoaxiales (C1/C2)	Kiefergelenk, Os hyoideum und Larynx	Skapula und Schultergürtel
HWS-Extension mit Lateralflexion zur Gegen- und Rotation zur gleichen Seite sowie Flexion der Kopfgelenke ► S. 194 f.	M. sternocleido-mastoideus	▪ bei Punctum fixum am Kopf: Inspiration (Einatem-hilfsmuskel)	▪ bei Punctum fixum kaudal: - beidseitige Kontraktion: a) bei ventraler Stabilisierung durch die tiefe praevertebrale Muskulatur: Flexion der HWS einschließlich der Kopfgelenke b) wenn die tiefe praevertebrale Muskulatur die HWS nicht stabilisiert: Extension der Kopfgelenke mit Flexion der mittleren und unteren HWS (= ventrale Translation der HWS und des Kopfes bzw. „Hyperlordose") - einseitige Kontraktion: HWS-Flexion mit Lateralflexion zur gleichen und Rotation zur Gegenseite (inklusive der Kopfgelenke)		
HWS-Extension ► S. 196 f.	suprahyoidale Muskulatur: - M. digastricus - M. stylohyoideus - M. mylohyoideus (Dia-phragma oris) - M. geniohyoideus	▪ können als Einatem-hilfsmuskeln agieren, indem sie das Sternum und damit den Thorax heben	▪ zusammen mit der infrahyoidalen Muskulatur: indirekte Flexion der HWS (bei geschlossenem Mund)	▪ bei Punctum fixum an der Mandibula bzw. dem Schädel: ziehen das Os hyoideum nach kranial (z. B. beim Schluckakt, Saugen, Blasen) ▪ bei Punctum fixum am Os hyoideum: Mundöffnung, Kauen (Mahlaktivitäten)	
	infrahyoidale Muskulatur: - M. sternohyoideus - M. sternothyroideus		▪ gemeinsam mit dem M. omohyoideus und der suprahyoidalen Muskulatur: indirekte Flexion der HWS (bei geschlossenem Mund)	▪ ziehen Os hyoideum und Larynx nach kaudal (z. B. bei Mundöffnung, Phonation und nach dem Schluckakt)	
	- M. thyrohyoideus			▪ Anheben des Larynx zum Os hyoideum (bei fixier-tem Os hyoideum), erfor-derlich beim Schluckakt	
	- M. omohyoideus	▪ Offenhalten der V. jugularis interna: Erleichterung des venösen Abflusses vom Kopf in die V. cava superior	▪ indirekt und bei einseitiger Kontraktion: HWS-Flexion mit Lateralflexion und Rotation zur gleichen Seite	▪ zieht Os hyoideum und Larynx nach kaudal (z. B. bei Mundöffnung, Phonation und nach dem Schluckakt)	▪ Elevation der Skapula

3.8   Kieferregion

3.8.1   Basics

Bewegungen/ROM/Endgefühl/Kapselmuster

Kiefergelenke (Artt. temporomandibulares)
- **Mundöffnung:** 5 cm (ca. 3 Finger des Patienten)
- **Protrusion/Retrusion:** 9 mm/2 mm
- **Laterotrusion nach rechts und links:** jeweils 9 mm
- **Endgefühl:** fest-elastisch (für alle Bewegungsrichtungen außer Mundschluss, dieser ist durch den Kontakt der Zähne hart)
- **Kapselmuster:** nicht beschrieben

Vegetatives Ursprungsgebiet der Kieferregion: C8–T4

Gleiten

- **Mundöffnung:**
  - Zunächst findet vor allem ein Gleiten in der unteren Gelenkkammer statt, und zwar nach anterior (◘ Abb. 3.10, b). Dies entspricht ca. 3,5 cm Mundöffnung. Die untere Gelenkkammer befindet sich zwischen Caput mandibulae und Discus articularis (Abb. 3.10, ③).
  - Im Anschluss gleitet der Discus gemeinsam mit dem Caput mandibulae in der oberen Gelenkkammer nach anterior auf das Tuberculum articulare (Abb. 3.10, c). Dies entspricht weiteren ca. 1,5 cm Mundöffnung. Die obere Gelenkkammer befindet sich zwischen Discus articularis und Os temporale (Abb. 3.10, ④).
- **Mundschluss:** Das Caput mandibulae und der Diskus gleiten entsprechend nach posterior, zurück in die Fossa mandibularis (◘ Abb. 3.10 a).
- **Protrusion:** Es findet vorwiegend ein Gleiten in der oberen Gelenkkammer statt, der Diskus gleitet dabei nach anterior.
- **Retrusion:** Der Diskus gleitet zurück nach posterior.
- **Laterotrusion:** Bei Laterotrusion nach rechts gleitet der Diskus mit dem Caput mandibulae im linken Kiefergelenk nach anterior (Protrusion), gleichzeitig findet im rechten Kiefergelenk eine Retrusionsbewegung mit einer Rotation um die vertikale Achse statt. Bei Laterotrusion nach links ist es umgekehrt.

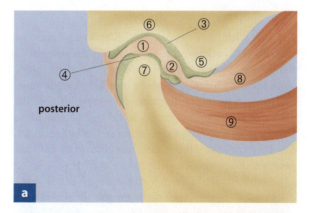

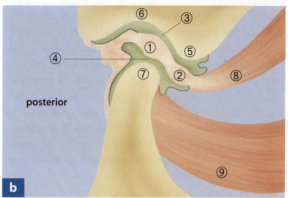

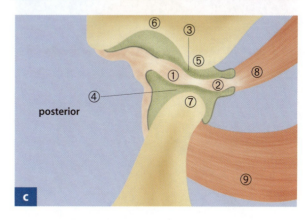

Abb. 3.10. Stellung des Kiefergelenkes (mod. nach Hochschild 2002)
a bei Mundschluss
b in der Mundöffnungsphase
c bei maximaler Mundöffnung
① posteriorer Diskusabschnitt ② anteriorer Diskusabschnitt
③ obere Gelenkkammer ④ untere Gelenkkammer
⑤ Tuberculum articulare ⑥ Fossa mandibularis
⑦ Caput mandibulae ⑧ M. pterygoideus lateralis, Pars superior
⑨ M. pterygoideus lateralis, Pars inferior

Pathologie

Der Unterkiefer bewegt sich mit Hilfe zweier Temporomandibulargelenke synchron. Die Mandibula ist beidseits durch eine Muskelschlinge gesichert. Sie wird einerseits von außen durch den M. masseter und den M. temporalis, andererseits von innen durch den M. pterygoideus medialis stabilisiert. Ein Ungleichgewicht der genannten Muskulatur kann zu erheblichen Störungen der Biomechanik der Kiefergelenke führen und Auswirkungen auf den gesamten Körper haben.

Umgekehrt wirken sich Veränderungen der Haltung direkt auf die Bewegungen der Kiefergelenke aus (◻ Abb. 3.11). Durch eine kyphotische Einstellung der BWS mit einer resultierenden ventralen Translation der HWS und extendierten Kopfgelenken entsteht durch den Einfluss der hyoidalen Muskulatur eine Retrusion und leichte Mundöffnung der Mandibula. Als Folge entwickelt sich eine Störung der Okklusion. Die Kaumuskeln versuchen durch Erhöhung ihrer Aktivität den Mund zu schließen, was wiederum zu vermehrtem Druck im Bereich der Temporomandibulargelenke und des dort befindlichen Discus articularis führt. Verschlechterung seiner Durchblutung, Degeneration und Diskusverlagerungen können die Konsequenzen sein.

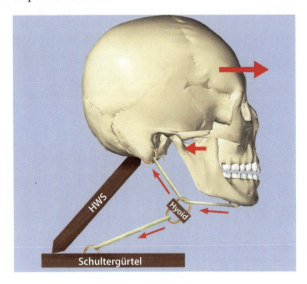

Abb. 3.11. Stellungsänderung der HWS und Konsequenzen für die Okklusion (modifiziert nach Hochschild 2002)

Störungen der Okklusion, die sich durch die Therapie der Kiefergelenks- und umgebenden Strukturen sowie die Optimierung der Haltung nicht korrigieren lassen, sollten in Zusammenarbeit mit einem Zahnarzt bzw. Kieferorthopäden behandelt werden.

MEMO

Okklusion = Zahnschluss, Kontakt zwischen den oberen und unteren Zähnen.

Die beschriebene Position provoziert außerdem eine hypertone Längenminderung der Nackenmuskulatur, da diese den Kopf im Lot halten muss (▶ S. 172 f.). Bei Irritationen des Kiefergelenkes kann es des Weiteren über die Verschaltung des innervierenden N. trigeminus = V. Hirnnerv zum Hypertonus der kurzen Nackenrosette kommen. Diese Verschaltung findet im Zervikalmark zwischen dem dort befindlichen spinalen Nucleus trigeminus und den ersten drei Zervikalwurzeln statt. Auf dem spinalen Weg kann auch der N. accessorius = XI. Hirnnerv (Kerngebiete im Zervikalmark C1–C5) den M. sternocleidomastoideus und M. trapezius, Pars descendens tonisieren. Durch die beschriebenen Pathomechanismen können z. B. eine Okzipitalneuralgie (▶ S. 208) oder Störungen des Gleichgewichts entstehen. Insbesondere bei entsprechender Anamnese muss auch an die Repräsentation innerer Organe durch die Verbindungen vom N. phrenicus oder N. vagus gedacht werden (▶ S. 173).

Im zervikothorakalen Übergang liegt das vegetative Ursprungsgebiet des Kieferbereichs. Schmerzen aufgrund von Irritationen der Zervikal- und Kopfregion sowie der gesamten oberen Extremität lösen durch die vegetative Verschaltung eine reflektorische Hypomobilität des Gebietes von C8 bis T4 aus. Durch die Steigerung der sympathischen Reflexaktivität kann somit ein Hypertonus der Kaumuskulatur sowohl vegetativ, als auch mechanisch (durch Ventraltranslation des Kopfes) unterhalten werden. Spezielle Techniken, beispielsweise Massage und Wärmeanwendungen im zervikothorakalen Übergang, senken in diesem Fall die Sympathikusaktivität zur Vorbereitung auf eine Detonisierung der Kiefergelenksmuskulatur.

Muskeln, die zur hypertonen Längenminderung oder strukturellen Verkürzung neigen:

- M. masseter
- M. temporalis
- Mm. pterygoidei medialis und lateralis
- Mm. recti capitis, Mm. obliqui capitis
- supra- und infrahyoidale Muskulatur
- Nackenmuskulatur

Differenzialdiagnostik

Symptomatik bei Mundöffnung

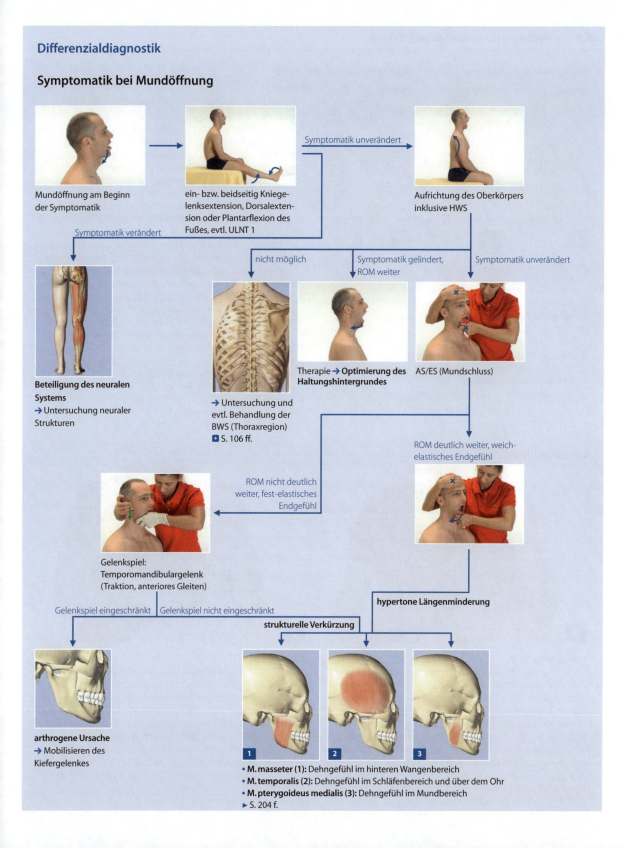

Mundöffnung am Beginn
der Symptomatik

ein- bzw. beidseitig Kniegelenksextension, Dorsalextension oder Plantarflexion des
Fußes, evtl. ULNT 1

Symptomatik unverändert

Aufrichtung des Oberkörpers
inklusive HWS

Symptomatik verändert

nicht möglich

Symptomatik gelindert,
ROM weiter

Symptomatik unverändert

**Beteiligung des neuralen
Systems**
➔ Untersuchung neuraler
Strukturen

Therapie ➔ **Optimierung des
Haltungshintergrundes**

AS/ES (Mundschluss)

➔ Untersuchung und
evtl. Behandlung der
BWS (Thoraxregion)
🔲 S. 106 ff.

ROM deutlich weiter, weich-
elastisches Endgefühl

ROM nicht deutlich
weiter, fest-elastisches
Endgefühl

Gelenkspiel:
Temporomandibulargelenk
(Traktion, anteriores Gleiten)

hypertone Längenminderung

Gelenkspiel eingeschränkt   Gelenkspiel nicht eingeschränkt

strukturelle Verkürzung

arthrogene Ursache
➔ Mobilisieren des
Kiefergelenkes

1   **2**   **3**

- **M. masseter (1):** Dehngefühl im hinteren Wangenbereich
- **M. temporalis (2):** Dehngefühl im Schläfenbereich und über dem Ohr
- **M. pterygoideus medialis (3):** Dehngefühl im Mundbereich
▶ S. 204 f.

3.8.2   Verbesserung der Mundöffnung

M. masseter, M. temporalis und M. pterygoideus medialis

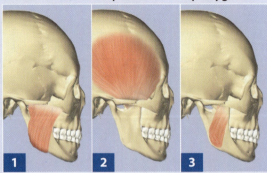

1   **2**   **3**

Anatomie
M. masseter (1)
U: am Arcus zygomaticus als Partes superficialis und profunda
A: Ramus und Angulus mandibulae
M. temporalis (2)
U: Fossa und Fascia temporalis
A: Proc. coronoideus mandibulae
M. pterygoideus medialis (3)
U: Fossa pterygoidea des Os sphenoidale sowie Lamina lateralis des Proc. pterygoideus
A: Innenfläche des Angulus mandibulae
I: aller drei Muskeln: N. trigeminus (V. Hirnnerv): N. mandibularis

Funktion
- Mundschluss (zusätzliche Funktionen ▣ Tab. 3.13, S. 206)

Praxistipp/Pathologie
Änderungen der Biomechanik des Temporomandibulargelenkes: können die Folge einer muskulären Dysbalance sein.
- Mögliche Ursachen, auch im Zusammenhang mit emotionalem Stress: Bruxismus (Knirschen), Clenching (dauerhaftes Beißen), Kaugummikauen oder eine veränderte Okklusion. Der Zahnschluss kann aufgrund von Zahnbehandlungen oder Haltungsänderungen der HWS gestört sein. Ventraltranslation der HWS mit Hyperextension der Kopfgelenke bewirkt unter Einfluss der hyoidalen Muskulatur eine Retrusion der Mandibula und damit eine Abweichung der Okklusion. Des Weiteren entsteht eine leichte Mundöffnung. Um dem entgegenzuwirken, steigern die Kaumuskeln ihre Aktivität. Dies erhöht den Druck im Bereich des Discus articularis und beeinträchtigt dessen Durchblutung. Die Folgen können Diskusverlagerung nach vorn bzw. degenerative Veränderungen sein.
- Symptome: Knacken des TMG, Kiefer- und Zahnschmerzen, Schwindel, Tinnitus, Ohren-, Kopf- und Nackenschmerzen.
Trigeminusneuralgie: Die Symptome sind anfallsartige, einseitige Schmerzen im Gesicht aufgrund von Irritationen des V. Hirnnervs. Die Pathogenese ist unklar.
Störungen der Dynamik des Schädels: sind durch Kompressionen der Suturae cranii (Schädelnähte) bei Tonuserhöhungen der Kaumuskulatur möglich.

Untersuchung

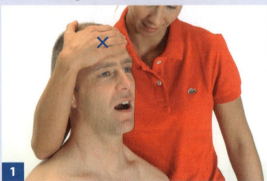

1

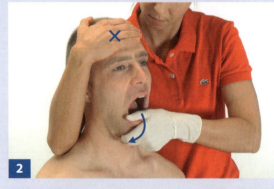

2

Längentest (ASTE)
Der P öffnet den Mund so weit wie möglich. Der T stabilisiert den Kopf und die HWS an seinem Körper und mit einer Hand an der Stirn des P. Er fasst mit der anderen Hand auf die untere Zahnreihe oder von außen auf die Mandibula.
Hinweis: Bei einseitiger Längenminderung des M. masseter und/oder des M. temporalis zeigt der Unterkiefer eine Ausweichbewegung zur gleichen Seite: z. B. bei Verkürzung rechts eine Deviation nach rechts bei Mundöffnung. Ist hingegen der M. pterygoideus medialis betroffen, findet eine Deviation zur Gegenseite statt. Schmerzen und Knackgeräusche deuten auf eine Irritation des Kiefergelenkes selbst hin.

Längentest (ESTE)
Der T versucht, die Mandibula passiv weiter in die maximale Mundöffnung zu bewegen. Die Muskeln sind zu kurz, wenn die Mundöffnung eingeschränkt ist, das Endgefühl weich- bzw. fest-elastisch ist und im Verlauf ein Dehngefühl entsteht (hintere Wangenpartie = M. masseter; Schläfe und über dem Ohr = M. temporalis; im Mund = M. pterygoideus medialis).
Hinweis: Haben Bewegungen der oberen bzw. der unteren Extremität Einfluss auf das ROM, deutet dies auf neurale Beteiligung hin. Limitiert die Haltung des P das ROM, liegt in deren Korrektur die adäquate Therapie.
▣ Differenzialdiagnostik, S. 203

Dehnung

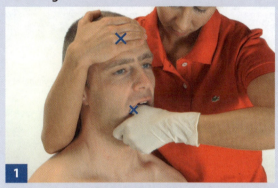

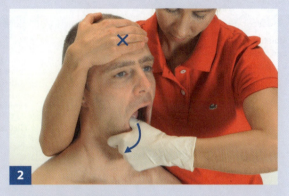

ASTE

Der P öffnet den Mund so weit wie möglich. Der T stabilisiert den Kopf und die HWS in dieser Position an seinem Körper und mit einer Hand an der Stirn des P. Er fasst mit dem Daumen der anderen Hand auf die untere Zahnreihe der betroffenen Seite, dabei umgreifen die Finger die Mandibula von außen (alternative Handfassung ◘ Untersuchung). Der P führt gegen den Widerstand des T eine isometrische Kontraktion in Richtung Mundschluss aus.

Hinweis: Bei Veränderungen des Discus articularis ist diese Technik besonders kontrolliert und vorsichtig auszuführen! Dafür typische Symptome sind Knackgeräusche.

ESTE/Stimulation der Antagonisten

Nachdem der P entspannt hat, bewegt der T die Mandibula weiter in Richtung Mundöffnung und gleitet sie im Kiefergelenk nach anterior. Durch schrittweises AS/ES geht er bis zum Bewegungsende und hält die Position. Ist die Dehnung beendet, bewegt der P die Mandibula gegen den Widerstand des T (durch eine Hand von unten am Unterkiefer) weiter in die maximal mögliche Mundöffnung.

Hinweis: In der Praxis treten oft einseitig betonte Längenminderungen der Kaumuskulatur auf. Sollten Muskeln aufgrund von Haltungsänderungen verkürzt sein, ist zusätzlich eine Haltungskorrektur erforderlich, um das Ergebnis zu sichern.

Eigendehnung

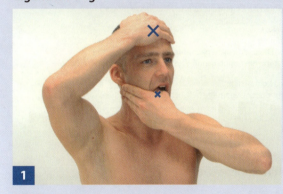

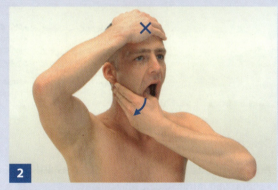

ASTE

Sie sitzen aufrecht. Mit der rechten Hand stabilisieren Sie Ihren Kopf an der Stirn. Legen Sie den linken Daumen so weit wie möglich nach hinten auf die rechte untere Zahnreihe. Umfassen Sie mit den anderen Fingern den Unterkiefer von außen. Öffnen Sie den Mund so weit wie möglich. Lassen Sie locker und halten Sie die Position. Spannen Sie jetzt den Unterkiefer gegen den Daumen in Richtung Mundschluss.

Hinweis: Alternativ kann auch von außen im Bereich des Kinns auf den Unterkiefer gegriffen werden.

ESTE/Stimulation der Antagonisten

Entspannen Sie. Bewegen Sie den Unterkiefer mit Hilfe des Daumens weiter in Richtung Mundöffnung. Ziehen Sie dabei den Unterkiefer nach vorn und unten. Durch schrittweises AS/ES kommen Sie in die maximale Dehnung, bis ein Dehngefühl im hinteren und/oder inneren Wangen- bzw. im Schläfenbereich spürbar ist. Halten Sie die Position. Ist die Dehnung beendet, legen Sie die rechte Hand in den Nacken und die linke Hand von unten an das Kinn. Bewegen Sie gegen die linke Hand den Unterkiefer aktiv weiter in Richtung Mundöffnung.

3.8.3 Übersicht

☐ Tab. 3.13. Muskulatur der Kieferregion – Funktionen und Bewegungseinschränkungen bei Verkürzungen		
Eingeschränkte Bewegung	**Muskel**	**Kiefergelenk**
Mundöffnung und Laterotrusion zur Gegenseite ▶ S. 204 f.	**M. masseter**	
	- Partes superficialis und profunda	▪ Mundschluss, d. h. Anheben des Unterkiefers ▪ einseitige Kontraktion: Laterotrusion (Seitverschiebung) zur gleichen Seite (z. B. bei Mahlbewegungen)
	- Pars superficialis	▪ Protrusion (Vorschieben) des Unterkiefers
	- Pars profunda	▪ Retrusion (Zurückziehen) des Unterkiefers
	M. temporalis	
	- alle Anteile	▪ Mundschluss, d. h. Anheben des Unterkiefers ▪ einseitige Kontraktion: Laterotrusion zur gleichen Seite (z. B. bei Mahlbewegungen)
	- horizontale, über dem Ohr liegende Fasern	▪ Retrusion des Unterkiefers
	- vertikale, an die Orbita grenzende Fasern	▪ schwache Protrusion des Unterkiefers
Mundöffnung und Laterotrusion zur gleichen Seite ▶ S. 204 f.	**M. pterygoideus medialis**	▪ Mundschluss, d. h. Anheben des Unterkiefers ▪ Protrusion ▪ einseitige Kontraktion: Laterotrusion zur Gegenseite (z. B. bei Mahlbewegungen)
Kann jede Bewegung der Temporomandibulargelenke einschränken und zu Durchblutungsstörungen des Diskus und des Caput mandibulae führen (versorgende Arterie in den Partes)	**M. pterygoideus lateralis**	
	- Pars inferior	▪ Beginn der Mundöffnung ▪ Protrusion ▪ einseitige Kontraktion: Laterotrusion zur Gegenseite (z. B. bei Mahlbewegungen)
	- Pars superior	▪ Mundschluss ▪ Mundöffnung: lenkt den Discus articularis nach anterior ▪ Stabilisierung des Caput mandibulae gegen das Tuberculum articulare
	- beide Anteile	▪ einseitige Kontraktion: Laterotrusion zur Gegenseite (z. B. bei Mahlbewegungen)

Beachte

Auch folgende Muskeln haben Einfluss auf die Kieferregion:
- supra- und infrahyoidale Muskulatur
- Mm. recti capitis posteriores major und minor
- Mm. obliqui capitis inferior und superior
- weitere Muskulatur der Zervikalregion ☐ Tab. 3.10–3.12, S. 198 ff.

Diagnostik und Therapie – diagnoseorientiert

4.1 Okzipitalneuralgie

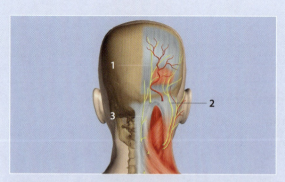

Kompression des N. occipitales major und des N. occipitales minor in der Nackenmuskulatur

- Der N. occipitalis major (1) ist der R. dorsalis des 2. zervikalen Spinalnervs und versorgt sensibel die Haut des Hinterkopfes.
- Der N. occipitalis minor (2) ist Teil des R. ventralis von C2 und C3 und tritt am Punctum nervosum aus: unterhalb des Ohrs hinter dem M. sternocleidomastoideus (gemeinsam mit anderen sensiblen Ästen des Plexus cervicalis: Nn. auricularis magnus, transversus colli und supraclavicularis). Er versorgt die Haut des Hinterkopfes lateral des N. occipitalis major.

Hinweis: Der N. occipitalis tertius (3) kann ebenfalls komprimiert werden. Er ist der R. dorsalis von C3 und versorgt sensibel die Nackengegend.

Mögliche Ursachen
- Hypertonus oder Verkürzung der Nackenmuskeln:
  - biomechanisch, z. B. durch kyphosierte BWS und nach ventral translatierte HWS mit extendierten Kopfgelenken, wodurch das Lot des Kopfes nach vorn verlagert wird: die Nackenmuskulatur muss aus diesem Grund mehr posturale Aktivität aufbringen
  - reflektorisch, z. B. bei innerer Organpathologie über Verschaltung des N. vagus = X. Hirnnerv im Foramen jugulare (C0/C1) oder des N. phrenicus (C3/C4) und damit Triggerung des N. accessorius = XI. Hirnnerv (▣ M. trapezius, S. 188 und M. sternocleidomastoideus, S. 194); bzw. über die sympathische Innervation des Kopfbereiches (C8–T4)
  - Ausbreitung von nozizeptiven kranio-zervikalen Afferenzen, z. B. durch die Verbindung zwischen dem Nucleus spinalis nervi trigemini und den ersten drei Zervikalwurzeln (u. a. bei Zahnschmerzen oder Irritationen des Kiefergelenkes, ▶ S. 202) oder zum N. accessorius (C1–C5).

Symptome und typische Zeichen
- Kopfschmerzen im Versorgungsgebiet der Nerven, insbesondere bei Belastung, Dehnungs- sowie Widerstandstests, gegen Abend verstärkt
- bei reflektorisch bedingter Ursache: möglicherweise nach der Aufnahme von Nahrung (z. B. Magen) bzw. über Bewegungen des jeweiligen Bereichs (z. B. Kiefergelenk) reproduzierbar

Untersuchung und Therapievorschläge

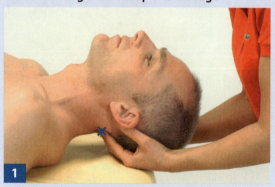

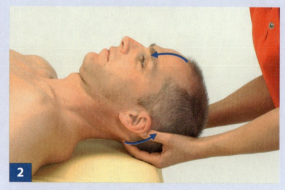

Funktionsmassage (ASTE)
P in RL. Der Kopf liegt in leichter Extensionsstellung der Kopfgelenke auf den Händen des T. Die Fingerkuppen nehmen Kontakt zu den kurzen Nackenextensoren auf.

Praxistipp: Weitere Tests und Therapiemöglichkeiten:
- Mm. recti capitis posteriores major und minor sowie Mm. obliqui capitis inferior und superior ▣ S. 186 f.
- M. trapezius, Pars descendens ▣ S. 188 f.
- M. sternocleidomastoideus ▣ S. 194 f.
- autochthone Nackenmuskulatur ▣ S. 184 f.
- Mobilisation der BWS ▣ S. 114 ff.
- Optimierung des Haltungshintergrundes

Funktionsmassage (ESTE)
Der T bewegt unter Beibehaltung des Drucks seiner Fingerkuppen die Kopfgelenke des P in Flexion. Anschließend bewegt er die Kopfgelenke mit seinen Händen und den Fingerkuppen wieder in leichte Extension und wiederholt diesen Vorgang rhythmisch.

Praxistipp: Die Funktionsmassage wird nur im schmerz- bzw. symptomfreien Bewegungsausmaß durchgeführt. Zuvor müssen Kontraindikationen ausgeschlossen werden, so z. B. Hinweise auf Instabilitäten im Kopfgelenksbereich, Insuffizienz der A. vertebralis, Tumoren u. a. (▣ Zervikalregion, Differenzialdiagnostik, S. 174 ff.).

4.2   Thoracic outlet-Kompressionssyndrom

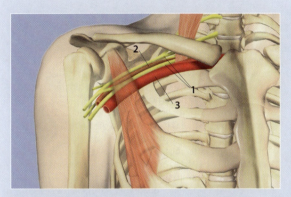

Kompression des Plexus brachialis im Bereich des Thoracic outlet

- **Hintere Skalenuslücke** → zwischen Mm. scaleni anterior und medius: Plexus brachialis (1), A. subclavia (2)
- **Kostoklavikularraum** → zwischen Klavikula und 1. Rippe: Plexus brachialis, A. und V. subclavia (3), Lymphgefäße
- **Korakothorakopektorale Pforte** → zwischen Thorax und M. pectoralis minor: Plexus brachialis, A. und V. subclavia

Hinweis: Durch die vordere Skalenuslücke → zwischen M. sternocleidomastoideus, Pars clavicularis und M. scalenus anterior ziehen die V. subclavia und Lymphgefäße.

Mögliche Ursachen
- Hypertonus oder Verkürzung der Muskulatur, z. B. bei Haltungsstörungen, chronischen Atemwegserkrankungen, schweren Mammae, innerer Organpathologie
- Bewegungsstörungen der HWS, BWS/Rippen, Schultergürtelgelenke (z. B. nach Klavikulafraktur) sowie des GHG (z. B. bei anteriorer Instabilität: Caput humeri komprimiert den Plexus)
- Pancoast-Tumor (Lungenspitze), dieser kann insbesondere den unteren Plexusanteil komprimieren

Hinweis: Kongenitale Sehnenstränge, Halsrippen oder ein Mega-Processus transversus vom 7. Halswirbel sind oft ein Zufallsbefund, und nicht primär, sondern erst in Verbindung mit oben genannten Ursachen symptomatisch.

Symptome und typische Zeichen
- multisegmentale Parästhesien und evtl. Kraftminderung in einem oder beiden Armen, auch in den Dermatomen C8 und T1, d. h. untypisch für eine radikuläre Symptomatik der HWS (◘ Differenzialdiagnostik I, S. 174 f.)
- anfangs vor allem nachts oder bei Überkopf-Arbeiten und beim Tragen schwerer Lasten, Beschwerden verschwinden nach Belastungs- bzw. Haltungsänderung (z. B. Aufstützen der Arme)
- Ödeme, Blässe oder Zyanose im Bereich der Hand
- reproduzierend: Dehnungs- und Widerstandstests der Mm. scaleni und des M. pectoralis minor, Retraktion des Schultergürtels, Flexions-Elevation der Schulter und ULNT
- Adson-, Roos-, Wright- und Eden-Test können positiv sein

Untersuchung und Therapievorschläge

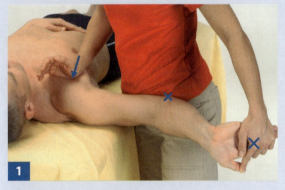

1

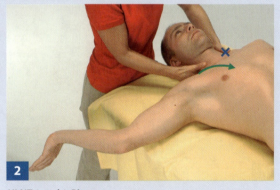

2

ULNT 1 und M. pectoralis minor
ASTE: P in RL. Schultergürtel in Mittelstellung zwischen Elevation und Depression, GHG (bei ca. 90° flektiertem EBG) in ca. 90° Abduktion und maximaler Außenrotation, Unterarm in Supination sowie Hand, Daumen und Finger in Extension.
ESTE: Extension des EBG bis kurz vor die typische Symptomatik. Nun gibt der T Druck auf den M. pectoralis minor. Ist die typische Symptomatik reproduzierbar, handelt es sich wahrscheinlich um eine Kompression unter dem M. pectoralis minor.
Praxistipp: Zur Therapie kann in dieser Einstellung eine schmerzfreie Massage quer zum Verlauf des Muskels durchgeführt werden.

ULNT 1 und 1. Rippe
ASTE: s. links. **ESTE:** Extension des EBG bis zum Beginn der typischen Symptomatik. Jetzt schiebt der T die 1. Rippe nach ventral-kaudal. Werden die Beschwerden gelindert, liegt vermutlich eine Kompression zwischen der 1. Rippe und der Klavikula vor.
Praxistipp: Zur Therapie wird in dieser Einstellung die 1. Rippe nach ventral-kaudal mobilisiert. Zur Ergebnisvalidierung wird überprüft, ob der Ellenbogen anschließend bei oben beschriebener Einstellung mehr gestreckt werden kann. Weitere Tests und Therapiemöglichkeiten: M. pectoralis minor (◘ S. 124 f.); Mm. scaleni anterior und medius (◘ S. 192 f.); Mobilisation der BWS (◘ S. 114 ff.).

4.3 Pronator teres-Syndrom

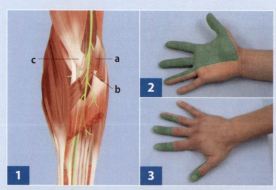

Kompression des N. medianus im M. pronator teres

Der M. pronator teres ist eine der Prädelektionsstellen für eine periphere Kompression des N. medianus (C6–T1):
- zwischen Caput humerale (1a) und Caput ulnare (1b)
- ober- oder unterhalb der beiden Muskelköpfe

Mögliche Ursachen
- Hypertonus oder Verkürzung des M. pronator teres:
  - direkte Kompression → im Muskel selbst
  - indirekte Kompression → durch Hypertrophie des Muskels kann der N. medianus nicht nach oben hin ausweichen, weil dies der dort befindliche Lacertus fibrosus (1c, hier durchtrennt) des M. biceps brachii verhindert.

- zusätzliche Sehnenstränge im Muskel
- nach direktem Trauma

Symptome und typische Zeichen
- Schmerzen und Sensibilitätsstörungen:
  - volar (▪ Abb. 2): radiale Seite der Handwurzel, Ulnarseite des Daumens inklusive Ballen, radialer und ulnarer D II und D III, radiale Fläche des D IV
  - dorsal (▪ Abb. 3): Endglied des Daumens, End- und Mittelphalanx von D II und D III, radiale End- und Mittelphalanx des D IV
- Atrophie und Kraftverlust folgender Muskeln sind möglich: M. pronator teres, M. flexor carpi radialis, M. palmaris longus, Mm. flexores digitorum superficialis und teilweise profundus (D II und D III), M. pronator quadratus, Mm. flexores pollicis longus und teilweise brevis (Caput superficiale), M. abductor pollicis brevis, M. opponens pollicis, Mm. lumbricales I und II (je nach Innervation auch III)
- Symptomprovokation: Pronation gegen Widerstand sowie Dehnung des Muskels durch Extension und Supination des Ellenbogengelenkes und der Radioulnargelenke

Differenzialdiagnostik
- Thoracic outlet-Kompressionssyndrom (▪ S. 209)
- Karpaltunnelsyndrom (▪ S. 211)
- radikuläre Symptomatik oder andere Pathologien der HWS (▪ Zervikalregion, Differenzialdiagnostik, S. 174 f.)
- Epicondylitis ulnaris humeri (▪ S. 214)

Untersuchung und Therapievorschläge

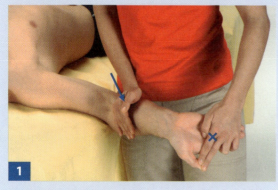

ULNT 1 und M. pronator teres
ASTE: P in RL. Schultergürtel in Mittelstellung zwischen Elevation und Depression, GHG (bei ca. 90° flektierten EBG) in ca. 90° Abduktion und maximaler Außenrotation, Unterarm in Supination sowie Hand, Daumen und Finger in Extension.
ESTE: Extension des EBG bis kurz vor die typische Symptomatik. Jetzt gibt der T Druck auf den M. pronator teres. Wenn die Beschwerden reproduzierbar sind, handelt es sich wahrscheinlich um eine Kompression des N. medianus im Muskel.
Praxistipp: Zur Therapie kann in dieser Einstellung eine schmerzfreie Quermassage des M. pronator teres durchgeführt werden.

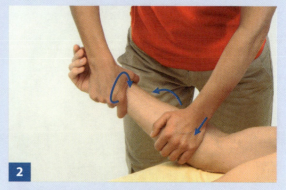

Funktionsmassage des M. pronator teres
ASTE: Das Ellenbogengelenk ist in Flexion, der Unterarm in Pronation eingestellt. Der T gibt mit seiner Handwurzel Druck gegen den Muskelbauch.
ESTE: Er bewegt den Unterarm in Extension und Supination und übt dabei weiter Druck aus. Beim Zurückgehen in die ASTE wird der Druck gelöst. Dieser Vorgang wird rhythmisch wiederholt.
Praxistipp: Ein scharf begrenztes Gebiet mit Sensibilitätsstörungen deutet auf die periphere Kompression eines Nervs hin. Dermatome hingegen sind weniger deutlich abgegrenzt.
Weitere Tests und Therapiemöglichkeit: ▪ M. pronator teres, S. 150 f.

4.4   Karpaltunnelsyndrom

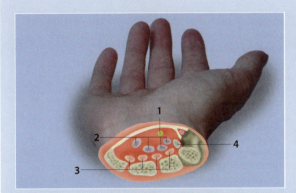

Kompression des N. medianus (1) im Karpaltunnel

Der Karpaltunnel ist eine der Prädelektionsstellen für eine periphere Kompression des N. medianus (C6–T1).

- Der Karpaltunnel wird anatomisch begrenzt von:
  - dorsal ➔ den Handwurzelknochen
  - radial ➔ Tuberculum ossis scaphoidei und Tuberculum ossis trapezii
  - ulnar ➔ Os pisiforme und Hamulus ossis hamati
  - palmar ➔ Lig. carpi transversum (Retinaculum flexorum), dieses Band spannt sich von der radialen zur ulnaren Seite und hat Verbindung zur Palmaraponeurose
- Der N. medianus verläuft mit den Sehnen der Mm. flexores digitorum superficialis (FDS, 2) und profundus (FDP, 3) sowie des M. flexor pollicis longus (FPL, 4) durch den Karpaltunnel.

Mögliche Ursachen

- Tendovaginitis des FDS, FDP oder FPL
- Mobilitätsstörungen der Handwurzelknochen, z. B. des Os lunatum oder nach Traumen mit distaler Radiusfraktur oder Fraktur des Os scaphoideum
- generalisierte Erkrankungen, z. B. Gicht, primär chronische Polyarthritis oder Diabetes mellitus bzw. hormonelle Disposition, z. B. in der Schwangerschaft oder postmenopausal
- Disposition bei Vorliegen eines Thoracic outlet-Kompressionssyndrom (Double crush-Phänomen, Butler 1998)

Symptome und typische Zeichen

- Schmerzen und Parästhesien:
  - volar ➔ Ulnarseite des Daumens (im Gegensatz zum Pronator teres-Syndrom ohne Ballen), radialer und ulnarer D II und D III, radiale Fläche des D IV
  - dorsal ➔ Endglied des Daumens, End- und Mittelphalanx von D II und D III, radiale End- und Mittelphalanx des D IV
- Atrophie und Kraftverlust folgender Muskeln sind möglich: Daumenballen ➔ M. opponens pollicis, M. abductor pollicis brevis, M. flexor pollicis brevis (Caput superficiale) sowie Mm. lumbricales I und II (je nach Innervation auch III)
- Symptomprovokation: oft nachts sowie bei Belastung und Dehnung der Fingerflexoren, Test nach Tinel (s. u.) und Phalen (maximale, gehaltene Volarflexion) sind positiv

Untersuchung und Therapievorschläge

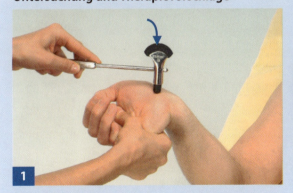

1

Test nach Tinel

Der T stellt eine maximale Dorsalextension im Handgelenk ein und beklopft den Karpaltunnel. Dies löst beim Karpaltunnelsyndrom Schmerzen und/oder Parästhesien im Bereich der ersten drei Finger aus.

Hinweis: Zur Differenzialdiagnostik ◻ TOK, S. 209; Pronator teres-Syndrom, S. 210; radikuläre Symptomatik oder andere Pathologien der HWS, S. 174 f.; Epicondylitis ulnaris humeri, S. 214.

Praxistipp: Ein scharf begrenztes Gebiet mit Sensibilitätsstörungen deutet auf die periphere Kompression eines Nervs hin, Dermatome hingegen sind weniger deutlich abgegrenzt.

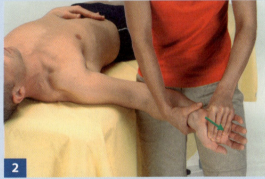

2

ULNT 1 mit Traktion bzw. Gleiten des Handgelenkes

ASTE: P in RL, der Schultergürtel ist in Mittelstellung zwischen Elevation und Depression, das GHG (bei ca. 90° flektiertem EBG) in ca. 90° Abduktion und maximale Außenrotation eingestellt. Der Unterarm ist supiniert, Hand, Daumen und Finger befinden sich so weit wie möglich in Extension. Dann stellt der T das EBG in Extension bis kurz vor der typische Symptomatik ein.

ESTE: Der T führt eine Traktion (in Verlängerung des Unterarms, ◻ Foto) oder ein Volargleiten (parallel zum Unterarm) durch und mobilisiert so die Grenzflächen des N. medianus.

Praxistipp: Bei Hypertonus oder Verkürzung der Muskeln FDS bzw. FDP: ◻ S. 160 f. u. Epicondylitis, S. 214; des FPL: ◻ S. 162 f..

4.5   Piriformissyndrom

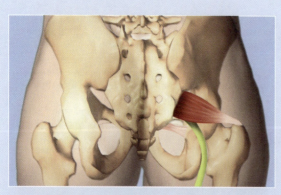

Periphere Kompression des N. tibialis und des N. peroneus communis im Foramen infrapiriforme oder im M. piriformis

- Der M. piriformis teilt das Foramen ischiadicum majus in ein Foramen infra- und suprapiriforme.
- Durch das Foramen infrapiriforme laufen → A. und V. glutea inferior, N. pudendus, N. gluteus inferior und „N. ischiadicus" **Hinweis:** die korrekte Bezeichnung des N. ischiadicus lautet N. tibialis und N. peroneus communis. Sie liegen lediglich in einer gemeinsamen Hülle und teilen sich meist oberhalb der Kniekehle.
- Durch das Foramen suprapiriforme ziehen A. und V. glutea superior sowie der N. gluteus superior.

Variante: Verlauf eines oder beider Nerven (meistens des N. peroneus communis) durch den M. piriformis hindurch

Mögliche Ursachen
- Hypertonus des M. piriformis, z. B. nach Traumen oder Bewegungsstörungen des Iliosakralgelenkes, des Os coccygis oder bei Irritationen der LWS und des Hüftgelenkes
- traumatisch bedingtes Hämatom oder Ödem des Muskels bzw. des umliegenden Gewebes
- Gefäßveränderungen (z. B. Erweiterungen der V. glutea inferior)
- Ein möglicher Verlauf des N. peroneus communis oder des N. tibialis durch den Muskel kann mit oben genannten Faktoren prädisponierend sein.

Symptome und typische Zeichen
- Schmerzen in der Glutealregion
- Ausstrahlung nach distal ist möglich
- Vorbeugen des Rumpfes ist schmerzhaft
- Symptomprovokation: Widerstandstest und Druck auf den Muskel in Stellung am Beginn der typischen Symptomatik sowie beim Längentest und SLR (Straight leg raising, ◘ S. 95)

Differenzialdiagnostik
- radikuläre Symptomatik (L4/L5 und L5/S1) oder andere Pathologien der LWS (◘ S. 90 f. sowie S. 94 f.)
- ausstrahlende Beschwerden aus dem Iliosakralgelenk, Hüftgelenk oder Os coccygis
- Beschwerden der Organe des kleinen Beckens

Untersuchung und Therapievorschläge

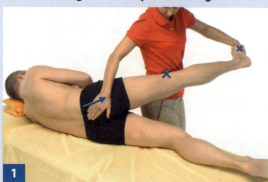

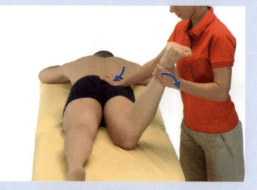

SLR und M. piriformis
P in SL. Der T stellt das Kniegelenk in Extension, das Hüftgelenk in Flexion (evtl. Adduktion und Innenrotation als sensibilisierende Verstärkungen) und das OSG in Dorsalextension (N. tibialis) oder Inversion = Plantarflexion, Supination und Adduktion (N. peroneus communis) bis kurz vor die typische Symptomatik ein. Anschließend übt er Druck auf den M. piriformis aus. Falls die Beschwerden reproduzierbar sind, handelt es sich wahrscheinlich um eine neurale Kompression im Bereich des M. piriformis.
Praxistipp: Zur Therapie kann in dieser Einstellung eine schmerzfreie Massage des Muskels durchgeführt werden.

Funktionsmassage des M. piriformis
P in BL. Kniegelenk ca. 90° flektiert, Hüftgelenk in Neutralstellung. Eine Hand umfasst den Unterschenkel, die andere Handwurzel übt Druck auf den Muskelbauch aus. Der T rotiert das Hüftgelenk nach innen, indem er den Fuß nach lateral bewegt. Gleichzeitig bewegt er die Hand auf dem Muskelbauch mit Druck von lateral nach medial. Beim Zurückgehen in die ASTE wird der Druck gelöst. Dies wird rhythmisch wiederholt.
Praxistipp: Die Palpation des M. piriformis erfolgt in der Tiefe zwischen einerseits der SIPS und dem oberen Rand der Gesäßnaht, und andererseits dem Oberrand des Trochanter major. Weitere Tests und Therapiemöglichkeit: ◘ M. piriformis, S. 78 f.

4.6   Epicondylitis radialis humeri

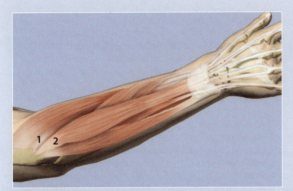

Insertionstendopathie der Extensoren

- Häufig betroffen sind: M. extensor carpi radialis brevis (ECRB, 1) im Ursprungsbereich oder dieser in Kombination mit dem M. extensor digitorum (ED, 2).

Mögliche Ursachen

- Überlastung der Muskulatur, z. B. durch wiederholte Greifaktivitäten und/oder forcierte Handgelenksextensionen, so genannter Tennisellenbogen
- Hypertonus/Verkürzung der Hand- und Fingerflexoren
- Bewegungsstörungen im Bereich des Ellenbogen- und Handgelenkes oder der Radioulnargelenke
- nachfolgende Entzündung und Degeneration

Symptome und typische Zeichen

- Schmerzen im Bereich des Epicondylus radialis humeri, dabei sind Ausstrahlungen nach distal und proximal möglich
- oft endgradig eingeschränkte Ellenbogengelenksextension
- Symptomprovokation: Greifaktivitäten, Widerstandstests (v. a. Dorsalextension des Handgelenkes bei extendiertem Ellenbogengelenk, bei Beteiligung des M. extensor digitorum: Fingerextension – häufig des Mittelfingers; gelegentlich auch Supination) und Dehnung
- reflektorische Hypomobilität des sympathischen Ursprungsgebietes (T2–T8) bei Chronifizierung

Differenzialdiagnostik

- Irritationen des N. radialis:
  - R. superficialis → auf oder im M. extensor carpi radialis brevis
  - R. profundus → unter dem M. extensor carpi radialis brevis oder im M. supinator (◙ Supinatorsyndrom, S. 148)
  - R. recurrens (aus R. profundus): versorgt den Epicondylus radialis humeri sensibel → im Bereich des EBG
- De Quervain-Syndrom (◙ S. 156): Tendovaginitis des M. extensor pollicis brevis und M. abductor pollicis longus im 1. Strecksehnenfach
- ausstrahlende Beschwerden der HWS, insbesondere aus den Segmenten C4/C5 und C5/C6 (◙ Zervikalregion, S. 174 f.)
- Pathologien der Schulter (z. B. Impingementproblematik), des Ellenbogengelenkes (z. B. Corpus liberum bei Osteochondrosis dissecans) und des proximalen Radioulnargelenkes

Untersuchung und Therapievorschläge

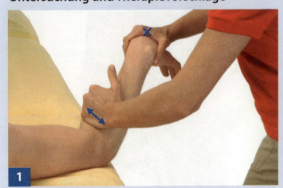

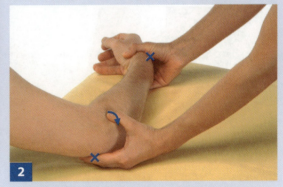

Querdehnung des M. extensor carpi radialis brevis
Der T stellt im schmerzfreien Bereich so weit wie möglich Volarflexion im Handgelenk ein. Der Unterarm ist dabei proniert. Der Muskelbauch wird nun quer zum Verlauf bewegt.
Praxistipp: Bei Beteiligung des ED werden die betroffenen Finger zusätzlich gebeugt.
Weitere Tests und Therapiemöglichkeiten:
◙ ECRB, S. 152 f. u. ED, S. 154 f.; bei Hypertonus der Hand- und Fingerflexoren ◙ S. 158 ff.
Eine vorab eingestellte Adduktion des GHG, Elevation des Schultergürtels oder Lateralflexion der HWS zur gleichen Seite kann das neurale System entlasten (hier insbesondere den N. radialis).

Querfriktionen des M. extensor carpi radialis brevis
Der T stellt das EBG in Flexion, den Unterarm in leichte Pronation und das Handgelenk in leichte Volarflexion ein. Der Daumen liegt vor der Insertion des ECRB am Epicondylus radialis und bewegt sich rhythmisch mit Druck quer über die Fasern.
Praxistipp: Querfriktionen:
- ca. 5 Min. → Anwendung bei akuter Symptomatik (ab 5. Tag), zur Unterstützung der Wundheilung, Verbesserung der Durchblutung, Schmerzlinderung, Lösen von Adhäsionen
- einmalig 15–20 Min. → Anwendung bei Chronifizierung, zur Aktivierung einer Entzündungsreaktion und damit Einleitung der Wundheilung

4.7   Epicondylitis ulnaris humeri

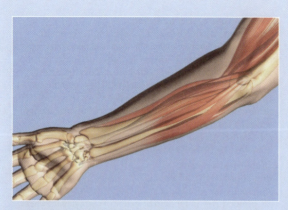

Insertionstendopathie im Bereich des Epicondylus ulnaris humeri am gemeinsamen Ursprung der Flexoren

- Betroffen sein können:
  - M. flexor carpi radialis (FCR)
  - M. flexor carpi ulnaris (FCU)
  - M. palmaris longus (PL)
  - M. flexor digitorum superficialis (FDS)
  - M. pronator teres, Caput humerale (PT)

Hinweis: Die Epicondylitis ulnaris humeri wird umgangssprachlich auch als so genannter „Golferellenbogen" bezeichnet.

Mögliche Ursachen
- Überlastung der Muskulatur und daraus resultierende Entzündung durch forcierte, wiederholte Hand- und/oder Fingergelenksflexionen (z. B. bei bestimmten Berufsgruppen wie Malern oder Gärtnern und in einigen Wurf- und Schlagsportarten)

Symptome und typische Zeichen
- Schmerzen im Bereich des Epicondylus ulnaris humeri (selten ausstrahlend)
- endgradig eingeschränkte Extension des Ellenbogengelenkes
- Symptomprovokation: Widerstandstests (v. a. Volarflexion des Handgelenkes bei extendiertem Ellenbogengelenk, Pronation und bei Beteiligung des M. flexor digitorum superficialis auch Flexion der Finger II–V im MCPG und PIPG) sowie Dehnung der betroffenen Muskeln

Differenzialdiagnostik
- Kompression des N. ulnaris ➜ im Sulcus nervi ulnaris, d. h. zwischen Epicondylus ulnaris humeri und Olekranon
- Kompression des N. medianus ➜ im M. pronator teres bzw. gegenüber dem Lacertus fibrosus des M. biceps brachii (◻ Pronator teres-Syndrom, S. 210)
- ausstrahlende Beschwerden der HWS, insbesondere aus den Segmenten C6/7 und C7/T1 (◻ Zervikalregion, S. 174 f.)
- Pathologien des Ellenbogengelenkes (z. B. taumatisch bedingte Arthritis) und des proximalen Radioulnargelenkes
- Avulsionsfraktur (Ausriß) des Epicondylus ulnaris

Untersuchung und Therapievorschläge

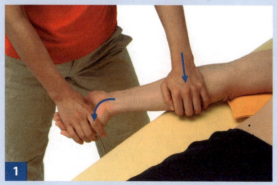

1

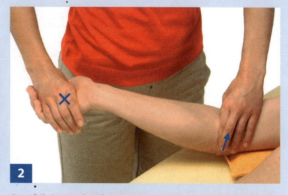

2

Funktionsmassage der Handgelenksflexoren
Der T stellt das EBG in Extension, den Unterarm in Supination und das Handgelenk in Volarflexion ein. Jetzt bewegt er das Handgelenk rhythmisch in Dorsalextension und komprimiert dabei gleichzeitig die Muskeln.
Praxistipp: Bei Beteiligung des FDS werden zusätzlich die Finger gestreckt.
Weitere Tests und Therapiemöglichkeiten: ◻FCR, FCU und PL, S. 158 f.; FDS, S. 160 f. sowie PT, S. 150 f. u. S. 210
Eine vorab eingestellte Adduktion des GHG, Elevation des Schultergürtels oder Lateralflexion der HWS zur gleichen Seite kann das neurale System entlasten (hier v. a. N. medianus).

Querfriktionen der Flexoren
Der T stellt das EBG in Flexion, den Unterarm in Supination und das Handgelenk in leichte Dorsalextension ein. Der mit dem Mittelfinger unterstützte Zeigefinger liegt vor der Insertion der Flexoren am Epicondylus ulnaris und bewegt sich rhythmisch mit Druck quer über die Fasern.
Praxistipp: Querfriktionen:
- ca. 5 Min. ➜ Anwendung bei akuter Symptomatik (ab 5. Tag), zur Unterstützung der Wundheilung
- einmalig 15–20 Min. ➜ Anwendung bei Chronifizierung, zur Aktivierung einer Entzündungsreaktion und damit Einleitung der Wundheilung

4.8   Tensor fasciae latae-Syndrom

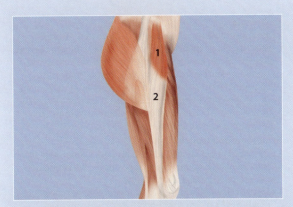

Durch eine Spannungserhöhung des Tractus iliotibialis bedingte extraartikuläre Form der Coxa saltans (so genannten „schnappende Hüfte")

Hinweis: Bei der anderen extraartikulären Form ist der M. iliopsoas im Bereich des Pecten ossis pubis affektiert. Bei aktiver Flexion des Hüftgelenkes tritt hier ein Schnappen in der Leiste auf. Die Pathogenese der intraartikulären Form des Schnappens ist hingegen unklar.

Mögliche Ursachen

- Hypertonus und/oder Verkürzung des M. tensor fasciae latae (1) mit einer resultierenden Spannungserhöhung des Tractus

iliotibialis (2). Der Tractus iliotibialis gleitet dann bei Bewegung abrupt über den Trochanter major.
- Ein Hypertonus des vorderen Anteils des M. gluteus maximus kann die Spannung des Tractus theoretisch ebenfalls erhöhen, da er in diesen von dorsal einstrahlt. Dies ist allerdings selten, da der M. gluteus maximus eher zur Abschwächung neigt. Bei dessen Insuffizienz verstärkt sich die Wirkung des M. tensor fasciae latae auf den Tractus.

Symptome und andere Zeichen

- schmerzhaftes „Schnappen" (kann auch schmerzfrei sein) im lateralen Oberschenkelbereich beim Gehen bzw. bei Flexion und Extension des Hüftgelenkes
- Symptomprovokation: aktive Flexion des Hüftgelenkes aus Extension, evtl. Rotation aus Adduktions-Flexions-Stellung
- Bei länger bestehender Symptomatik kann sich eine schmerzhafte Bursitis trochanterica entwickeln.

Differenzialdiagnostik

- Irritationen der Mm. glutei medius, maximus und iliopsoas
- Bursitis trochanterica
- gelockerte Totalendoprothese des Hüftgelenkes
- postoperative, die Mobilität einschränkende Narben
- ausstrahlende Beschwerden aus der LWS, insbesondere L2 bis L4 (◘ Lumbalregion, S. 89 ff.)
- Meralgia paraesthetica: Irritation des N. cutaneus femoris lateralis durch Kompression im lateralen Bereich des Lig. inguinale, zum Beispiel bei enger Kleidung oder Schwangerschaft

Untersuchung und Therapievorschläge

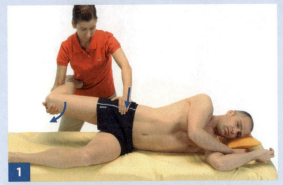

1

Funktionsmassage des M. tensor fasciae latae
ASTE: P in SL, das untere Bein ist gebeugt. Der T umfasst das Knie des oben liegenden Beins und stützt den Fuß mit seinem Körper. Er bewegt das Hüftgelenk in leichte Flexion und Abduktion. Die andere Hand nimmt Kontakt zum Muskelbauch des M. tensor fasciae latae auf.
ESTE: Der T bewegt das Hüftgelenk in Richtung Extension, Adduktion und Außenrotation. Dabei übt er gleichzeitig weiter Druck auf den Muskelbauch aus. Beim Zurückgehen in die ASTE wird der Druck gelöst. Dies wird rhythmisch wiederholt.
Praxistipp: Weiterer Test und Therapiemöglichkeit: ◘ M. tensor fasciae latae, S. 76 f.

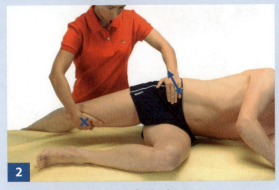

2

Querdehnung des M. tensor fasciae latae
P in SL. Der T umfasst den Oberschenkel mit einer Hand und stellt das Hüftgelenk in Extension, Adduktion und Außenrotation ein. Die andere Hand liegt auf dem Muskelbauch des M. tensor fasciae latae. Der Muskelbauch wird nun quer zu seinem Verlauf bewegt und dadurch entspannt und verlängert.
Praxistipp: Der Muskel sollte vor der Dehnung isometrisch in Richtung Extension, Abduktion und Innenrotation angespannt werden.
Der M. tensor fasciae latae kann bei einer hypertonen Längenminderung auch sehr effektiv mit klassischen Massagegriffen und/oder Wärmeanwendungen behandelt werden.

4.9   Koxarthrose

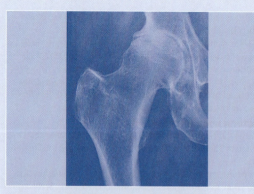

Degenerative Veränderungen des Hüftgelenkes
- Koxarthrose ist zumeist sekundär bedingt und ab ca. dem 25. Lebensjahr möglich.

Mögliche Ursachen
- sekundär kongenital → z. B. bei Hüftdysplasie, Coxa vara, Coxa valga, Coxa anteverta
- sekundär erworben → z. B. nach Epiphysiolysis capitis femoris, Morbus Perthes, Arthritis, Frakturen, rheumatischen Erkrankungen sowie Fehlstellungen der Beinachsen
- primär: unklare Pathogenese

Hinweis: Übergewicht wirkt in allen Fällen prädisponierend.

Pathologie
- Eine Koxarthrose kann beschwerdefrei verlaufen. Arthrose selbst ist nicht schmerzhaft, da Knorpel nicht sensibel innerviert ist. Bei normalen Adaptionen der umgebenden Strukturen ist Arthrose zudem ein Teil des normalen Alterungsprozesses.
- Erst wenn der subchondrale Knochen überlastet ist, können Schmerzen entstehen. So sind es meist Folgen wie eine aktivierte Arthrose (= Arthtritis) oder muskuläre Dysbalancen, die Symptome verursachen.

Symptome und typische Zeichen
- Schmerzen in der Leiste und/oder im Gesäß, Innenseite des Oberschenkels bis zum Knie → zunächst bei Belastung und Anlaufschmerz, später auch in Ruhe
- kapsuläre Bewegungseinschränkungen: IR ist am stärksten, EXT-ABD-FLEX gleich stark und AR-ADD am wenigsten limitiert
- hypertone und/oder verkürzte Muskulatur (z. B. die Adduktoren und M. iliopsoas), evtl. schmerzhafte Widerstandstests
- reflektorische Hypomobilität des sympathischen Ursprungsgebietes (T10–L2)
- Komplikation: Corpus liberum → plötzliches Stechen in der Leiste mit Blockieren des Gelenkes bei federndem Endgefühl

Differenzialdiagnostik
- ausstrahlende Beschwerden aus dem Bereich der LWS und dem ISG (◨ Lumbalregion, S. 89 ff.), der Hüftregion (◨ S. 89 ff.) oder der Unterbauch- und Beckenorgane

Untersuchung und Therapievorschläge

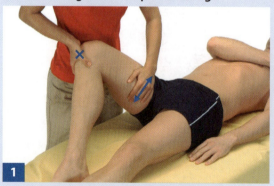

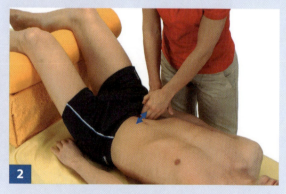

Quermassage der Adduktoren
P in RL. Das Bein wird bei gebeugtem Kniegelenk in leichte Abduktion eingestellt und unterstützt. Die Hand umgreift die Adduktoren quer und massiert die Muskeln, indem sie sich nach posterior und anterior bewegt.

Variante: schrittweise Querdehnung nach AS/ES

Praxistipp: Eine Traktion des Hüftgelenkes nach distal ist bei Schmerzen sehr wirkungsvoll, bei großen Bewegungseinschränkungen ist sie auch zur Mobilisation geeignet.
Weitere Tests und Therapiemöglichkeiten: ◨ Adduktoren, S. 80 f.; M. iliopsoas, S. 82 f.; M. piriformis, S. 78 f. u. S. 212 sowie M. rectus femoris, S. 84 f.

Quermassage des M. psoas major
P in RL. Beide Beine sind in Flexion unterlagert. Der T legt seine Fingerkuppen unterhalb des Bauchnabels direkt lateral des M. rectus abdominis und bewegt sie dann in dorsale und leicht mediale Richtung auf den M. psoas major (Palpation: P soll das Bein leicht anheben → Kontraktion wird unter den Fingern getastet). Während der Ausatmung des P bewegt er seine Finger flächig und mit Druck von medial nach lateral über den Muskelbauch.

Praxistipp: Eingeschränkte Hüftgelenksextension fördert Lordose und Hypermobilitäten der unteren LWS, evtl. auch Bandscheibenschäden (◨ Differenzialdiagnostik I, S. 90 f.).

4.10   Patellofemorales Schmerzsyndrom

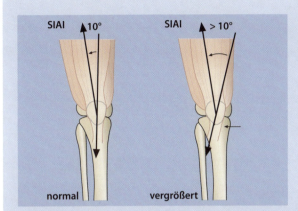

SIAI 10°   SIAI > 10°

normal   vergrößert

Schmerzen im Bereich der Kniescheibe durch biomechanische Veränderungen und Überlastung

- Das patellofemorale Schmerzsyndrom ist auch unter dem Namen „Chondropathia patellae" bekannt.
- Mögliche Folgen sind Insertionstendopathien, Chondromalazie (Knorpelschaden) und Gelenkergüsse.

Mögliche Ursachen

- Chronische Traumatisierung durch Vergrößerung des Quadrizeps-Winkels (z. B. bei einem Genu valgum). Dieser richtet sich zwischen SIAI/Patellamitte und Patellamitte/Tuberositas tibiae aus (◘ Abb). Durch eine Vergrößerung des Q-Winkels → verstärkte Luxationstendenz der Patella nach lateral und resultierend vermehrte Kompression an lateraler sowie verminderte Kompression an medialer Kondylenwange.
- Muskuläre Dysbalance, z. B. durch Hypertonus und/oder Verkürzung des Tractus iliotibialis bei Atrophie und/oder Insuffizienz des M. vastus medialis und der am Pes anserinus superficialis inserierenden Strukturen.
- Pathologische Veränderungen des Fußgewölbes, z. B. ein Knick-Senkfuß → provozieren eine Valgusstellung des Beins.
- Dysplasien von Femur und Patella, Genu recurvatum, Genu valgum, Coxa anteverta, Patella alta (Hochstand) sowie Hypermobilität des Kniegelenkes
- in der pubertären Wachstumsphase

Hinweis: zu Arthrose ◘ Pathologie Koxarthrose, S. 216

Symptome und typische Zeichen

- Schmerzen posterior, medial, lateral oder distal (distal = „Jumpers knee") der Patella bei Belastung: z. B. Treppabgehen, auch nach längerem Sitzen mit flektiertem Knie
- evtl. schmerzhafte Krepitationen, Ödem bei Gelenkerguss
- oft Verkürzung des M. rectus femoris und M. tensor fasciae latae bei Insuffizienz der Pes anserinus-Gruppe → M. sartorius, M. gracilis und M. semitendinosus
- Symptomprovokation: Einbeinkniebeuge ab ca. 30° Flexion, Widerstandstest Kniegelenks-Extension aus Flexion, patellofemorale Kompression

Untersuchung und Therapievorschläge

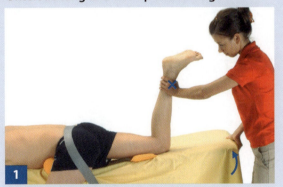

1

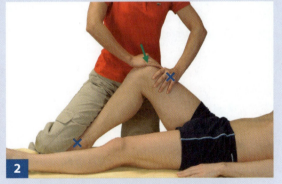

2

Modifizierte Dehnung des M. rectus femoris
Das gegenseitige Bein steht außerhalb der Bank in Hüftflexion, die LWS ist unterlagert. Der T stellt das Kniegelenk so weit wie möglich in Flexion ein. Der P spannt isometrisch in Richtung Flexion des Hüftgelenkes. Nachdem er entspannt hat, bewegt der T durch Anheben des Fußteils das Hüftgelenk in Extension. Durch schrittweises AS/ES geht er zum Bewegungsende und hält die Position. Keine Stimulation der ischiokruralen Muskulatur wegen deren Krampfneigung!
Hinweis: Eine vorab eingestellte Lateralflexion der LWS zur gleichen Seite kann das neurale System (N. femoralis und im Weiteren N. saphenus) und den M. psoas major entlasten.

Kompressionsbehandlung in das femorale Gleitlager
Das Kniegelenk befindet sich vor der symptomatischen Flexionsstellung. Der T umfasst die Patella und gibt eine rhythmisch repetierte Kompression in das femorale Gleitlager hinein, ohne Schmerzen auszulösen. Der P kann im Sitzen auch zur Kompressionsbehandlung angeleitet werden.
Praxistipp: Weitere Tests und Therapiemöglichkeiten:
- M. tensor fasciae latae ◘ S. 76 f. u. S. 215
- bei Knick-Senkfuß: Einlagen zur Unterstützung der Gewölbe
- bei Genu valgum zusätzlich Kräftigung des M. semitendinosus, M. gracilis und M. sartorius (Insertionen am Pes anserinus superficialis von distal nach proximal)

Anhang

Kontaktadressen

Craniomandibuläre Dysfunktion
Viszerale Osteopathie - Funktionelle Medizin
Manuelle Therapie
A.I.M. (Arbeitsgemeinschaft Interdisziplinäre Medizin) Hannover
Podbielskistr. 169
30177 Hannover
www.cranioconcept.de
www.viscerale-osteopathie.de
www.die-manuelle.de (ab Herbst 2011)
www.aim-hannover.de

Klinisches Patientenmagement (KPM)
A.I.M. (Arbeitsgemeinschaft Interdisziplinäre Medizin) Hannover
Podbielskistr. 169
30177 Hannover
www.aim-kpm.de
www.klinisches-patientenmanagement.de

Sportphysiotherapie
Klinisches Patientenmanagement (KPM)
Klinische Psycho-Neuro-Immunologie (kPNI)
Gesellschaft für die Fort- und Weiterbildung in
Sportmedizin, Physiotherapie und Trainingswissenschaften
spt-education
Andreas-Schlüter-Str. 15
53639 Königswinter
www.spt-education.de

Kontakt zur Autorin
Kathrin Lindel
KVM-Der Medizinverlag
Komturstr. 18
12099 Berlin
E-Mail: k.lindel@t-online.de

5

Literatur

Albrecht K, Meyer S, Zahner L (2001) Stretching – Das Expertenhandbuch. 3. Auflage. Haug, Heidelberg

Anderson B (1996) Stretching. Goldmann Verlag, München

Akeson WH, Woo SLY, Amiel D et al. (1973) The connective tissue response to immobility: biochemical changes in periarticular connective tissue of the immobilized rabbit knee. Clinical Orthopaedics and Related Research 93: 356–362

Bacha S (2003) Klassifikation der Muskelfunktion, Teil 1. Manuelle Therapie 3 (7): 157–166

Bandy WD, Irion JM (1994) The effect of time on static stretch on the flexibility of the human hamstring muscles. Physical Therapy 9: 845–850

Behm DG, Bambury A, Cahill F et al. (2004) Effect of acute static stretching on force, reaction time and movement time. Med Sci Sports Exerc 36: 1397–1402

Bergert B, Hillebrecht M (2003) Einfluss unterschiedlicher Dehntechniken auf die reaktive Leistungsfähigkeit. Spectrum 15 (1): 6–25

Bergmark A (1989) Stability of the lumbar spine. A study in mechanical engineering. Acta ortho Scan 60: 20–24

Bickley L (2000) Bate`s großes Untersuchungsbuch. Thieme, Stuttgart

Billeter R, Hoppeler H (1994) Grundlagen der Muskelkontraktion. Sportmedizin und Sporttraumatologie 2: 6–20

Bittmann F (Hg) (1995) Körperschule. Das Programm für die Gesundheit. Rohwolt, Reinbek

Blair SN, Kohl HW, Goodyear NN (1987) Rates and risks for running and exercise injuries: Studies in three populations. Research Quarterly for Exercise and Sport 58: 221–228

Boeckh-Behrens WU, Buskies W (1997) Gesundheitsorientiertes Fitnesstraining, Band 1. Wehdemeier & Pusch, Lüneburg

Boissonnault W (1995) Examination in physical therapy practice. Churchill Livingstone, Edinburgh

Brokmeier AA (1999) Sinn und Unsinn des Muskeldehnens und der postisometrischen Relaxation. Institut für Manuelle Therapie beim Berufsverband selbstständiger Physiotherapeuten. Monatszeitschrift des IFK 1

Butler D (1998) Mobilisation des Nervensystems. Springer, Berlin, Heidelberg

Cabri J (1999) Kontraktile Elemente der quergestreiften Muskulatur. In: van den Berg F: Angewandte Physiologie, Band 1. Das Bindegewebe des Bewegungsapparates verstehen und beeinflussen: 182–214. Thieme, Stuttgart, New York

Carano A und Siciliani G (1996) Effects of continuous and intermittent forces on human fibroblast in vitro. Journal of Orthodontics 18: 19–26

Castelain JC (1991) Question: Quelles sont les possibilités bioméchaniques d`adaptation à la fonction en accourcissement ou allongement des tissus conjonctifs, et en particulier de l`unité tendon muscle? Annals de Kinésithérapie 18 : 529–532

Chalmers G (2004) Re-examination of the possible role of Golgi tendon organ and muscle spindle reflexes in proprioceptive neuromuscular fascilitation muscle stretching. Sports Biomech 3: 159–183

Comerford MJ, Mottram S (2001) Movement and stability dysfunction – contemporary developments. Manual Therapy 1: 15–26

Cunnings GS, Tillmann LJ (1992) Remodelling of dense connective tissue in normal adult tissues. In: Currier DP, Nelson RM: Dynamics of human biologic tissues. F.A. Davis Company, Philadelphia

Currier DP, Nelson RM (1992) Dynamics of human biologic tissues. F.A. Davis Company, Philadelphia

Cyriax J (1984) Textbook of orthopaedic medicin, Volume 2. 11th Edition. Baillière Tindall, London

Dabedo B, White J, George KP (2004) A survey of flexibility training protocols and hamstrings strains in professional football clubs in England. British Journal of Sports Medicin 38: 388–394

de Weijer VC, Gorniak GC, Shamus E (2003) The effect of static stretch and warm-up exercise on hamstring length over the course of 24 hours. J Orthop Sports Phys Ther 33: 727–733

Einsingbach T, Wessinghage T (1993) Funktionelle Ausgleichsgymnastik. Pflaum, München

Etnyre BR, Kinugasa T, Abraham LD (1990) Post-contaction variations in motor pool excitability. Electromyogr Clin Neurophysiol 30: 259–264

Ettlin TM, Kaeser HE (2002) Muskelverspannungen: Ätiologie, Diagnostik und Therapie. Thieme, Stuttgart, New York

Evjenth O, Hamberg J (1984) Muscle Stretching in Manuel Therapy, Volume 1. Alfta Rehab Förlag, Alfta

Evjenth O, Hamberg J (1990) Autostretching: selber dehnen. Alfta Rehab Förlag, Alfta

Evjenth O, Hamberg J (1993) Muscle Stretching in Manuel Therapy, Volume 2. Alfta Rehab Förlag, Alfta

Freiwald J, Engelhardt M (1996 a) Beweglichkeit und Dehnung in Sport und Therapie, Teil 1. Physikalische Therapie 11 (17): 883–892

Freiwald J, Engelhardt M (1996 b) Beweglichkeit und Dehnung in Sport und Therapie, Teil 2. Physikalische Therapie 12 (17): 966–969

Freiwald J, Engelhardt M (1997) Beweglichkeit und Dehnung in Sport und Therapie, Teil 3. Physikalische Therapie 1 (18): 16–18

Freiwald J, Engelhardt M, Konrad P et al. (1999) Dehnen, Neuere Forschungsergebnisse und deren praktische Unsetzung. Manuelle Medizin 37: 3–10

Freiwald J (2000) Dehnen im Sport und in der Therapie. Die Säule 4: 28–33

Frisch H (1998) Programmierte Untersuchung des Bewegungsapparates. 7. Auflage. Springer, Berlin, Heidelberg

Fürst DO (1999) Titin, ein molekularer Gigant regiert im quergestreiften Muskel. Deutsche Zeitschrift für Sportmedizin 8: 218–222

Goldspink G, Tabary C, Tabary JC et al. (1974) Effects of denervation on the adaption of sarkomere number and muscle extensibility to the function length of the muscle. J Physiol 236: 733–742

Goldspink G (1992) Cellular and molecular aspects of adaption in skeletal muscle. In: Komi PV: Strength and Power in Sport: 211–229. Blackwell, Oxford

Goodman C, Snyder T (2000) Differential diagnosis in physical therapy. W.B. Saunders Company, Philadelphia

Grieve G (1986) Modern manual therapy of the vertebral column. Churchill Livingstone, London

Griffiths RI (1991) Shortening of muscle fibers during stretch of the active cat medial gastrocnemius muscle: the role of tendon compliance. Brit Journal Physiol 436: 219–236

Grosser M, Herbert F (1992) Funktionsgymnastik. Pohl, Celle

Guissard N, Duchateau J, Hainaut K (1988) Muscle stretching and motoneuron excitability. European Journal of Applied Physiology 58: 47–52

Guissard N, Duchateau J (2004) Effect of static stretch training on neural and mechanical properties of the human plantar flexor muscles. Muscle & Nerve 29: 248–255

Haas HJ (2001) Trainingstherapie. In: van den Berg F: Angewandte Physiologie. Therapie, Training, Tests, Band 3: 84–127. Thieme, Stuttgart, New York

Hainaut K, Duchateau J (1989) Muscle fatigue, effects of training and disuse. Muscle & Nerve 12: 660–669

Hartig DE, Henderson JM (1999) Increasing hamstring flexibility decreases lower extremity overuse injuiries in military trainees. American Journal of Sports Medicine 27: 173–176

Hennig E, Podzielny S (1994) Die Auswirkungen von Dehn- und Aufwärmübungen auf die Vertikalsprungleistung. Deutsche Zeitschrift für Sportmedizin 45: 253–260

Herbert RD, Gabriel M (2002) Effects of stretching before and after exercising on muscle soreness and risk of injury: systematic review. British Medical Journal 325: 468–470

Hochschild J (2002) Strukturen und Funktionen begreifen, Band 1 und 2. Thieme, Stuttgart, New York

Hodges PW, Richardson CA (1998) Delayed postural contraction of transverses abdominis in low back pain accociated with movements of the lower limb. Journal of Spinal Disorders 1: 46–56

Hollerwöger D (1999) Beweglichkeit – Neurophysiologische und biomechanische Auswirkungen der Behandlung mittels Autostretching und Therapeutischem Dehnen – untersucht am M. iliopsoas. Manuelle Therapie 3 (3): 111–116

Hollmann W, Hettinger T (1990) Sportmedizin – Arbeits- und Trainingsgrundlagen. Schattauer, Stuttgart

Holt LE, Travis TM, Okita T (1970) Comparative study of three stretching techniques. Perceptual and Motor Skills 31: 611–616

Hutton RS, Smith JS et al. (1973) Post-contraction sensory discharge from muscle and its scource. J Neurophysiol 36: 1090–1103

Hutton RS (1994) Neuromuskuläre Grundlagen des Stretchings. In: Komi PV: Kraft und Schnellkraft im Sport: 41–50. Deutscher Ärzte Verlag, Köln

Huxley AF, Niedergerke R (1954 a) Structural changes in muscle during contraction. Nature 173: 971–973

Huxley HE, Hanson J (1954 b) Changes in the cross-striations of muscle during contraction and stretch and their structural interpretation. Nature 173: 973–976

Janda V (1979) Muskelfunktionsdiagnostik – Muskeltest, Untersuchung verkürzter Muskeln, Untersuchung der Hypermobilität. Ullstein-Mosby, Berlin

Janda V (1994) Muskelfunktionsdiagnostik – Muskeltest, Untersuchung verkürzter Muskeln, Untersuchung der Hypermobilität. 3. Auflage. Ullstein-Mosby, Berlin

Janda V (1996) Evaluation of muscular dysbalance. Williams & Wilkins, Baltimore

Johnson MA, Polgar D, Weightman et al. (1973) Data on distribution of fibre types in 36 human musles. Journal Neurol Science 18: 111–129

Kahle W, Leonard H, Platzer W (1991) Taschenatlas der Anatomie, Band 1: Bewegungsapparat. 6. Auflage. Thieme, Stuttgart, New York

Kahle W, Leonard H, Platzer W (1991) Taschenatlas der Anatomie, Band 3: Nervensystem und Sinnesorgane. 6. Auflage. Thieme, Stuttgart, New York

Kaigle A, Holm S, Hansson T (1995) Experimental instability in the lumbar spine. Spine 20: 421–430

Kaltenborn FM (1992) Wirbelsäule, Manuelle Untersuchung und Mobilisation. Norlis Bokhandel, Oslo

Kaltenborn FM (1999) Manuelle Mobilisation der Extremitätengelenke. 9. Auflage. Norlis Bokhandel, Oslo

Kapandji IA (1992) Funktionelle Anatomie der Gelenke, Band 1–3. Enke, Stuttgart

Kempf HD (1990) Die Rückenschule. Reinbek

Knipp A, Kolster BC (1996) Perioperative Physiotherapie und Prophylaxe. In: Kolster BC, Ebelt-Paprotny G (Hg.) Leitfaden Physiotherapie. 2. Auflage. Jungjohann Verlagsgesellschaft, Neckarsulm, Lübeck, Ulm

Kolster BC (2003) Massage. Springer, Berlin, Heidelberg

Kräutler S (2003) Der wissenschaftliche Nachweis für Stretching/Flexibilität in der Verletzungsprävention. Manuelle Therapie 7 (7): 4–12

Laube W, Müller K (2002) Muskeltonus als biophysikalische und neurophysiologische Zustandsgröße – Passiver Muskeltonus. Manuelle Therapie 1 (6): 21–30

Löber M, van den Berg F (2007) Untersuchen und Behandeln nach Cyriax. Springer, Berlin, Heidelberg

Lysens RJ, Ostyn MS, van den Auweele Y et al. (1989) The accident-prone and overuse-prone profiles of the young athlete. American Journal of Sports Medicine 17: 612–619

Macera CA, Pate RR, Powell KE et al. (1989) Predicting lower extremity injuries among habituel runners. Archives of Internal Medicin 149: 2565–2568

Madding WS, Wong JG, Hallum A et al. (1987) Effect of duration of passive stretch on hip abduction range of motion. The Journal of Orthopaedic and Sports Physical Therapy 8: 409–416

Magid A, Law DJ (1985) Myofibrils bear most of the resting tension in frog skeletal muscle. Science 230: 1280–1282

Magnusson SP, Simonsen EB, Aargaard P (1996) Mechanical and physiological responses to stretching with and without preisometric contraction in human skeletal muscle. Archives of physical Medicine and Rehabilitation 4: 373–378

Magnusson SP, Simonsen EB, Aargaard P et al. (1996) Biomechanical Responses to Repeated Stretches in Human Hamstring Muscle In Vivo. The Am J Sports Med 24: 622–628

Maitland G (1994) Manipulation der Wirbelsäule. Springer, Berlin

Marschall F (1999) Wie beeinflussen unterschiedliche Dehnintensitäten kurzfristig die Veränderungen der Bewegungsreichweite? Deutsche Zeitschrift für Sportmedizin 1 (50): 5–9

Melzack R, Wall PD (1965) Pain mechanisms: a new theory. Science 150: 971–979

Melzack R, Wall PD (1996) The challenge of pain. Penguin Books, London

Mense S, Simons D (2001) Muscle Pain. Understanding its nature, diagnosis and treatment. Williams & Wilkins, Baltimore, Philadelphia

Moore MA, Kukulka CG (1991) Depression of Hoffmann reflexes following voluntary contraction and implications for proprioceptive neuromuscular facilitation therapy. Physical Therapy 71: 321–333

Netter FH (1997) Atlas der Anatomie des Menschen. Thieme, Stuttgart, New York

Niethard FU, Pfeil J (1992) Orthopädie. Hippokrates, Stuttgart

Panjabi MM (1992 a) The stabilizing system of the Spine, Part I. Function, dysfunction, adaption and enhancement. Journal of Spinal Disorders 4: 383–389

Panjabi MM (1992 b) The stabilizing system of the Spine, Part II. Neutral zone and instability hypothesis. Journal of Spinal Disorders 4: 390–397

Power K, Behm D, Cahill F et al. (2004) An acute bout of static stretching: effects on force and jumping performance. Med Sci Sports Exerc 35: 1389–1396

Radlinger L, Bachmann W, Homburg J et al. (1998) Rehabilitative Trainingslehre. Thieme, Stuttgart, New York

Richardson CA, Jull G, Hodges PW et al. (1999) Therapeutic exercise for spinal stabilisation in low back pain – scientific basis and clinical approach. Churchill Livingstone, Edinburgh

Sady S P, Wortman M, Blanke D (1982) Flexibility training: ballistic, static or proprioceptive neuromuscular facilitation? Arch Phys Med Rehab 63: 261–263

Safran MR, Seaber AV, Garrett WE (1989) Warm-up and muscular injury prevention – An update. Sports Medicin 8: 239–249

Sato A, Schmidt RF (1973) Symotosympathetic reflexes: afferent fibers, central pathway, discharge characteristics. Physiological Reviews 53 (4): 916–947

Schmidt R (1995) Neuro- und Sinnesphysiologie. 2. Auflage. Springer, Berlin, Heidelberg

Schomacher J (2001) Diagnostik und Therapie des Bewegungsapparates in der Physiotherapie. Thieme, Stuttgart, New York

5

Schomacher J (2005) Physiologie der Entstehung von Gelenkkontrakturen. Manuelle Therapie 2 (9): 82–95

Schönthaler SR, Ott H (1994) Auswirkungen verschiedener Dehnmethoden auf die maximale Bewegungsreichweite und die Dehnungsspannung. In Teilen veröffentlichte Diplomarbeit, Fachbereich Sportwissenschaft, Universität des Saarlandes, Saarbrücken

Schönthaler SR, Ohlendorf K, Ott H et al. (1998) Biomechanische und neurophysiologische Parameter zur Erfassung der Dehnbarkeit von Muskel-Sehnen-Einheiten. Deutsche Zeitschrift für Sportmedizin 8: 223–230

Schöttker-Königer T (2001) Stabilisation. In: van den Berg F: Angewandte Physiologie, Band 3. Therapie, Training, Tests: 47–60. Thieme, Stuttgart

Seidenspinner D (2005) Training in der Physiotherapie. Springer, Berlin, Heidelberg

Sherrington CS (1906) The integrative action of the nervous system. Cambridge University Press, Cambridge

Shrier I (1999) Stretching before exercise does not reduce the risk of local muscle injury: A critical review of the clinical and basic science literature. Clinical Journal of Sports Medicine 9: 221–227

Shrier I (2000) Stretching before exercise: an evidence based approach. British Journal of Sports Medicine 34 (10): 324–325

Shrier I (2004) Does stretching improve performance? Clinical Journal of Sports Medicine 14: 267–273

Silbernagel S, Despopoulos A (2001) Taschenatlas der Physiologie. 5. Auflage. Thieme, Stuttgart, New York

Smith CA (1994) The warm-up procedure – To stretch or not to stretch. A brief review. Journal of Orthopaedic & Sports Physical Therapy 19: 12–17

Smith LL, Brunetz MH, Chenier TC et al. (1993) The effects of static and ballistic stretching on delayed onset of muscle soreness and creatine kinase. Research Quarterly for Exercise and Sport 64: 103–107

Spring H, Illi U, Kunz HR et al. (1992) Dehn- und Kräftigungsgymnastik. 4. Auflage, Thieme, Stuttgart

Sternad D (1987) Richtig Stretching. BLV, München

Tabary JC, Tabary C, Tardieu C. et al. (1972) Physiological and structural changes in the cat`s soleus muscle due to immobilization at different length by plaster casts. Journal of Physiology 224: 231–244

Ullrich K, Gollhofer A (1994) Physiologische Aspekte und Effektivität unterschiedlicher Dehnmethoden. Sportmedizin 9: 336–344

Ushida T, Willis WD (2001) Changes in dorsal horn neuronal responses in an experimental wrist contracture model. Journal of Orthopaedic Science 6: 46–52

Valerius KP, Frank A, Kolster BC et al. (2002) Das Muskelbuch – Funktionelle Darstellung der Muskeln des Bewegungsapparates. Hippokrates, Stuttgart

van den Berg F (2010) Angewandte Physiologie, Band 1. Das Bindegewebe des Bewegungsapparates verstehen und beeinflussen. 3. überarbeitete Auflage. Thieme, Stuttgart, New York

van den Berg F (2001) Angewandte Physiologie, Band 3. Therapie, Training, Tests. Thieme, Stuttgart, New York

van den Berg F, Wolf U (2002) Manuelle Therapie. Sichere und effektive Manipulationstechniken. Springer, Heidelberg, New York

van den Berg F (2005) Angewandte Physiologie, Band 5. Komplementäre Therapien verstehen und integrieren. Thieme, Stuttgart, New York

Wang K, McCarter R, Wright J et al. (1993) Viscoelasticity of the sarcomere of skeletal muscle – the titin-myosin composite filament is a dual-stage molecular spring. Biophys J 64: 1161–117

Weldon SM, Hill RH (2003) The efficacy of stretching for prevention of exercise-related injury: a systematic review of the literature. Man Ther 8 (3): 141–150

White AA und Panjabi MM (1990) Clinical biomechanics of the spine. Lippincott, Philadelphia

Wiemann K (1991) Beeinflussung muskulärer Parameter durch ein zehnwöchiges Dehnungstraining. Sportwissenschaft 3 (21): 295–305

Wiemann K, Kamphöfner M (1995) Verhindert statisches Dehnen das Auftreten von Muskelkater nach exzentrischem Training? Deutsche Zeitschrift für Sportmedizin 46: 411–420

Wiemann K, Hahn K (1997) Influences of strength, stretching and circulatory exercises on flexibility parameters of the human hamstrings. Intern J Sports Med 18: 340–346

Wiemann K, Klee A, Stratmann M (1999) Filamentäre Quellen der Ruhespannung und die Behandlung muskulärer Dysbalancen. Zeitschrift für Physiotherapeuten 4: 628–640

Wiemann K, Klee A (2000) Die Bedeutung von Dehnen und Stretching in der Aufwärmphase vor Höchstleistungen. Leistungssport 4 (30): 5–9

Wilkinson A (1992) Stretching the truth. A review of the literature on muscle stretching. Australian Physiotherapy 4: 283–287

Williams PE, Goldspink G (1978) Changes in sarcomere length and physiological properties in immobilized muscle. Journal of Anatomy 127: 459–468

Williams PE (1990) Use of intermittent stretch in the prevention of serial sarcomere loss in immobilised muscle. Annals of the rheumatic disease 49: 316–317

Winkel D et al. (1992 und 1993) Nichtoperative Orthopädie und Manualtherapie, Teil 4/1 und 4/2. Diagnostik und Therapie der Wirbelsäule. Gustav Fischer, Stuttgart, Jena, New York

Winkel D et al. (1994 und 1995) Nichtoperative Orthopädie und Manualtherapie, Teil 2/1 und 2/2. Diagnostik der Extremitäten. Gustav Fischer, Stuttgart, Jena, New York

Witvrouw E et al. (2003) Muscle flexibility as a risk factor for developing muscle injuries in male professional soccer players. American Journal of Sports Medicine 31 (1): 41–46

Witvrouw E, Mahieu N, Danneels L et al. (2004) Stretching and injury prevention: on obscure relationship. Sports Medicin 34 (7): 443–449

Wolff H (1996) Neurophysiologische Aspekte des Bewegungssystems. 3. Auflage, Springer, Berlin, Heidelberg

Wolf U (2001) Angewandte Manuelle Therapie, Band 1 und 2. Urban & Fischer, München, Jena

Wydra G, Bös K, Karisch G (1991) Zur Effektivität verschiedener Dehntechniken. Deutsche Zeitschrift für Sportmedizin 9: 386–400

Wydra G (1993) Muskeldehnung – Aktueller Stand der Forschung. Deutsche Zeitschrift für Sportmedizin 44: 104–111

Wydra G (1997) Stretching – ein Überblick über den aktuellen Stand der Forschung. Sportwissenschaft 27: 409–427

Yeung EW, Yeung SS (2001) Interventions for preventing lower limb injuries in runners (Cochrane review). The Cochrane Library 3: 1–29

Zahnd F (2005) Stretching – Suche nach Erklärungen. Physiotherapie in Sport und Orthopädie (theoretische Grundlagen). Manuelle Therapie 4 (9): 171–178

Zusman M (2002) Forebrain – mediated sensitization of central pathways. Non-specific pain and a new image for MT. Manuelle Therapie 2 (7): 80–88

Sachverzeichnis

5

Theorie

Praxis